食品营养与安全
（第2版）

主　编　周　洁
副主编　崔　红　丁　玲　刘　娇
参　编　熊　洁　赵玉翠

北京理工大学出版社
BEIJING INSTITUTE OF TECHNOLOGY PRESS

内 容 提 要

本书共有9个模块，涉及基础营养知识、特定人群营养、常见慢性疾病人群营养、食品污染与食物中毒、食品安全管理、餐饮食品安全等内容。各模块主要内容：模块一主要介绍人体需要的营养素和能量；模块二主要介绍植物性食物和动物性食物的营养特点及对健康的作用；模块三主要介绍膳食调查方法、中国居民膳食指南和膳食宝塔、食谱编制方法、食品营养标签解读；模块四主要介绍特殊生理时期人群的营养需求及营养指导；模块五主要介绍常见慢性疾病人群的营养需求及膳食指南；模块六主要介绍食物的生物性污染、化学性污染、物理性污染的危害及预防措施；模块七主要介绍细菌性、化学性、有毒动植物性食物中毒的危害及预防；模块八主要介绍食品安全法律法规及食品安全管理方法；模块九主要介绍餐饮业的食品安全管理。

本书可作为食品类、烹饪类、酒店管理类等专业的教学用书，也可以供想了解营养、健康知识，从事营养师、保健师及食品行业的工作人员作为参考用书。

图书在版编目（CIP）数据

食品营养与安全／周洁主编. --2 版. --北京：
北京理工大学出版社，2021.11
ISBN 978-7-5763-0756-6

Ⅰ.①食… Ⅱ.①周… Ⅲ.①食品营养 – 基本知识
②食品安全 – 基本知识 Ⅳ.①R151.3②TS201.6

中国版本图书馆 CIP 数据核字（2021）第 261022 号

出版发行／北京理工大学出版社有限责任公司
社 址／北京市海淀区中关村南大街 5 号
邮 编／100081
电 话／（010）68914775（总编室）
　　　　（010）82562903（教材售后服务热线）
　　　　（010）68944723（其他图书服务热线）
网 址／http://www.bitpress.com.cn
经 销／全国各地新华书店
印 刷／河北鑫彩博图印刷有限公司
开 本／787 毫米 ×1092 毫米 1/16
印 张／19.5　　　　　　　　　　　　　　　　　责任编辑／阎少华
字 数／462 千字　　　　　　　　　　　　　　　文案编辑／阎少华
版 次／2021 年 11 月第 2 版　2021 年 11 月第 1 次印刷　　责任校对／周瑞红
定 价／79.00 元　　　　　　　　　　　　　　　责任印制／边心超

图书出现印装质量问题，请拨打售后服务热线，本社负责调换

前　言

　　膳食是人类健康的重要物质基础，科学合理的膳食能为人体提供充足的营养素，从而维护和促进人体健康、提高机体免疫力、抵御各种疾病。

　　食品安全是关系国计民生的大事，解决食品安全问题应以食品安全标准为基础，建立科学的管理制度，明确管理职责和责任人，并从法律制度上加以保障。

　　本书是对 2018 年出版的《食品营养与安全》的修订和更新，保持了上一版的基本内容和知识结构。在内容上强调基础性、应用性；在编排形式上，强调以学生为中心，通过多种形式激发学生的学习兴趣：

　　启发学生思考：每个项目以思考问题的方式引导学生积极动脑，项目后有帮助学生理解、消化的测试题；

　　扩展知识广度和深度：每个项目中均有知识拓展、案例分析等内容（学生可以通过扫描二维码获取相关内容），开阔学生的视野，帮助学生提高分析问题、解决问题的能力。

　　本书的具体编写分工如下：模块一、模块三项目三由崔红编写；模块二，模块三项目一、项目二由丁玲编写；模块四由熊洁编写；模块五、模块九由周洁编写；模块六由赵玉翠编写；模块七、模块三项目四、模块八项目二由刘娇编写。全书由周洁、崔红负责大纲的编写与内容设计，由周洁、刘娇、丁玲进行统稿。

　　本书在编写过程中，参阅和引用了近年来出版的教材、著作，发表的论文及网络上的资料，在此对原作者表示衷心的感谢。由于编者水平有限，难免会有错误和疏漏，恳请广大读者批评指正。

编　者

目 录

模块一

人体需要的营养素和能量

模块导入 ///

　　食物中含有人体需要的多种营养成分，从营养角度可以将这些营养成分划分成七大类营养素：蛋白质、脂类、碳水化合物、能量、维生素、矿物质和水。本模块介绍这些营养素的分类、特点、生理功能、人体的需要量和食物来源等内容，以及人体需要的能量，通过这些知识的学习，你会更深入地理解食物对人们健康的重要作用，能够更加科学合理地安排日常的饮食。

学习目标 ///

　　1. 知识目标
（1）掌握七大营养素的生理功能；
（2）掌握各类营养素与人体健康的关系及食物来源；
　　2. 技能目标
能够利用营养学知识解释生活中常见的营养疾病。

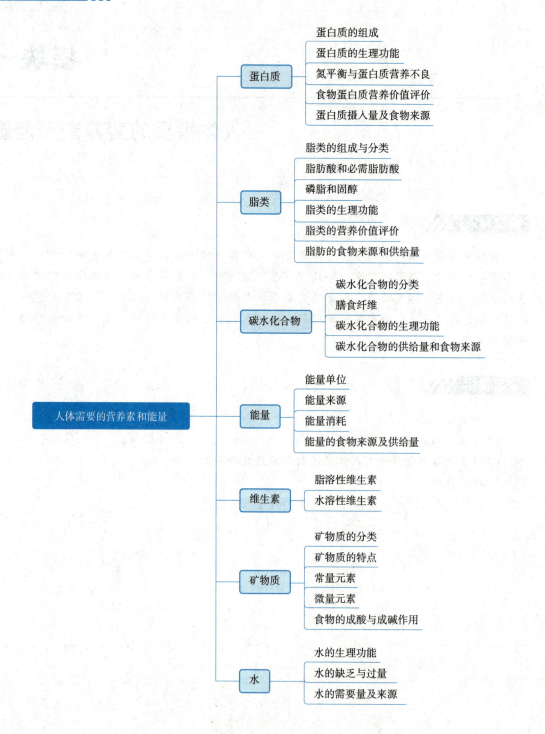

人体需要的营养素和能量

蛋白质
- 蛋白质的组成
- 蛋白质的生理功能
- 氮平衡与蛋白质营养不良
- 食物蛋白质营养价值评价
- 蛋白质摄入量及食物来源

脂类
- 脂类的组成与分类
- 脂肪酸和必需脂肪酸
- 磷脂和固醇
- 脂类的生理功能
- 脂类的营养价值评价
- 脂肪的食物来源和供给量

碳水化合物
- 碳水化合物的分类
- 膳食纤维
- 碳水化合物的生理功能
- 碳水化合物的供给量和食物来源

能量
- 能量单位
- 能量来源
- 能量消耗
- 能量的食物来源及供给量

维生素
- 脂溶性维生素
- 水溶性维生素

矿物质
- 矿物质的分类
- 矿物质的特点
- 常量元素
- 微量元素
- 食物的成酸与成碱作用

水
- 水的生理功能
- 水的缺乏与过量
- 水的需要量及来源

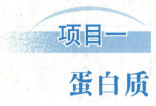

项目一

蛋白质

思考问题

1. 蛋白质在人体中起什么作用？
2. 每天需要摄入多少蛋白质？
3. 需要从哪些食物中获取蛋白质？
4. 蛋白质摄入不足会怎样？
5. 蛋白质摄入过多又会怎样？

项目导读

从 2003 年开始，安徽阜阳 100 多名婴儿陆续患上一种怪病，脸大如盘，四肢短小，当地人称之为"大头娃娃"。2004 年 3 月下旬，有关媒体的报道使安徽阜阳"空壳奶粉害人"事件引起社会关注。4 月 19 日，时任国务院总理温家宝作出批示，要求国家食品药品监督管理总局对这一事件进行调查，很快由国家食品药品监督管理总局、国家质检总局、国家工商总局、前卫生部组成的专项调查组先后奔赴阜阳。经过对阜阳当地 2003 年 3 月 1 日以后出生、以奶粉喂养为主的婴儿进行的营养状况普查和免费体检显示，因食用空壳奶粉造成营养不良的婴儿 229 人，其中轻中度营养不良的 189 人，目前尚有 28 名诊断为营养不良的婴儿正在医院接受治疗。阜阳市因食用空壳奶粉造成营养不良而死亡的婴儿 12 人。

安徽阜阳空壳奶粉残害婴幼儿事件震惊全国。随后，重庆、江苏、甘肃、浙江、四川等全国各地相继发现空壳奶粉。据记者了解，因空壳奶粉受害的儿童远不止此。

蛋白质是生物体的重要组成部分，是生命的物质基础，各种生命现象都是通过蛋白质体现的。古希腊人称蛋白质为"普洛特"，是"第一重要"的意思。蛋白质的英文"protein"，也有"最重要的"的意思，由此可见，蛋白质对人体来说至关重要。

一、蛋白质的组成

（一）蛋白质的元素组成

蛋白质是一类化学结构复杂的高分子化合物，主要由碳、氢、氧、氮四种元素构成，一些蛋白质还含有硫、铁、锌等元素。其中，各种蛋白质中氮元素的含量相对稳定，平均含量为 16%。因此，在任何生物样品中，每克氮都相当于 6.25 g 蛋白质，其折算系数为 6.25。但不同蛋白质的含氮量有所差别，故折算系数各有不同，见表 1-1-1。在三大产能营养素中，只有蛋白质含氮，所以，蛋白质是人体氮唯一的来源。

表1-1-1　不同食物蛋白质含氮量折算成蛋白质的折算系数

食物	折算系数	食物	折算系数
全小麦	5.83	玉米	6.25
小麦胚芽	6.31	小米	6.31
大米	5.95	花生	5.46
燕麦	5.83	大豆	5.71
鸡蛋（全）	6.25	肉类和鱼类	6.25
乳及乳制品	6.38	平均	6.25

（二）蛋白质的结构组成

氨基酸是组成蛋白质的基本结构单位。食物中的蛋白质经过人体内蛋白酶的消化，分解成氨基酸才能被人体吸收利用。人体对蛋白质的需求实际就是对氨基酸的需求。吸收后的氨基酸只有在数量和种类上都能满足人体的需要，身体才能利用它们合成自身的蛋白质。

1. 必需氨基酸

从各种生物体中发现的氨基酸已有180多种，构成人体蛋白质的只有20种。在这20种氨基酸中，有9种是人体不能合成或合成速度不能满足人体需要，必须从食物中直接获取的，称为必需氨基酸。它们是苯丙氨酸、蛋氨酸、赖氨酸、苏氨酸、色氨酸、亮氨酸、异亮氨酸、组氨酸、缬氨酸。在体内能够合成的氨基酸称为非必需氨基酸。非必需氨基酸也是人体需要的，但可由人体自身合成，不必由食物供给，食物中缺少也无妨。半胱氨酸和酪氨酸在体内可分别由蛋氨酸和苯丙氨酸转变而成，如果膳食中能直接提供这两种氨基酸，则人体对蛋氨酸和苯丙氨酸的需要量可分别减少30%和50%。故半胱氨酸和酪氨酸称为条件必需氨基酸或半必需氨基酸。

2. 氨基酸模式

人体蛋白质及食物蛋白质在必需氨基酸的种类和含量上存在着差异，在营养学上用氨基酸模式来反映这种差异。所谓氨基酸模式，就是指某种蛋白质中各种必需氨基酸的构成比例。即根据蛋白质中必需氨基酸含量，以含量最少的色氨酸为1计算出其他氨基酸的相应比值。通常以人体必需氨基酸需要量作为参考蛋白质，用以评价食物蛋白质的营养价值。几种常见食物蛋白质和人体氨基酸模式见表1-1-2。

表1-1-2　几种常见食物蛋白质和人体氨基酸模式

氨基酸	人体	全鸡蛋	牛奶	牛肉	大豆	面粉	大米
异亮氨酸	4.0	3.2	3.4	4.4	4.3	3.8	4.0
亮氨酸	7.0	5.1	6.8	6.8	5.7	6.4	6.3
赖氨酸	5.5	4.1	5.6	7.2	4.9	1.8	2.3
蛋氨酸＋半胱氨酸	3.5	3.4	2.4	3.2	1.2	2.8	2.3
苯丙氨酸＋酪氨酸	6.0	5.5	7.3	6.2	3.2	7.2	3.8
苏氨酸	4.5	2.8	3.1	3.6	2.8	2.5	2.9
缬氨酸	5.0	3.9	4.6	4.6	3.2	3.8	4.8
色氨酸	1.0	1.0	1.0	1.0	1.0	1.0	1.0

3. 限制性氨基酸

为了保证人体合理营养的需要，一方面要充分满足人体必需氨基酸所需要的数量；另一方面还要注意各种必需氨基酸之间的比例。当食物蛋白质氨基酸模式与人体蛋白质越接近时，必需氨基酸被机体利用的程度也越高，食物蛋白质的营养价值也相对越高，如动物性蛋白质中的蛋、奶、肉、鱼等及大豆蛋白，因此它们被称为优质蛋白质；反之，食物蛋白质中一种或几种必需氨基酸相对含量较低，导致其他必需氨基酸在体内不能被充分利用而浪费，造成其蛋白质营养价值降低，这些决定其他氨基酸利用程度的必需氨基酸，称为限制性氨基酸。含量最低的称为第一限制性氨基酸；含量第二少的称为第二限制性氨基酸，以此类推。植物性蛋白质往往相对缺少赖氨酸、蛋氨酸、苏氨酸、色氨酸等必需氨基酸，所以其营养价值相对较低。例如，一般谷物中第一限制性氨基酸是赖氨酸，大豆第一限制性氨基酸是蛋氨酸。

将两种或两种以上食物蛋白质混合食用，其中所含有的必需氨基酸取长补短，相互补充，达到较好的比例，从而提高蛋白质利用率，称为蛋白质互补作用。例如，玉米、小米、大豆单独食用时，其生物价分别是60、57、64，如按照一定比例将其混合食用，生物价可提高到70%以上。为充分发挥蛋白质的互补作用，在膳食调配时，应遵循三个原则：第一，食物的生物学种属越远越好；第二，搭配的种类越多越好；第三，食用时间越近越好。

案例

我国传统食品如八宝粥，就是利用蛋白质互补的原理，将谷物和杂豆混合食用，以豆类丰富的赖氨酸补充谷物中所不足的其他氨基酸，以谷物中丰富的蛋氨酸补充豆类中所不足的其他氨基酸，从而提高蛋白质的利用率。

二、蛋白质的生理功能

1. 构成和修补人体组织

蛋白质是一切生命的物质基础，是人体组织更新和修补的主要原料。正常成人体内蛋白质含量为16%～19%，人体的各组织器官如内脏、神经、大脑、皮肤、毛发、指甲等都含有蛋白质，蛋白质对人的生长发育非常重要，所以饮食就是造就人本身。

人每天从食物中摄取一定量的蛋白质，在消化道内分解成氨基酸被人体吸收利用，用于更新和修补组织，因此，人体内的蛋白质始终在不断更新。例如，年轻人的表皮细胞28天更新一次，胃黏膜细胞两三天更新一次，所以一个人蛋白质的摄入、吸收、利用都良好，皮肤就有光泽。

2. 调节生理功能

人体的各种生理活动能够有条不紊地进行，依赖于机体中多种生物活性物质的调节。蛋白质是构成这些活性物质的主要组成成分或为其提供必需原料，参与调节生理功能。如酶蛋白具有促进食物消化、吸收和利用的作用；血红蛋白具有运输氧气的作用；肌动蛋白和肌球蛋白共同作用，完成人体的运动功能；免疫蛋白具有维持机体免疫功能的作用。

3. 供给热量

蛋白质在人体内分解生成氨基酸后，经过脱氨基作用生成 α - 酮酸，可进入三羧酸循环彻底氧化分解，释放能量。1 g 蛋白质在体内彻底氧化产生 16.7 kJ（4 kcal）的能量。人体每天所需要的能量有 10%～15% 是由蛋白质提供的。但是，蛋白质的这种功能可以由碳水化合物和脂肪代替，因此，供应能量并不是蛋白质的主要功能。

三、氮平衡与蛋白质营养不良

1. 氮平衡

蛋白质是人体氮的唯一来源，正常成年人体内的蛋白质含量是相对稳定并处于动态平衡的，所以，常以氮平衡来表示蛋白质的平衡情况。氮平衡是指氮的摄入量和排出量的关系，是衡量机体蛋白质代谢及营养状况评价的重要指标。

食物蛋白质中所含的氮称为膳食氮。体内蛋白质的分解产物主要通过尿液、粪便、皮肤或其他途径排出，这些氮分别称为尿氮、粪氮、皮肤氮或其他途径损失氮。

氮平衡的表示方法如下：

$$B = I - (U + F + S)$$

式中　　B——氮平衡；

　　　　I——摄入氮的量；

　　　　U——尿氮的量；

　　　　F——粪氮的量；

　　　　S——从皮肤或其他途径损失的氮的量。

当摄入氮和排出氮相等时为零氮平衡，健康成年人应维持零氮平衡并富余 5%；当摄入氮多于排出氮则为正氮平衡，生长发育期的儿童、孕妇、疾病恢复期等均需要保证适当的正氮平衡，来满足蛋白质的需要；当摄入氮少于排出氮则为负氮平衡，人在饥饿、疾病及老年时，一般处于负氮平衡，但应尽量避免。

2. 蛋白质营养不良

当蛋白质和能量的供给不能满足机体需要时，就会发生蛋白质－能量营养不良症。蛋白质－能量营养不良是所有营养不良中最致命的一种。常见的蛋白质－能量营养不良有以下两种类型：

（1）水肿型营养不良。水肿型营养不良以缺乏蛋白质为主，能量供给基本能够满足机体需要，以水肿为主要特征。水肿常见于腹部、腿部，也可能遍及全身，包括面部，最明显的是下肢。水肿型营养不良的儿童主要表现为水肿、腹泻，常伴有感染、表情冷漠、头发稀少易脱落、情绪烦躁、生长停滞等状态。

（2）消瘦型营养不良。消瘦型营养不良以能量不足为主，主要表现为皮下脂肪和骨骼肌显著消耗及内在器官萎缩。四肢瘦得"皮包骨"，腹部因脂肪流失呈舟状腹或因胀气呈蛙状腹，病人体重常低于标准体重的 60%。

四、食物蛋白质营养价值评价

各种食物中蛋白质的含量及其氨基酸组成是不同的，人体对蛋白质的消化、吸收和利用程度也存在差异，因而，不同食物营养价值也不同。营养学上通常根据蛋白质含量、消化吸收程度及人体利用程度三个方面综合评价蛋白质的营养价值。

1. 蛋白质的含量

食物中蛋白质的含量是评价食物蛋白质营养价值的一个重要方面。如果食物中蛋白质的含量少，即使食物蛋白质中必需氨基酸模式好，也不能够满足人体的需求，无法发挥蛋白质的作用。一般可以通过凯氏定氮法测定蛋白质中氮含量来确定食物中蛋白质的含量。

2. 蛋白质消化率

食物蛋白质消化率是反映食物蛋白质在消化道内被消化酶分解的程度及消化后的氨基酸和肽被吸收的程度的指标。根据是否考虑粪代谢氮（无蛋白膳食时粪便中氮含量）将其分为表观消化率和真消化率。由于粪代谢氮的测定十分烦琐，难以准确测定，故在实际生产中往往不考虑粪代谢氮，而是计算表观消化率。

$$蛋白质表观消化率 = \frac{摄入氮 - 粪氮}{摄入氮} \times 100\%$$

$$蛋白质真消化率 = \frac{摄入氮 - (粪氮 - 粪代谢氮)}{摄入氮} \times 100\%$$

蛋白质的消化率越高，被集体吸收利用程度就越高，营养价值也越高。但蛋白质在食物中的存在形式、结构差异、食物中存在的抗营养因子、烹调加工方法等因素都会影响蛋白质的吸收。一般来说，动物性食物中的蛋白质消化吸收率高于植物性食物中的蛋白质消化吸收率。

3. 蛋白质利用率

食物蛋白质的利用率是指食物蛋白质在体内被利用的程度。衡量蛋白质利用率的指标很多，以下介绍几种常用的指标。

（1）生物价（BV）。生物价是反映食物蛋白质经消化吸收后，被机体利用的程度的一项指标。生物价越高，说明蛋白质被机体利用率越高，即蛋白质的营养价值越高，最高值为100。

$$生物价 = \frac{储留氮}{吸收氮} \times 100$$

生物价是评价食物蛋白质营养价值较常用的方法。常见食物蛋白质的生物价见表1-1-3。

表1-1-3 常见食物蛋白质的生物价

食物	生物价	食物	生物价
鸡蛋蛋白质	94	生大豆	57
鸡蛋白	83	熟大豆	64
鸡蛋黄	96	扁豆	72
脱脂牛奶	85	小米	57
鱼	83	玉米	60
牛肉	76	白菜	76
猪肉	74	红薯	72
大米	77	马铃薯	67
小麦	67	花生	59

（2）蛋白质净利用率（NPU）。蛋白质净利用率是反映食物中蛋白质实际被利用的程度

的指标，以体内储留的氮量与摄入氮量的比值来表示。蛋白质净利用率包含蛋白质的生物价和消化率两个方面，因此评价得更全面。

$$蛋白质净利用率 = 生物价 \times 消化率 = \frac{氮储留量}{食物氮}$$

（3）蛋白质功效比值（PER）。蛋白质功效比值是以体重增加为基础的方法，是指试验期内，动物平均每摄入 1 g 蛋白质时所增加的体重克数。例如，常作为参考蛋白质的酪蛋白的 PER 为 2.8，即指每摄入 1 g 酪蛋白，可使动物体重增加 2.8 g。

$$蛋白质功效比 = \frac{试验期内动物增加体重}{试验期内蛋白质摄入量}$$

4. 氨基酸评分

氨基酸评分是目前广为应用的一种蛋白质营养价值评价方法，不仅适用于单一食物蛋白质的评价，还适用于混合食物蛋白质的评价。该法的基本步骤是将被测食物蛋白质的必需氨基酸组成与推荐的理想蛋白质或参考蛋白质氨基酸模式进行比较，并按下式计算氨基酸评分：

$$氨基酸评分 = \frac{每克被测食物蛋白质（或每克氮）中必需氨基酸含量}{每克参考蛋白质（或每克氮）中必需氨基酸含量} \times 100$$

五、蛋白质摄入量及食物来源

1. 蛋白质摄入量

《中国居民膳食营养素参考摄入量（2013 版）》中关于蛋白质的推荐摄入量成年男性 65 g/d，成年女性 55 g/d，孕妇、乳母蛋白质摄入量具体见表 1-1-4。

按照能量计算，普通成年人蛋白质摄入量应占膳食总能量的 10%~15%，其中优质蛋白质应占一天蛋白质总量的一半以上。

表 1-1-4　中国居民膳食蛋白质推荐摄入量　　　　　　　　　　　　g/d

人群	男性	女性
成年人	65	55
孕妇	—	+0，+15，+30
乳母	—	+25

知识应用

请你算一算：一个人一天蛋白质的摄入量是多少？

某女士，一天吃 6 两米饭，一个煮鸡蛋，200 mL 牛奶，500 g 蔬菜，200 g 水果，50 g 坚果，50 g 豆腐，那么她一天摄入的蛋白质是多少，是否符合标准？

2. 蛋白质的食物来源

蛋白质广泛存在于动植物性食物中。动物性蛋白质主要来源于各种肉类、乳类、蛋类等动物性食物，含量较高，质量好，易被机体利用且生物价一般较高；植物性蛋白质主要来源于谷类、大豆等植物性食物，利用率较低。

知识拓展

认识胶原蛋白

因此，在食用时应注意蛋白质的互补。

能力训练

请采访你的家人、老师或同学，了解他们每天食物摄入的情况，并根据各种食物摄入量计算其中的蛋白质含量，评价其一天的蛋白质摄入量是否充足，能否满足身体的需要。

—————————— 项目小结与练习 ——————————

项目小结

蛋白质是由氨基酸组成的，构成人体蛋白质的氨基酸有 20 种，其中有 9 种为必需氨基酸，根据必需氨基酸的种类和含量，将食物蛋白质分为完全蛋白质、半完全蛋白质和不完全蛋白质。两种以上不同种类的食物混合食用，可以互相弥补不足，称为蛋白质互补作用。

蛋白质具有多种生理功能：构成人体组织，提供能量，作为酶能催化体内的生物化学反应等。

不同食物中蛋白质的含量、消化率、利用率不尽相同，一般来说，动物性食物蛋白质含量较高，消化率和利用率也较高。

人体每天需要摄入足够的蛋白质维持健康，其中应有一半为优质蛋白。

项目测试

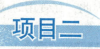

项目二

脂类

思考问题

1. 脂类在人体中有哪些作用？
2. 胆固醇对人体是不是没有好处？
3. 什么样的脂肪酸是对人体有益的？
4. 哪些食物可以提供脂类？

项目导读

近年来，随着人们生活水平的提高，各种不良生活方式的影响，脂肪肝患者越来越多，并且年龄逐步趋向于年轻化。随着临床医学技术的不断发展，脂肪肝发现率明显提高，重症脂肪肝 B 超检出率在 95% 以上。与高血压、糖尿病一样，脂肪肝也成为当代人常见的慢性病之一，成为仅次于病毒性肝炎的第二大肝病，它可以进展为肝纤维化、肝硬化，甚至肝癌，发展为肝硬化和肝癌的比例分别为 5%～10% 和 1%～2%，严重威胁着人们的身体健康。

脂类普遍存在于生物界，是人体重要的组成成分，它包括脂肪和类脂，是人体三大产能营养素之一。脂类不溶于水但易溶于乙醚、氯仿、丙酮等有机溶剂，对维持人的生命和人体健康具有极其重要的意义。

一、脂类的组成与分类

脂类主要由碳、氢、氧 3 种元素组成，有些脂类还含有少量的磷和硫等元素。脂类包括脂肪及类脂，脂肪包括油和脂；类脂种类很多，包括磷脂、糖脂、固醇类、脂蛋白等，营养学上重要的主要有磷脂和固醇类。

脂肪（甘油三酯）由一分子甘油和三分子脂肪酸组成。通常所说的脂肪就是指油和脂。常温下呈固体状态的称为脂；呈液体状态的称为油。常见的如猪油、牛油、豆油、花生油等。

二、脂肪酸和必需脂肪酸

1. 脂肪酸

脂肪酸是组成脂肪的重要物质，与脂肪的性质密切相关。脂肪酸的分类方法很多，常见的主要有以下几种：

（1）按碳链长短分类。按其碳链长短，脂肪酸可分为长链脂肪酸（14碳以上）、中碳链脂肪酸（含6～12碳）和短链脂肪酸（5碳以下）。

（2）按饱和程度分类。按饱和程度分类，脂肪酸可分为饱和脂肪酸和不饱和脂肪酸。

①饱和脂肪酸。饱和脂肪酸的分子结构式中不含双键，如软脂酸、硬脂酸等。经研究证明，血浆中胆固醇的含量可受食物中饱和脂肪酸影响。饱和脂肪酸会增加肝脏合成胆固醇的速度，提高血胆固醇的浓度。摄入过多饱和脂肪酸会增加引发冠心病的危险。

②不饱和脂肪酸。不饱和脂肪酸的分子结构中含有双键，根据含有双键的个数可分为单不饱和脂肪酸和多不饱和脂肪酸。多不饱和脂肪酸在人和哺乳动物组织细胞中一系列酶的催化下，可转变为前列腺素和白细胞三烯等物质，参与细胞代谢活动，具有特殊营养功能。

（3）按营养角度分类。按营养角度分类，脂肪酸可分为必需脂肪酸和非必需脂肪酸两类。

①必需脂肪酸。必需脂肪酸是指人体内不能制造或合成，必须每日从食物中摄取的脂肪酸，如亚油酸和 α - 亚麻酸。

②非必需脂肪酸。非必需脂肪酸是指人体内可以合成而不必每日从膳食中摄取的脂肪酸，如油酸、软脂酸等。

2. 必需脂肪酸

必需脂肪酸（EFA）是机体生理所必需，体内不能合成，必须由食物供给的多不饱和脂肪酸。在人体内，必需脂肪酸发挥着重要的生理功能。具体表现在以下几个方面：

（1）必需脂肪酸是组织细胞的组成成分。磷脂是细胞膜的主要结构成分，必需脂肪酸在体内参与磷脂的合成，是磷脂的重要组成成分，对线粒体和细胞膜的结构特别重要。

（2）必需脂肪酸与脂类代谢关系密切。在体内，胆固醇只有与必需脂肪酸结合后才能进行正常运转和代谢。如果缺乏必需脂肪酸，胆固醇就会与一些饱和脂肪酸结合，不能进行正常的代谢，并可能在血管壁上沉积，形成动脉粥样硬化。

（3）动物精子形成与必需脂肪酸有关。必需脂肪酸与动物精子的形成是密切相关的。若膳食中长期缺乏必需脂肪酸会导致生殖能力下降，出现不孕症。

（4）必需脂肪酸是合成前列腺素的前提物质。许多器官都含有前列腺素，它对心血管、呼吸系统、神经系统、肠胃等都有一定的调节功能。必需脂肪酸是合成前列腺素的前体，若缺乏必需脂肪酸，组织形成前列腺素的功能会减退。

（5）保护皮肤免受射线损伤。必需脂肪酸对X射线、高温等引起的一些皮肤损伤有一定的保护作用。这是因为组织再生时需要亚油酸，受损组织修复时也需要亚油酸。

（6）维持正常视觉功能。亚麻酸在体内可以转化为二十二碳六烯酸（DHA），DHA在视网膜光受体中含量丰富，是维持视紫红质正常功能的必需物质。

必需脂肪酸的最好食物来源是植物油类，特别是棉籽油、大豆油、玉米油和芝麻油。世界粮农组织和世界卫生组织建议饮食中亚油酸和亚麻酸之比应在5：1和10：1之间。应特别鼓励孕妇、乳母在妊娠和哺乳期摄入充足的必需脂肪酸，以满足胎儿和婴儿生长发育的需要。

三、磷脂和固醇

磷脂是含有磷酸根、脂肪酸、甘油和氮的化合物。体内除甘油三酯外，磷脂是最多的脂类，主要形式有甘油磷脂、卵磷脂、神经鞘磷脂等。甘油磷脂存在于各种组织、血浆中，并有少量储存于体脂库中。卵磷脂又称磷脂酰胆碱，存在于蛋黄和血浆中。神经鞘磷脂存在于神经鞘中。

常见的固醇有动物组织中的胆固醇和植物组织中的植物固醇。其中，胆固醇是最重要的固醇。肝脏是胆固醇代谢的中心，合成胆固醇的能力很强，人体每天合成胆固醇 1~1.2 g，而在肝脏中合成量占总合成量的 80%。同时，肝脏还能促使胆固醇转化为胆汁，人体内约有 80% 的胆固醇是在肝脏中转变为胆汁酸的。胆固醇广泛存在于动物性食品之中，如肉类、内脏、脑、蛋黄等，人体自身也可以合成内源性胆固醇，所以一般不会缺乏。相反，由于它和高血脂、动脉粥样硬化、心脏病等心脑血管疾病密切相关，因而不宜食用过多。

四、脂类的生理功能

1. 储存和提供能量

脂类是人体三大产能营养素之一。1 g 脂肪在体内氧化能产生 37.6 kJ（9.0 kcal）的热量，比蛋白质和碳水化合物产能都高。一般合理膳食的总能量中有 20%~30% 是由脂肪提供的。另外，当人体摄入的能量不能及时被利用或过多时，无论是蛋白质、脂肪还是碳水化合物，都是以脂肪的形式储存。当体内热量不足时，又可以被分解而释放出热量以满足机体的需要。

2. 构成机体组成成分

正常人按体重计算含脂类 14%~19%，胖人约含 32%，过胖人高达 60%。绝大部分的脂肪是以甘油三酯的形式储存于脂肪组织内，分布于腹腔、皮下、肌纤维之间。另外，类脂如磷脂、胆固醇也是构成人体细胞、脑细胞和神经组织的重要成分。

3. 提供脂溶性维生素并促进其吸收

食物脂肪中同时含有各种脂溶性维生素，如维生素 A、维生素 D、维生素 E、维生素 K等。脂肪不仅是这些脂溶性维生素的重要食物来源，同时，还可以促进这些维生素在肠道的吸收。

4. 供给必需脂肪酸

脂类可以为机体提供必需脂肪酸，以满足机体的正常生理需要。

5. 改善食物感官性状、增加饱腹感

脂肪作为食品烹调加工的重要原料，可以改善食物的色、香、味、形，达到促进食欲的作用。另外，脂肪由胃进入十二指肠时，可刺激产生肠抑胃素，使肠蠕动受到抑制，造成食物在胃中停留时间较长，消化吸收的速度相对缓慢，从而产生饱腹感。

6. 维持正常体温

脂肪不仅可直接提供人体能量，而且皮下脂肪组织还是热的不良导体，冬天可以起到隔热保温、组织体表散热的作用。

7. 保护内脏

脂肪作为填充衬垫，保护和固定人体组织和器官，避免机械摩擦和移位，使手掌、足底、臀部等部位能够更好地承受压力。

五、脂类的营养价值评价

从营养学的角度来说，食用脂肪的营养评价主要依据脂肪的消化率、脂肪酸的种类与含量、脂溶性维生素的含量三个方面进行。

1. 脂肪的消化率

脂肪的消化率与其熔点成反比，熔点在 50 ℃以上的脂肪不易消化吸收，熔点接近体温或低于体温的脂肪消化率较高。脂肪的消化率还与其所含的不饱和脂肪酸有关，双键数目越多，消化率也就越高。如植物油的不饱和双键一般多于动物脂肪，熔点也较低，因此，人体对植物油的消化率高于动物油。

2. 脂肪酸的种类与含量

一般来说，不饱和脂肪酸含量高的油脂，必需脂肪酸含量也较高，营养价值相对较高。植物油所含的不饱和脂肪酸量高于动物脂肪，因此植物油营养价值更高。

3. 脂溶性维生素的含量

脂溶性维生素主要是指维生素 A、维生素 D、维生素 E 和维生素 K。一般认为，脂溶性维生素高的脂肪，营养价值也越高。肝脏中维生素 A 和维生素 D 含量丰富，特别是某些海产鱼的肝脏中含量更高，乳类、蛋黄中维生素 A 和维生素 D 的含量也较丰富，植物油中含有丰富的维生素 E，所以这些食物脂肪的营养价值较高。

六、脂肪的食物来源和供给量

1. 脂肪的食物来源

膳食中脂肪的主要来源是植物油、动物性食物和油料作物的种子。必需脂肪酸最好的食物来源是植物油类，所以在脂肪的供应中，要求来源于植物的脂肪不低于总脂肪量的50%。胆固醇只存在于动物性食物中，畜肉中胆固醇含量大致相近，肥肉比瘦肉高，内脏比肥肉高，脑中含量最高。含有磷脂丰富的食品有蛋黄、瘦肉、脑、肝肾、大豆、麦芽和花生等。

2. 膳食中脂肪的供给量

脂肪摄入过多会导致肥胖、心血管疾病、高血压和某些癌症发病率的升高。限制和降低脂肪的摄入，已成为发达国家包括我国许多地区预防此类疾病发生的重要措施。

中国营养学会参考各国不同人群脂肪推荐摄入量，结合我国膳食结构的实际，提出成人脂肪适宜摄入量（AI），见表 1 - 2 - 1。

表 1 - 2 - 1 中国居民膳食脂肪参考摄入量（脂肪占总能量的百分比%）

年龄/岁	脂肪/%	SFA	MUFA	PUFA	n - 6 多不饱和脂肪酸	n - 3 多不饱和脂肪酸	胆固醇量/mg
成人	20 ~ 30	<10	10	10	2.5 ~ 9.0	0.5 ~ 2.0	<300
注：SFA 为饱和脂肪酸，MUFA 为单不饱和脂肪酸，PUFA 为多不饱和脂肪酸。								

心脑血管疾病——人类健康的头号杀手

知识拓展

哪些食物有反式脂肪？

心脑血管疾病被称为人类健康的头号杀手，给人类的健康带来了极大的危害。我国每年死亡于冠心病、脑中风及其并发症的人数超过600万，占总死亡人数的1/3以上，已位居10大死亡原因之首。冠心病发病人数，每年在以20%的速度递增。脑中风发病者中75%残废。高血压症，现患病人数超过1亿，每年递增350万人。

发病者多为40岁以上的中老年人，脑力劳动者发病概率多于体力劳动者，常年从事有紧迫感工作的人士易患此病，经常进食高热量、高脂肪、高胆固醇食物，脂肪摄入过多，脂质代谢紊乱导致异常的人易患心脑血管疾病。现代医学研究证实，日常饮食中摄取的脂肪酸不平衡也是导致心脑血管疾病发生的主要因素。

在日常生活的饮食中，结合所学的相关知识说一说如何合理地摄入脂肪酸？

请调查市面上各种烹调油的原料，了解它们脂肪酸的构成情况；请调查你喜欢吃的各种小食品含有油脂的情况，了解小食品中氢化植物油的使用情况，判断哪些食品可能含有反式脂肪酸。

项目小结与练习

脂类是脂肪和类脂的总称。脂肪又称甘油三酯，由一分子的甘油和三分子的脂肪酸组成。类脂是一类结构类似脂肪的物质，包括磷脂、糖脂、固醇等。

脂肪酸是组成脂肪的重要物质，与脂肪的性质密切相关。脂肪酸的分类方法很多。按碳链长短可分为长链脂肪酸（14碳以上）、中碳链脂肪酸（含6~12碳）和短链脂肪酸（5碳以下）。

按饱和程度可分为饱和脂肪酸和不饱和脂肪酸；按人体能否合成可分为必需脂肪酸和非必需脂肪酸；按照空间结构可分为顺式脂肪酸和反式脂肪酸。

脂肪的生理功能主要有：储存和提供能量，构成机体组成成分，提供脂溶性维生素并促进其吸收，供给必需脂肪酸，改善食物感官性状、增加饱腹感，维持正常体温，保护内脏。

食用脂肪的营养评价主要是依据脂肪的消化率、脂肪酸的种类与含量、脂溶性维生素的含量三个方面进行的，由此可见植物油的营养价值比动物油要高。脂肪所提供的能量占一天总能量的20%~30%。

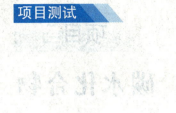

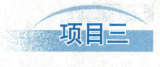

项目三

碳水化合物

思考问题

1. 碳水化合物有哪些重要的生理功能？
2. 是不是糖尿病患者就不能吃甜的东西？
3. 哪些食物可以提供碳水化合物？

项目导读

　　谷类食物的主要成分是淀粉，淀粉进入人体后会转化成葡萄糖。葡萄糖可以为人体提供能量、维持血液中血糖的平衡，还可以转化为脂肪。如果长期过量摄入谷类食物，多余的葡萄糖就会转化成脂肪储存起来，导致肥胖。那么1 g碳水化合物在体内代谢后能够产生多少能量？食用过量的谷类与摄入过量的肉类哪个容易引起肥胖呢？

　　碳水化合物也称糖类，是由碳、氢、氧三种元素组成的多羟基醛或酮及其衍生物，是自然界分布最广、含量丰富的一类有机化合物。

一、碳水化合物的分类

　　碳水化合物根据分子结构可分为单糖、寡糖和多糖三类，见表1-3-1。

表1-3-1　碳水化合物的分类

分类	定义	举例
单糖	不能再水解的最简单的糖	葡萄糖、半乳糖、果糖
寡糖	聚合度≤10的糖类	蔗糖、乳糖、麦芽糖
		棉籽糖、水苏糖、低聚果糖
		麦芽糊精
多糖	聚合度≥10的糖类	淀粉、纤维素、果胶等

二、膳食纤维

　　膳食纤维也称食物纤维，是人体不能分解消化吸收利用的一类多糖的总称。它们大都来自膳食中的植物性食物，多数是植物的支撑物和细胞壁等。膳食纤维可分为可溶性纤维和不溶性纤维两大类。可溶性膳食纤维包括果胶物质、树胶、黏胶（存在于柑橘类和燕麦类制品中）及某些半纤维素（存在于豆类中）；不溶性纤维主要包括纤维素、某些半纤维素和木质素。

膳食纤维的种类、食物来源和主要功能见表1-3-2；膳食纤维对胃肠功能的重要性见表1-3-3。

表1-3-2　膳食纤维的种类、食物来源和主要功能

种类		主要食物来源	主要功能
不溶性纤维	木质素	所有植物	正在研究之中
	纤维素	所有植物（如小麦制品）	增加粪便体积
	半纤维素	小麦、黑麦、大米、蔬菜	促进胃肠蠕动
可溶性纤维	果胶、树胶、黏胶、少数半纤维素	柑橘类、燕麦制品和豆类	延缓胃排空时间，减缓葡萄糖吸收，降低血胆固醇

表1-3-3　膳食纤维对胃肠功能的重要性

	胃肠反应	纤维的理化性质	影响
胃	排空减慢	水结合力，黏度	减慢营养素的传输
小肠	降低胆汁酸的重吸收和营养素的消化吸收	胆汁酸结合力 水结合力，黏度	增加胆汁酸和胆固醇的代谢 减慢脂肪和糖的消化和吸收
大肠	增加粪量，促进肠内微生物生长	多糖的可发酵性，水结合力 发酵性，水结合力	增加粪量，降低粪中毒物浓度 生成短链脂肪酸，促进微生物生长

一般认为，低能量膳食（7 531 kJ/d）摄入者每天应摄入膳食纤维25 g，中等能量膳食（10 042 kJ/d）摄入者每天应摄入膳食纤维30 g，高能量膳食（11 715 kJ/d）摄入者每天应摄入膳食纤维35 g。

食物中的膳食纤维主要来源于植物性食物，粮谷的麸皮和糠含有大量纤维素、半纤维素和木质素，而精加工的谷类食品中膳食纤维含量较少；柑橘、苹果、香蕉、柠檬等水果和洋白菜、甜菜、苜蓿、豌豆、蚕豆等蔬菜含有较多的果胶。

三、碳水化合物的生理功能

1. 储存和提供能量

碳水化合物的主要功能就是储存和提供能量。每克葡萄糖在体内氧化可以产生16.7 kJ（4 kcal）的能量。人体每天能量的55%~65%是由碳水化合物提供的。人体内的碳水化合物主要以糖原形式储存在肝脏和肌肉中，一旦机体需要，糖原就会分解产生葡萄糖为人体提供能量。

2. 构成机体组织及重要生命物质

碳水化合物是构成机体组织的重要物质，并参与细胞的组成和多种活动。如细胞膜、遗传物质、神经组织中都含有碳水化合物。糖在细胞中主要以糖脂、糖蛋白和蛋白多糖的形式存在。

3. 节约蛋白质

当膳食中碳水化合物供应不足时，机体为了满足自身能量的需求，会通过糖异生作用将蛋白质转化为葡萄糖提供能量；当摄入足量的碳水化合物时，则不需要动用蛋白质来提供能量，故碳水化合物有节约蛋白质的作用。

4. 抗生酮作用

脂肪在体内分解代谢需要有碳水化合物协助才能彻底降解。当膳食中碳水化合物供应不足时，体脂或食物脂肪就会被加速分解成脂肪酸来提供能量。脂肪酸在代谢过程中，不能彻底氧化会产生过多的酮体，酮体不能及时被氧化而在体内蓄积，会导致酮血症和酮尿症。

5. 保肝解毒作用

碳水化合物经糖醛酸代谢途径生成的葡萄糖醛酸，是人体内一种重要的结合解毒剂，在肝脏中能与细菌毒素、酒精、砷等许多有害物质结合，以消除或减轻这些物质的毒性或生物活性，从而起到保肝解毒的作用。

6. 增强肠道功能

纤维素、果胶、功能性低聚糖、抗性淀粉等，不能在小肠消化，但能刺激肠道蠕动，增加结肠的发酵，从而增强肠道的排泄功能。

四、碳水化合物的供给量和食物来源

1. 膳食参考摄入量

根据我国膳食碳水化合物的实际摄入量，参考国际对碳水化合物的推荐量以及《中国居民膳食营养素参考摄入量（2013 版）》标准中的建议，除 2 岁以下的婴幼儿外，碳水化合物应提供 55% ~65% 的膳食总热量。

2. 食物来源

碳水化合物的主要食物来源为谷类、薯类、根茎类食物。粮谷类一般含碳水化合物为60% ~80%，薯类中含量为 15% ~29%，豆类中含量为 40% ~60%。另外，蔗糖、糖果、各类甜食、糕点、水果、含糖饮料和蜂蜜等食物也是碳水化合物的重要来源。

知识应用

请你算一算：以下这些食物中含有多少精制糖？
1 瓶 500 mL 的饮料、1 瓶 100 mL 的酸奶、1 听可乐。

能力训练

1. 有人说糖尿病人不能吃甜的东西，你认为这种说法对吗？根据你学的知识进行正确的膳食指导。

2. 请设计调查表，调查你的家人、老师或同学每天碳水化合物摄入的情况，其中精制糖摄入占比多少，是否符合标准。

知识拓展

血糖生成指数

—— 项目小结与练习 ——

项目小结

　　碳水化合物是由碳、氢、氧三种元素组成的多羟基醛或酮及其衍生物。碳水化合物根据分子结构可分为单糖、寡糖和多糖三类。

　　膳食纤维是人体不能分解消化吸收利用的一类多糖的总称。其可分为可溶性纤维和不溶性纤维两大类。

　　碳水化合物的生理功能主要有：储存和提供能量，构成机体组织及重要生命物质，节约蛋白质，抗生酮作用，保肝解毒作用，增强肠道功能。

　　碳水化合物应提供55%～65%的膳食总热量。主要食物来源为谷类、薯类、根茎类食物。

项目测试

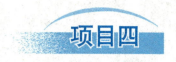

能量

1. 人体的能量来自哪里？
2. 人体能量消耗在哪些方面？
3. 为什么吃饭会消耗能量？

项目导读

　　能量是人类赖以生存的基础，人体所需的能量是由蛋白质、脂肪和碳水化合物三大产能营养素提供的，用以维持人体正常的生理机能。

一、能量单位

　　太阳能、化学能、机械能、电能都是能量在自然界存在的形式。根据能量守恒定律，能量既不能凭空创造也不能凭空消失，它可以从一种形式转变为另一种形式。为了计量上的方便，对各种不同存在形式的"能"需要制定一个统一的单位，即焦耳或卡。营养学上所使用的热量单位，多年来一直用卡或千卡。现国际和我国通用的热量单位是焦耳，营养学上使用最多的是千焦耳；兆焦耳又称大焦耳，用"MJ"表示。能量单位的换算公式如下：

$$1 \text{ kcal} = 4.184 \text{ kJ} \qquad\qquad 1 \text{ kJ} = 0.239 \text{ kcal}$$
$$1\,000 \text{ kcal} = 4.184 \text{ MJ} \qquad\qquad 1 \text{ MJ} = 239 \text{ kcal}$$

二、能量来源

　　人体所需的能量来源于食物中的碳水化合物、脂肪和蛋白质。这三种营养素在体内氧化分解的过程中都会产生热量，故称为"产能营养素"。人类摄取食物中的热量以维持所有生命活动和从事劳动以及社会活动，人体以热量做功的同时也有热能释放以维持体温。人体内的热量主要以脂肪的形式储存起来。长期摄入过多热量，会使人产生异常的脂肪堆积。因此，热量的摄入与需要之间应保持均衡。合理的热量来源中，蛋白质应占一天膳食总能量的10%~15%，脂肪占20%~30%，而55%~65%的热量应由碳水化合物供给。

三、能量消耗

　　人体的热能需要与消耗是平衡的。一方面，人体不断地从食物中获取所需要的能量，另一方面，人体又在各项生理、生活活动中不断地消耗能量，在平衡状态下，人体的能量需要量应等于其能量消耗量。成人的热能主要用于维持基础代谢所需要的能量、食物热效应、人体体力活动所消耗的能量三个方面。处于生长发育过程中的儿童和青少年还应包括生长发育所需要的能量，孕妇还包括子宫、乳房、胎盘、胎儿生长及体脂储备所需能量，乳母则需要合成乳汁的能量，情绪、精神状态、身体状态也会影响到人体对能量的需要。

1. 基础代谢

基础代谢（BM）是指人体为了维持生命，各器官进行最基本生理机能的最低能量需要，即机体处于安静和松弛的休息状态下，空腹（进餐后 $12 \sim 16$ h）、清醒、静卧于 $18\ ℃ \sim 25\ ℃$ 的舒适环境中维持心跳、呼吸、血液循环、某些腺体分泌、维持肌肉紧张度等基本生命活动时所需要的热量。单位时间内的基础代谢，称为基础代谢率（BMR），一般是以每小时、每平方米体表面积所散发的热量来表示。

影响基础代谢的因素主要有以下几个方面：

（1）体表面积。人的身材不同，基础代谢也有所不同，基础代谢与人体的体表面积基本呈正比关系。人体的体表面积与体重及身高的关系，可利用公式计算：

$$S = 0.006\ 59H + 0.012\ 6\ m - 0.160\ 3$$

式中　S——体表面积（m^2）；

　　　H——身高（cm）；

　　　m——体重（kg）。

根据公式先计算体表面积，再按照年龄、性别在表 1-4-1 中查出相应的基础代谢率，就可以根据下列公式计算出基础代谢水平。

基础代谢 = 体表面积（m^2）× 基础代谢率［kJ/（$m^2 \cdot$ h）或 kcal/（$m^2 \cdot$ h）］

表 1-4-1　中国人正常基础代谢率平均值　　　　　　　　　　　　kJ/（$m^2 \cdot$ h）

年龄/岁	11 ~ 15	16 ~ 17	18 ~ 19	20 ~ 30	31 ~ 40	41 ~ 50	≥51
男	195.9	193.4	166.2	157.8	158.7	154.1	149.1
女	172.5	181.7	154.1	146.5	146.4	142.4	138.6

（2）年龄。婴幼儿阶段是人的一生中代谢最活跃的阶段，其中包括基础代谢率，到青春期又出现一个较高代谢的阶段。成年以后，随着年龄的增长，代谢缓慢降低，但也有一定的个体差异。

（3）性别。实际测定表明，在同一年龄、同一体表面积的情况下，女性基础代谢率低于男性。

（4）环境温度与气候。环境温度对基础代谢有明显影响，在舒适环境（$18\ ℃ \sim 25\ ℃$）中，代谢最低；在低温和高温环境中，代谢都会升高。

（5）激素。激素对细胞的代谢及调节都有较大影响。如甲状腺功能亢进可使基础代谢率明显升高；相反，患黏液性水肿时，基础代谢率低于正常水平。

2. 食物热效应

食物热效应是由进食而引起能量消耗额外增加的现象。食物热效应与进食总热量无关，与食物的种类有关。例如，进食碳水化合物可使能量消耗增加 $5\% \sim 6\%$，进食脂肪增加

4%～5%，进食蛋白质增加30%～40%。一般混合膳食约增加基础代谢的10%。

食物热效应是食物在消化、吸收和代谢过程中的耗能现象。一般认为食物或营养素中所含的能量并非全部都可被机体利用，未被利用的部分则转变为热能向外散失，以利于维持体温的恒定。它只是增加机体的能量消耗，并非增加能量来源。当只够维持基础代谢的食物摄入后，机体内消耗的能量多于摄入能量，外散的热多于食物摄入的热，就将动用到体内的储备热能。因此，进食时必须考虑食物热效应额外消耗的能量，使摄入的能量与消耗的能量保持平衡。

3. 体力活动

除基础代谢外，体力活动是人体能量需要的主要因素。因为生理情况相近的人，基础代谢消耗的热能是相近的，而体力活动情况却相差很大。人从事体力活动所消耗的热能主要与劳动强度和劳动持续时间有关，另外，与工作熟练程度也有一定关系。人的体力活动种类很多，一般根据能量消耗水平的不同，将劳动强度分为三个等级：

（1）轻体力劳动。工作时有75%时间坐或站立，25%时间站着活动，如办公室工作、修理电器钟表、售货员、酒店服务员、化学试验操作、讲课等。

（2）中等体力劳动。工作时有40%时间坐或站立，60%时间从事特殊职业活动，如学生日常活动、机动车驾驶、电工安装、车床操作等。

（3）重体力劳动。工作时有25%时间坐或站立，75%时间从事特殊职业活动，如非机械化农业劳动、炼钢、舞蹈、体育运动、采矿等。

四、能量的食物来源及供给量

人体的能量来源是食物中的三大产能营养素，即碳水化合物、脂肪和蛋白质。这三类营养素广泛存在于各种食物中。粮谷类和薯类食物含有丰富的碳水化合物，是膳食能量最经济的来源；油料作物富含脂肪；动物性食物一般比植物性食物含有更多的脂肪和蛋白质；大豆和坚果含有丰富的优质蛋白质；蔬菜和水果一般含有的能量较少。

为了保证膳食能量的平衡，按照三大产能营养素供能百分比计算，蛋白质占10%～15%，脂肪占20%～30%，碳水化合物占55%～65%为宜，否则对人体的健康不利。

知识应用

请你算一算：酒中的能量有多少？

"酒是粮食精"这句话有几分道理，白酒、啤酒的原料都是粮食。其实酒可以算是高能量食物，1 g酒精含有30.7 kJ（7 kcal）能量，这样我们就不难理解啤酒肚是怎么来的了。

请大家计算一下2两50°的白酒、3瓶500 mL的啤酒所含有的能量。

能力训练

1. 请如实记录自己某天午餐摄入的食物，查询食物成分表，计算午餐中的能量摄入量，并且评价是否符合标准。

2. 找几种自己喜欢的小食品，查看它们的营养标签，计算其中的能量，了解小食品占自己每天总能量摄入量的比例，并说明以后该如何摄入小食品。

—————— 项目小结与练习 ——————

项目小结

　　人体所需的能量是由蛋白质、脂肪和碳水化合物三大产能营养素所提供的。合理的热量来源中，蛋白质应占一天膳食总能量的 10% ~ 15%，脂肪占 20% ~ 30%，而 55% ~ 65% 的热量应由碳水化合物供给。

　　人体的热能需要与消耗是平衡的。成人的热能主要用于维持基础代谢所需要的能量、食物热效应、人体体力活动所消耗的能量三个方面。处于生长发育过程中的儿童和青少年还应包括生长发育所需要的能量，孕妇还包括子宫、乳房、胎盘、胎儿生长及体脂储备所需能量，乳母则需要合成乳汁的能量，情绪、精神状态、身体状态也会影响到人体对能量的需要。

项目测试

项目五

维生素

思考问题

1. 维生素可以分为哪两类？每一类都包含哪些维生素？
2. 哪些食物可以提供丰富的维生素 A、D、C、B_1、B_2、B_6、烟酸和叶酸？
3. 各种维生素在人体中有哪些重要的生理功能？
4. 缺乏维生素会导致哪些疾病的发生？

项目导读

哥伦布是十六世纪意大利伟大的航海家，他常常带领他的船队在大西洋上探险。

那时，航海生活既艰苦又危险。船员们在船上只能吃到黑面包和咸鱼等一些简单的食物，而且船员们还很容易生一种怪病。因为这种病非常恐怖，所以船员们把它叫作"海上凶神"。

有一次，船队航行不到一半的路程，船上就有十几个船员病倒了。哥伦布望着一片茫茫的海水，不禁为他们的命运而担忧：这周围只有荒岛，那些病重的船员到哪儿能治病呢？那十几个生病的船员为了不拖累大家，便向哥伦布请求将他们留在附近的荒岛上，等船队返航的时候将他们的尸体运回家乡。哥伦布被他们无私奉献的精神深深感动了，虽然很舍不得他们，但想想这也是无可奈何的唯一办法，就只好答应了他们的请求，给他们留下一些食物，继续远航。

几个月过去了，哥伦布的船队终于胜利返航了。船就快到病重船员所在的荒岛上了，哥伦布的心中十分悲哀。他想：就要见到的不再是能说会笑的船员了，而是一堆死气沉沉的尸骨。想到这，他禁不住流下了眼泪。就在哥伦布伤心不已的时候，隐隐听到一些若有若无的人声。他抬头一望，只见有十几个蓬头垢面的人向大海狂奔而来，这不是那些船员吗？哥伦布又惊又喜：他们没死！他们还活着！在船刚刚靠岸尚未停稳之时，他就跳下船与这些蓬头垢面的人紧紧拥抱在了一起……哥伦布惊奇地问道："你们是怎么活下来的？"为首的一个船员说道："你们走了以后，我们很快就把你留下的食物吃光了，为了维持生命，我们只好在岛上采摘一些能食用的野果子吃。这样，我们才一天天活下来。"

哥伦布大胆地猜测：秘密一定就在野果子里！一回到意大利，他就迫不及待地把船员们起死回生的奇迹讲给医生们听。医生们通过研究了解到：野果子和其他一些水果、蔬菜中都富含一种名叫维生素C的物质，正是维生素C救了那些船员的命。所谓的"海上凶神"就是坏血病（维生素C缺乏病），它是由于人体内长期缺乏维生素C引起的。当人体内补充了适量的维生素C，坏血病就不治而愈了。

看来，任何一种发现都是通过深入的探索研究得到的。只有平时注意观察，用心体会，我们才能有新的发现。

维生素又名维他命，是维持身体健康、促进人体生长发育和调节生理功能所必需的一类有机化合物。这类物质既不是人体组织的原料，也不能为人体提供能量，在体内的含量很少，但在人体生长、发育、代谢过程中发挥重要的作用。

维生素的种类很多，化学性质和生理功能差异极大，通常按照溶解性可将其分为脂溶性维生素和水溶性维生素两大类。脂溶性维生素包括四种，即维生素A、维生素D、维生素E和维生素K；水溶性维生素包括维生素B族和维生素C。维生素B族中主要有维生素B_1、维生素B_2、维生素PP（烟酸）、维生素B_6、维生素B_{12}、生物素和叶酸等。

一、脂溶性维生素

1. 维生素A

维生素A是人类最早发现的维生素，是具有视黄醇结构的一类生物活性物质。维生素A有两种形式，即维生素A_1和维生素A_2两种。维生素A_1存在于哺乳动物及咸水鱼的肝脏中，即视黄醇；维生素A_2存在于淡水鱼的肝脏中。维生素A_2的活性只有维生素A_1的40%。

维生素A只存在于动物性食品中，植物中一般不含维生素A，但有些植物体内存在黄、红色素中的胡萝卜素，其中最重要的是β-胡萝卜素，它常与叶绿素并存，也能分解成为维生素A。凡能分解形成维生素A的类胡萝卜素统称为维生素A原。维生素A和胡萝卜素易溶于脂肪，对热、酸和碱稳定，烹调中比较稳定，但对氧气、强光、紫外线、氧化剂都比较敏感，易被破坏。

（1）生理功能。

①维持正常视觉功能。维生素A可促进视觉细胞内感光色素视紫红质的形成。如维生素A缺乏，视网膜中视紫红质含量就会下降，暗适应能力降低，因此，维生素A具有调试眼睛适应外界光线的强弱的能力，以降低夜盲症和视力减退的发生，维持正常的视觉反应，有助于多种眼疾的治疗。

②维护上皮细胞的完整和健全。维生素A对上皮细胞的形成、发育和维持十分重要。如果维生素A缺乏，上皮细胞就会退化，黏膜分泌减少，出现皮肤粗糙、干燥、脱屑、发炎等症状。

③促进生长发育和生殖。细胞遗传物质合成，骨骼细分化、组织更新都需要维生素A参与。缺乏维生素A时，长骨的形成和牙齿的发育均受到影响。还会导致男性睾丸萎缩，精子数量减少、活力下降，也可影响胎盘发育，导致新生儿体重减轻。缺乏维生素A的儿童生长停滞、发育迟缓、骨骼发育不良。

④增强抵抗力。维生素A作为一种营养素从多方面影响免疫系统的功能。维生素A缺乏时，皮肤、黏膜免疫力降低，易于诱发感染；免疫力低下，会加重感染概率，提高发病率和死亡率。18%艾滋病病毒感染者缺乏维生素A。维生素A缺乏使CD_4细胞的数量减少，补充中等剂量的维生素A能有效提高病人的免疫力，延长病人的生存时间。

（2）缺乏与过量。维生素 A 缺乏会引发眼部疾病，如干眼病（眼干燥症）、夜盲症、角膜软化症等，还可引起皮肤症状，影响生长发育，导致免疫力低下、儿童生长迟缓等。轻度的维生素 A 缺乏症其症状和体征容易被忽略。患维生素 A 缺乏症时，身体各器官的表现如下：

①眼部症状。缺乏维生素 A 最早的症状是眼部干涩，暗适应能力下降，严重时可导致夜盲症。严重缺乏维生素 A 时，还会引起眼部角膜软化、溃疡、穿孔，导致失明。

②皮肤症状。轻者皮肤较为干燥，严重时出现毛囊上皮角化、毛囊性丘疹，尤以四肢最为明显，称为"蟾皮病"。

③骨骼系统。缺乏维生素 A 时，儿童可表现为骨组织停止生长、发育迟缓。出现齿龈增生角化，牙齿生长缓慢，其表面可出现裂纹并容易发生龋齿。

④生殖系统。维生素 A 缺乏会造成精子减少、性激素合成障碍、影响女性受孕和怀胎，导致胎儿流产、畸形，甚至死亡。

⑤免疫功能。维生素 A 缺乏可使机体细胞免疫功能低下，患者易发生反复呼吸道感染及腹泻等。

维生素 A 是脂溶性维生素，会在体内蓄积，如过量，则可致严重中毒、慢性中毒，甚至死亡。成人一次剂量超过 100 万单位，小儿一次超过 30 万单位，可引起急性中毒。急性中毒多表现为颅内压增高、脑积水、假性脑瘤等，一般停药 1~2 周后可消失。慢性中毒表现为食欲不振、疲劳、全身不适、关节疼痛、头痛、易激动、呕吐、腹泻、皮肤发痒、干燥和脱落、颅内压增高等。

（3）维生素 A 摄入量和主要食物来源。2013 年中国营养学会制定的《中国居民膳食营养素参考摄入量（2013 版）》指出，成人男子维生素 A 推荐摄入量为每天 800 μgRE；成年女性每天 700 μgRE，可耐受最高摄入量为 3 000 μgRE。维生素 A 在肝脏、奶油、蛋黄、鱼肝油、鱼卵、全奶、禽蛋等动物性食物中含量较多。β-胡萝卜素的良好来源是绿色、黄色或红色蔬菜和水果，如辣椒、菠菜、莴笋叶、空心菜、胡萝卜、芹菜叶、红薯、南瓜、芒果、柑橘和柿子等。

2. 维生素 D

维生素 D 为类固醇衍生物，具有抗佝偻病作用，又称抗佝偻病维生素。具有维生素 D 活性的化合物有十几种，其中最重要的是维生素 D_2（麦角钙化醇）和维生素 D_3（胆钙化醇）。维生素 D_2 是植物体内麦角固醇经紫外线照射而来的，其活性只有维生素 D_3 的 1/3。人体皮肤表层和真皮内的 7-脱氢胆固醇经紫外线照射可转变为维生素 D_3，故一般成年人只要经常晒太阳，在一般膳食条件下是不会缺乏维生素 D_3 的。由于 7-脱氢胆固醇和麦角固醇经紫外线照射可转变为维生素 D，故称其为维生素 D 原。

维生素 D 溶于脂肪及脂溶剂，对热、碱较稳定。在 130 ℃加热 90min 仍具有活性，故烹调加工不会造成维生素 D 的损失。维生素 D 在酸性环境中易分解，故脂肪酸败可以引起其中维生素 D 的破坏。过量辐射线照射会形成少量毒性的化合物。

（1）生理功能。

①促进小肠黏膜对钙吸收。运送 1,25-$(OH)_2$-D_3 进入小肠黏膜细胞，并在该处诱发一种特异的钙结合蛋白质的合成，这种蛋白质的作用是能把钙从刷状缘处主动转运，透过黏膜细胞进入血液循环。

②促进骨组织钙化。维生素 D 与钙、磷的代谢密切相关，对骨骼和牙齿的钙化过程起

重要作用。

③促进肾小管对钙、磷的重吸收。通过促进重吸收减少钙、磷的流失，从而保持血浆中钙、磷的浓度。

（2）缺乏与过量。人体摄入的维生素 D 不足，并且没有接受足够多的阳光照射，或是体内发生的紊乱导致维生素 D 的吸收受限都会导致维生素 D 缺乏症。缺乏维生素 D 会导致肠道对钙、磷的吸收减少，肾小管对钙、磷的重吸收也减少，影响骨化。婴幼儿和儿童可能会出现佝偻病，成人可能会出现骨软化和骨质疏松症。

一般膳食不会引起维生素 D 中毒，但长期过量的摄入维生素 D 可引发维生素 D 中毒。维生素 D 中毒表现为厌食、恶心、烦躁、多尿、皮肤瘙痒、血钙及血磷增高，尿中钙、磷也增高，钙可大量沉积在一些软组织，如心、肾、肝、血管中，引起功能障碍，甚至引起肾钙化，心脏及大动脉钙化。严重的维生素 D 中毒可能导致死亡。目前认为维生素 D 的每日摄入量不宜超过 25 μg。

（3）维生素 D 摄入量和主要食物来源。中国营养学会制定的《中国居民膳食营养素参考摄入量（2013 版）》指出，成人维生素 D 推荐摄入量为每天 10 mg，可耐受最高摄入量为50 mg。天然食物中维生素 D 的来源并不多，海鱼、动物肝脏、蛋黄、奶油和干酪中含量相对较多，鱼肝油中的天然浓缩维生素 D 含量很高。

3. 维生素 E

维生素 E 是一种脂溶性维生素，又称生育酚，是最主要的抗氧化剂之一，自然界中的维生素 E 共有 8 种，即 α－生育酚、β－生育酚、γ－生育酚、δ－生育酚、α－三烯生育酚、β－三烯生育酚、γ－三烯生育酚和 δ－三烯生育酚。其中，α－生育酚的生物活性最高。

维生素 E 为黄色油状液体，溶于脂肪和酒精等有机溶剂中，不溶于水，对热、酸及碱均比较稳定，在一般烹调过程中损失不大，但对氧气敏感，易被氧化，油脂氧化酸败会使维生素 E 活性明显降低。

（1）生理功能。

①抗氧化和预防衰老作用。维生素 E 对氧极为敏感，是人体天然的高效抗氧化剂，它能阻止不饱和脂肪酸被氧化成过氧化物，从而保护细胞免受自由基的危害。另外，维生素 E 也能防止维生素 A、维生素 C 和 ATP 的氧化，保证它们在体内发挥正常的生理作用。由于维生素 E 有极好的抗氧化作用，能有效清除人体内的自由基，减少体内脂褐质类物质形成，保护了机体组织，延缓了细胞老化，减少皮肤色素的沉着，防止了老年斑的形成和出现。

②保持红细胞的完整性。膳食中缺乏维生素 E 时，可引起红细胞数量减少及其生存时间缩短，引起溶血性贫血，故临床被用于治疗溶血性贫血。

③与生殖机能有关。维生素 E 缺乏时，易使动物生殖系统受到损害，雄性动物精子形成被严重抑制，雌性动物孕育异常，易造成流产和不孕症。

另外，维生素 E 还与体内某些物质合成有关，如维生素 C、辅酶 Q 的合成；抑制肿瘤细胞的生长和增值，维持正常的免疫功能；对神经系统和骨骼肌具有保护作用。

（2）缺乏与过量。正常情况下人体很少缺乏维生素 E，但若长期缺乏会导致视网膜退变、蜡样质色素积聚、溶血性贫血、肌无力、神经退行性病变、小脑共济失调和振动感觉丧失等。

在脂溶性维生素中，维生素 E 毒性相对较小，但若长期大量摄入维生素 E，有可能出现肌无力、视觉模糊、复视、恶心、腹泻以及维生素 K 的吸收和利用障碍等中毒现象。人体每天摄入量不宜超过 400 mg。

（3）维生素 E 摄入量和主要食物来源。中国营养学会制定的《中国居民膳食营养素参考摄入量（2013 版）》指出，成人维生素 E 推荐摄入量为每天 14 mg，可耐受最高摄入量为700 mg。天然维生素 E 广泛存在于食物中，各种油料种子及植物油、谷类、坚果类和绿叶蔬菜中含量都很丰富。另外，肉、蛋、奶和鱼肝油等中也含有一些。但相比较而言，动物油脂中生育酚的含量普遍低于植物油，但鱼油中的维生素 E 含量则相当丰富。

4. 维生素 K

维生素 K 也称凝血维生素，是肝脏中凝血酶原和其他凝血因子合成必不可少的物质。

（1）理化性质。维生素 K 有三种形式，维生素 K_1（叶绿醌）存在于绿叶植物中；维生素 K_2（甲萘醌）存在于发酵食品中，由细菌合成；维生素 K_3 由人工合成，具有天然维生素 K 的基础结构，生物活性最高。天然维生素 K 是黄色油状物，人工合成的是黄色结晶粉末。维生素 K 对热、空气很稳定，并且不溶于水，在正常的烹饪过程中只损失很少部分，但其易受酸、碱、氧化剂和光的破坏。

（2）生理功能。维生素 K 的主要生理功能是参与人体正常凝血过程。维生素 K 有助于某些凝血物质，如凝血酶原、凝血因子等在肝脏的合成，从而促进血液的凝固。

（3）缺乏与过量。由于人体对维生素 K 的需求量较低，大多数食物基本能够满足机体的需要，人体一般不会缺乏维生素 K。若维生素 K 缺乏，会导致血液凝固发生障碍，凝血时间延长。母乳中的维生素 K 含量低，甚至不能满足 6 个月以内的婴儿的需求，应注意补充。天然维生素 K 不会产生毒性，甚至大量服用也无毒。

（4）供给量及食物来源。我国推荐的每日膳食中维生素 K 的参考摄入量为：成年人每日摄入量为 8 μg。人体中维生素 K 的来源主要有两个方面：一方面由肠道细菌合成，占50% ~ 60%；另一方面来源于食物，占 40% ~ 50%。维生素 K 广泛分布于植物性食物和动物性食物中，绿叶蔬菜中的含量最高，其次是乳及肉类，水果及谷类含量低。

二、水溶性维生素

1. 维生素 C

维生素 C 是一种水溶性维生素，又名抗坏血酸、抗坏血病维生素。维生素 C 的结构中虽然不含有羧基，但具有有机酸的性质。

（1）理化性质。维生素 C 为无色或白色结晶，无臭、有酸味，在水中溶解度大，微溶于丙酮和低级醇类，不溶于脂肪和其他脂溶剂。维生素 C 溶液的性质极不稳定，很容易以各种形式进行分解，是最不稳定的一种维生素。维生素 C 具有很强的还原性，极易被氧化，特别是有铜离子存在时可加速维生素 C 的氧化。加热、暴露于空气以及碱性溶液和金属离子（Cu^{2+}、Fe^{2+}）中等都能加速其氧化。在酸性或冷藏条件下稳定。

（2）生理功能。

①参与体内的多种氧化还原反应，促进生物氧化过程。维生素 C 可以以氧化型或还原型存在于体内，所以它既可作为供氢体，又可作为受氢体参与人体的生物氧化过程。

维生素 C 是机体内一种很强的抗氧化剂，可使细胞色素 C、细胞色素氧化酶及分子氧还原，并与一些金属离子螯合，虽然不是辅酶，但是可以增加某些金属的活性。维生素 C 可直接与氧化剂作用，以保护其他物质免受氧化破坏。它也可以还原超氧化物、羟基及其他活性氧化剂，这类氧化剂可能影响 DNA 的转录或损伤 DNA、蛋白质或膜结构。维生素 C 在体内是一个重要的自由基清除剂，能分解皮肤中的色素，防止发生黄褐斑等，发挥抗衰老作用，能阻止某些致癌物的形成。维生素 C 作为体内水溶性的抗氧化剂，可与脂溶性抗氧化剂有协同作用，在防止脂类过氧化上发挥一定作用。

②促进组织中胶原的形成，保持细胞间质的完整。胶原主要存在于骨骼、牙齿、血管和皮肤中，保持这些组织的完整性，并促进创伤与骨折愈合。胶原还能使人体组织富有弹性，同时又可对细胞形成保护，避免病毒入侵。在胶原的生物合成中，其多肽链中的脯氨酸及赖氨酸等残基必须先在脯氨酸羟化酶及赖氨酸羟化酶的催化下分别羟化为羟脯氨酸及羟赖氨酸等残基，这一过程需要有维生素 C 的参与。毛细血管壁膜及连接细胞的显微组织也是由胶原构成，也需要有维生素 C 的促进作用。因此，维生素 C 对促进创伤的愈合、促进骨质钙化、保护细胞的活性并阻止有毒物质对细胞的伤害、保持细胞间质的完整、增加微血管的致密性及降低血管的脆性等方面有着重要作用。当维生素 C 缺乏时，胶原合成障碍，导致坏血病。

③提高机体抵抗力，具有解毒作用。维生素 C 作为抗氧化剂可促进机体中抗体的形成，提高白细胞的吞噬功能，增强机体对疾病的抵抗力。维生素 C 还与肝内、肝外的毒物及药物的代谢有关，维生素 C 使氧化型谷胱甘肽还原为还原型谷胱甘肽，还原型谷胱甘肽可以与重金属或有毒药物结合成复合物排出体外，避免机体中毒。

④与贫血有关。维生素 C 能利用其还原作用，促进肠道中的三价铁还原成二价铁，有利于非血红素铁的吸收，因而，对缺铁性贫血有一定作用，缺乏易引发贫血，严重会引起造血机能障碍。

另外，叶酸在体内必须转化为有活性的四氢叶酸才能发挥其生理作用，维生素 C 能促进叶酸形成四氢叶酸，有效降低婴儿患巨幼红细胞贫血的可能性。

⑤预防动脉粥样硬化。维生素 C 可促进胆固醇的排泄，防止胆固醇在动脉内壁沉积，并可溶解已有的粥样沉积，有效防治动脉粥样硬化。

⑥防癌。研究表明，维生素 C 可阻断致癌物 N－亚硝基化合物在体内的合成，可维持细胞间质的正常结构，防止恶性肿瘤的生长蔓延。

（3）维生素 C 的缺乏。人体所需的维生素 C 不能自己合成，必须从膳食中摄取。缺乏维生素 C 会发生坏血病，出现牙齿松动、骨骼变脆、毛细血管及皮下出血，会感到浑身乏力、食欲减退等症状。长时间超量摄取维生素 C，也会产生恶心、腹泻、腹部痉挛、红细胞损害、肾和膀胱结石等症状。

（4）供给量及食物来源。我国建议维生素 C 的每日推荐摄入量：青少年及成年人 100 mg/d。

维生素 C 主要来源于新鲜水果和蔬菜，水果中以红枣、山楂、柑橘类含量较高，蔬菜中以绿色蔬菜如辣椒、菠菜等含量丰富。

2. 维生素 B_1

维生素 B_1 因其分子中含有硫和胺，又称硫胺素。因其还有预防和治疗脚气病的功效，也可称为抗脚气病因子、抗神经炎因子，是维生素中最早发现的一种。

维生素 B_1 常以其磷酸盐的形式出现，极易溶于水，微溶于乙醇，不溶于其他有机溶剂。气味似酵母，不易被氧化，比较耐热。在酸性环境中极为稳定，加热不易分解，在 pH 值大于 5 时，加热至 120 ℃ 仍可以保持其生理活性，在 pH 值为 3 时，即使高温蒸煮至 140 ℃，1 h 内破坏也很少，在一般的烹调过程中硫胺素的损失不多。但在中性或碱性环境中很容易破坏，pH 值大于 7 的情况下煮沸，可使其大部分或全部被破坏。

（1）生理功能。

①参加细胞中的糖代谢。焦磷酸硫胺素（TPP）是维生素 B_1 的活性形式，是碳水化合物代谢中氧化脱羧酶的辅酶，参与糖代谢中 α-酮酸的氧化脱羧作用。若缺乏维生素 B_1，糖代谢至丙酮酸阶段不能进一步氧化，造成丙酮酸在体内堆积，降低能量供应，影响人体正常生理功能，并对机体造成损伤。因此，硫胺素是体内物质代谢和热能代谢的关键物质。

②对于神经细胞膜对兴奋的传导作用起着重要作用。维生素 B_1 对神经生理活动有调节作用。神经组织能量不足时，出现相应的神经肌肉症状，如多发性神经炎、肌肉萎缩及水肿，甚至会影响心肌和脑组织功能。

（2）维生素 B_1 缺乏。人体中维生素 B_1 的缺乏主要原因是摄入不足、需要量增加或机体吸收利用发生障碍，如长期食用大量的精米或精白面，同时，膳食中又缺乏其他维生素 B_1 含量高的食物，就容易造成维生素 B_1 的缺乏。在煮粥、煮豆、蒸馒头时，若加入过量的碱也会大量破坏维生素 B_1。维生素 B_1 缺乏会引起脚气病，其初期表现为疲乏、精神淡漠、食欲差、恶心、忧郁、急躁、沮丧、下肢麻木和心电图异常等，随着缺乏程度、持续时间的不同，一般可分成以下几种情况：

①干性脚气病，以多发性神经炎症状为主，出现周围神经炎，表现为脚趾麻木并有蚁行感、肌肉酸痛、压痛、膝反射能力减弱、行走困难，后期可出现肌肉萎缩、共济失调甚至瘫痪。

②湿性脚气病，以心脏症状和水肿为主，表现为心悸、气促、心动过速和水肿。

③急性爆发性脚气病，以心力衰竭为主，伴有膈神经和喉神经瘫痪症状。

④婴儿脚气病，多发生于 2~5 个月的婴儿，且多是维生素 B_1 缺乏的母乳所喂养的婴儿，发病突然，病情急。初期食欲不振、呕吐、兴奋、心跳快、呼吸急促和困难，晚期表现为心力衰竭。

（3）维生素 B_1 的供给量和食物来源。中国营养学会推荐维生素 B_1 的膳食参考摄入量（RNI）为成年男子 1.4 mg/日，成年女子 1.2 mg/日。

维生素 B_1 广泛存在于天然食物中，动物的内脏、瘦肉、豆类、花生及没加工的谷类等都含有较丰富的维生素 B_1，蔬菜水果等含有少量的维生素 B_1。

3. 维生素 B_2

维生素 B_2 又称核黄素，在自然界中主要以磷酸酯的形式存在于黄素单核苷酸（FMN）和黄素腺嘌呤二核苷酸（FAD）两种辅酶中。

纯净的维生素 B_2 为橘色晶体，味苦，微溶于水，在中性和酸性溶液中稳定，但在碱性环境中会因加热而破坏。游离的维生素 B_2 对光敏感，特别是在紫外线照射下可发生不可逆降解而失去生物活性。食物中的维生素 B_2 一般为与磷酸和蛋白质结合的复合化合物，对光比较稳定。

（1）生理功能。

①参与体内生物氧化与能量代谢。维生素 B_2 在体内构成黄素酶辅基，这些酶为电子传递系统中的氧化酶及脱氢酶。维生素 B_2 以黄素单核苷酸（FMN）和黄素腺嘌呤二核苷酸（FAD）的形式与特定的蛋白质结合形成黄素蛋白，黄素蛋白是机体中许多酶系统中重要辅基的组成部分，通过呼吸链参与体内氧化还原反应和能量代谢，是生物氧化过程中传递氢的重要物质，保证物质代谢尤其是蛋白质、脂肪、碳水化合物的代谢正常进行，并促进生长、维护皮肤和黏膜的完整性。

②参与维生素 B_6 和烟酸的代谢。FMN 和 FAD 分别作为辅酶参与维生素 B_6 转变为磷酸吡哆醛、色氨酸转变为烟酸的过程，对于维持维生素 B_6 在体内正常代谢、利用食物中色氨酸来补充体内对烟酸的需要具有重要作用。

③参与构筑体内抗氧化防御系统。有维生素 B_2 形成的 FAD 作为谷胱甘肽还原酶的辅酶，被谷胱甘肽还原酶及其辅酶利用，参与体内的抗氧化防御系统，并有利于稳定其结构，还可以将氧化型谷胱甘肽转化为还原型谷胱甘肽，维持体能还原型谷胱甘肽的正常浓度。

④与体内铁的吸收、储存和动员有关。维生素 B_2 缺乏时，铁的吸收、存储和动员常会受到干扰，严重时可导致缺铁性的贫血。

（2）缺乏症与过量。缺乏维生素 B_2 会导致物质代谢紊乱，主要表现为唇炎、口角炎、舌炎、阴囊皮炎、脂溢性皮炎等。维生素 B_2 缺乏还会影响维生素 B_6 和烟酸的代谢，另外，还会影响铁的吸收，引发缺铁性贫血。一般情况下，人体不会出现维生素 B_2 过量和中毒现象。

（3）维生素 B_2 的供给量和食物来源。根据中国居民膳食维生素 B_2 推荐摄入量，成人男、女分别为 1.4 mg/d 及 1.2 mg/d。

维生素 B_2 广泛存在于动物与植物性食品中，在动物性食品中含量较高，其中又以肝、肾、心为最多，奶类、鸡蛋类中也较高；植物性食品中豆类含量较多，各种绿色叶菜也含有一定数量；而粮谷类含量较低，尤其是研磨过精的粮谷。

常见食物中维生素 B_2 含量见表 1-5-1。

表 1-5-1　常见食物中维生素 B_2 含量　　　　mg/100 g

食物	含量	食物	含量
大米	0.05	油菜	0.11
小麦粉	0.08	橘子	0.02
挂面	0.03	梨	0.03
馒头	0.07	猪肉	0.16
黄豆	0.20	猪肝	2.08
大白菜	0.03	牛奶	0.14
菠菜	0.11	鸡蛋	0.32

4. 维生素 B_6

维生素 B_6 又称吡哆醇，包括吡哆醇（PN）、吡哆醛（PL）、吡哆胺（PM）三种衍生物，均具有维生素 B_6 的生物活性，这三种形式通过酶可以相互转换。它们以磷酸盐的形式广泛分布于动植物体内。

维生素 B_6 为白色结晶物质，易溶于水及乙醇，在空气和酸性介质中稳定，但对碱和热敏感，易被破坏。在食品加工和储存过程中稳定性较好。

（1）生理功能。

①维生素 B_6 作为许多酶的辅酶参与物质代谢。维生素 B_6 是参与体内代谢最多的一种维生素。目前已知有上百种酶需要维生素 B_6 作为辅酶而参与物质代谢，与蛋白质、脂肪、碳水化合物的代谢有密切关系。维生素 B_6 作为磷脂化酶的一个基本成分，参与肌糖原和肝糖原的磷酸化反应，维生素 B_6 还参与有亚油酸合成花生四烯酸和胆固醇的过程。维生素 B_6 还参与所有氨基酸代谢，为氨基酸代谢中需要的 100 多种酶的辅酶。

②提高机体免疫功能。维生素 B_6 参与了抗体的形成，另外，细胞的增长、DNA 的分裂、RNA 遗传物质的形成都需要维生素 B_6 的参与，它可以帮助脑及免疫系统发挥正常的作用。给老年人补充足够维生素 B_6，有利于淋巴细胞的增殖。维生素 B_6 缺乏将会损害 DNA 的合成，这个过程对维持适宜的免疫功能非常重要。

（2）维生素 B_6 的缺乏。维生素 B_6 在动植物性食物中分布比较广泛，一般情况下，人体不易发生缺乏。而且单纯的维生素 B_6 缺乏也很少见，一般会伴随其他 B 族维生素的缺乏共同出现。维生素 B_6 缺乏的典型临床症状是脂溢性皮炎，可导致眼、鼻与口腔周围皮肤脂溢性皮炎，并可扩展至面部、前额、耳后、阴囊及会阴处。临床可见有口炎、舌炎、唇干裂，个别会出现神经精神症状，易急躁、抑郁。

（3）维生素 B_6 的供给量和食物来源。中国营养学会在《中国居民膳食营养素参考摄入量（2013 版）》中对此作了规定，其推荐摄入量（RNI）的数值为成人 1.4 mg/d。

维生素 B_6 的食物来源很广泛，动植物中均含有，具体见表 1-5-2。

表 1-5-2　常见食物中的维生素 B_6 含量

mg/100 g

品种	含量	品种	含量
牛肝	0.84	榛子仁	0.54
鸡肝	0.72	花生仁	0.40
鸡肉	0.32~0.68	核桃	0.73
牛肉	0.44	黄豆	0.81
猪肉	0.32	胡萝卜	0.70
鱼	0.43~0.90	扁豆	0.56
蟹	0.30	青萝卜	0.26

5. 维生素 B_{12}

维生素 B_{12} 含钴，又称钴胺素，为钴胺类化合物，是唯一含金属元素的维生素。维生素 B_{12} 为红色针状结晶，它具有吸湿性，易溶于水和乙醇，但不溶于丙酮、氯仿之类的有机溶剂。在中性及微酸条件下对热稳定，但能被光照、强酸和碱溶液所破坏。同其他维生素一样，维生素 B_{12} 在食物中含量也非常少。

（1）生理功能。

①作为辅酶参与蛋氨酸合成。维生素 B_{12} 在体内以两种辅酶形式即辅酶 B_{12} 及甲基 B_{12} 发

挥生理作用，参与体内生化反应。甲基B_{12}作为蛋氨酸合成酶的辅酶，从5-甲基四氢叶酸获得甲基后转而供给同型半胱氨酸，并在蛋氨酸合成酶的作用下合成蛋氨酸。维生素B_{12}缺乏时，同型半胱氨酸转变成蛋氨酸受阻，会引起血清同型半胱氨酸水平升高。

②维生素B_{12}还参与胆碱的合成，缺少胆碱会影响脂肪代谢，产生脂肪肝。

（2）维生素B_{12}的缺乏。维生素B_{12}少量缺乏或缺乏的早期并没有典型的临床症状，一般表现为疲劳、注意力不集中、记忆力下降、易激惹和抑郁。维生素B_{12}的缺乏会导致巨幼红细胞型贫血、神经系统疾患、高同型半胱氨酸血症，严重可以致死。

（3）维生素B_{12}的供给量和食物来源。2013年中国营养学会提出成年人维生素B_{12}的每日推荐摄入量RNI值为2.4 μg/d，孕妇2.9 μg/d，乳母3.2 μg/d。

膳食中的维生素B_{12}来源于动物性食品，主要为肉类、动物肝脏、鱼、禽、贝壳类及蛋类，乳及乳制品中含有少量。植物性食品中基本不含维生素B_{12}。酱油和酱在发酵过程中会产生原料中本不含有的维生素B_{12}，对素食者预防维生素B_{12}缺乏有一定意义。

6. 烟酸

烟酸又名维生素PP、维生素B_5、尼克酸、抗癞皮病因子，是吡啶衍生物。其可分为烟酸和烟酰胺两种物质。烟酸在人体内转化为烟酰胺，烟酰胺是辅酶Ⅰ和辅酶Ⅱ的组成部分，参与体内脂质代谢，组织呼吸的氧化过程和糖类无氧分解的过程。

烟酸是稳定的白色结晶，味苦，能溶于水与乙醇，但不溶于乙醚。化学性质比较稳定，不易被光、空气、酸、碱、热的作用破坏，在高压下，120 ℃、20 min也不被破坏。一般加工烹调损失很小。

（1）生理功能。烟酸主要以辅酶的形式存在于食物中，经消化后于胃及小肠中吸收。吸收后以烟酸的形式经门经脉进入肝脏。

①构成辅酶Ⅰ（CoⅠ）或烟酰胺腺嘌呤二核苷酸（NAD^+）及辅酶Ⅱ（CoⅡ）或烟酰胺腺嘌呤二核苷酸磷酸（$NADP^+$）。烟酸在体内与腺嘌呤、核糖和磷酸结合构成辅酶Ⅰ和辅酶Ⅱ，在生物氧化还原反应中起到电子载体或递氢体的作用。

②葡萄糖耐量因子的组成成分。烟酸与铬一样，是葡萄糖耐量因子的组成部分。烟酸在其中的作用还不清楚。

③保护心血管。大剂量的烟酸对复发性非致命的心肌梗死有一定的保护作用，但烟酰胺无此作用，其原因不详。

（2）烟酸的缺乏。烟酸的缺乏会引起癞皮病，此病起病缓慢，常有前驱症状，如体重减轻、疲劳乏力、记忆力差、失眠等。如不及时治疗，则出现皮炎（Dermatitis）、腹泻（Diarrhea）和痴呆（Depression），因病症都以英文的D开头，又称癞皮病"3D"症状。

（3）供给量和食物来源。烟酸的参考摄入量应考虑能量的消耗和蛋白质的摄入情况。能量消耗增加，烟酸的摄入量也应适当增加；蛋白质摄入量增高，其中的色氨酸在体内可以转化为烟酸。故烟酸的供给量应与热量成正比。我国营养学会建议烟酸的RNI成年男性为15 mgNE/d，女性为12 mgNE/d，UL为35 mgNE/d。

膳食中烟酸的参考摄入量采用烟酸当量（NE）为单位，即NE（mg）=烟酸（mg）+1/60色氨酸（mg）。

烟酸及烟酰胺广泛存在于动植物组织中，但多数含量较少，其中含量丰富的为酵母、花生、全谷、豆类及肉类，特别是肝脏。一些植物（如玉米）中的含量并不低，但其中的烟酸为结合态，不能被人体吸收利用。所以，常以玉米为主食的人群易发生癞皮病，但加碱处理后游离烟酸可以从结合型中释放，易被机体利用。

7. 叶酸

叶酸又称叶精、蝶酰谷氨酸、抗贫血因子等。由米切尔及其同事从菠菜叶中提取纯化出来，命名为叶酸。叶酸是橙黄色结晶，无味、无嗅，微溶于热水，不溶于醇、乙醚等有机溶剂。在碱性或中性溶液中对热稳定，易被酸和光破坏，在酸性溶液中温度超过 100 ℃ 即分解。在室温下储存的食物中的叶酸很易损失。食物中的叶酸经烹调加工后损失率高达 50% ~90%。

（1）生理功能。叶酸在人体许多代谢中起着重要的作用。叶酸作为体内生化反应中一碳单位转移酶系的辅酶，起着一碳单位传递体的作用。参与嘌呤和胸腺嘧啶的合成，进一步合成 DNA 和 RNA；参与氨基酸代谢；参与血红蛋白及甲基化合物如肾上腺素、肌酸、胆碱等的合成。

（2）叶酸的缺乏。在正常的情况下，人体所需的叶酸除从食物摄取外，人体的肠道细菌也能合成部分叶酸，一般不会产生叶酸缺乏。但在一些情况下，如膳食供应不足、吸收障碍、生理需要量增加、酗酒等时也会造成体内叶酸的缺乏。

叶酸缺乏首先将影响细胞增殖速度较快的组织，尤其是更新速度较快的造血系统。叶酸缺乏时红细胞中核酸合成障碍，从而影响红细胞的发育和成熟，表现为红细胞成熟延缓、细胞体积增大、不成熟的红细胞增多，同时引起血红蛋白的合成减少，脆性增加，称为巨幼红细胞贫血。另外，还可能出现皮炎、腹泻、精神衰弱、萎靡不振等症状，还会诱发动脉粥样硬化及心血管疾病。儿童缺乏叶酸会使生长发育不良。叶酸缺乏还会使同型半胱氨酸向蛋氨酸转化出现障碍，进而导致同型半胱氨酸血症。

孕妇在孕早期缺乏叶酸是引起胎儿神经管畸形的主要原因。所以，孕妇应该在孕前 1 ~ 3 个月内注意摄入和补充叶酸，但不能大剂量的服用，叶酸过量会影响锌的吸收而导致锌的缺乏，使胎儿发育迟缓、低出生体重儿增加，还可诱发惊厥。

（3）叶酸的供给量及食物来源。每日叶酸摄入量维持在 3.1 μg/kg 体重的水平为宜，体内也有适量的储存。中国营养学会建议成人每日叶酸的推荐摄入量为 400 μgDFE/d。

常见食物中叶酸含量见表 1 - 5 - 3。

表 1 - 5 - 3　常见食物的叶酸含量

μg/100 g

名称	含量	名称	含量	名称	含量
猪肝	236.4	绿豆	16.5	芹菜	41.7
猪肾	49.6	菠菜	347.0	西红柿	132.1
瘦猪肉	8.3	小白菜	115.7	香菇	41.3
牛肉	3.0	油菜	148.7	豇豆	66.0
羊肉	2.0	蒜苗	90.7	豌豆	82.6
鸡肝	80.0	韭菜	61.2	橘	52.9
鸡肉	5.0	茼蒿菜	114.4	香蕉	29.7
鸡蛋	75.0	卷心菜	39.6	苹果	6.3
鸭蛋	24.4	生菜	49.6	菠萝	24.8

续表

名称	含量	名称	含量	名称	含量
带鱼	2.0	洋葱	32.9	葡萄	9.9
草鱼	1.5	莴笋	18.2	山楂	24.8
鲤鱼	1.5	西葫芦	40.7	草莓	33.3
胖头鱼	2.3	青椒	14.6	西瓜	4.0
黄花鱼	4.2	红苋菜	330.6	杏	8.2
虾	26.4	竹笋	95.8	梨	8.8
海米	24.8	绿豆芽	24.8	桃	3.0
鲜牛奶	5.5	黄瓜	12.3	蜂蜜	52.6
奶粉	42.7	扁豆（四季豆）	49.6	核桃	102.6
黄豆	381.2	辣椒	69.4	花生	104.9
青豆	28.1	茴香	120.9	大米	32.7
腐竹	147.6	小萝卜	22.5	面粉	24.8
红小豆	23.1	菜花	29.9	玉米粉	41.3
豆腐	66.1	土豆	15.7	小米	38.7
豆腐干	57.9	胡萝卜	33.1		

注：中国农业大学食品学院测定。

案例分析

一名 60 岁的老年人（男性），腰背部和下肢疼痛，尤其在活动时加剧，在上楼梯或从座位上站起来时吃力，病情严重时走路困难。

1. 根据以上症状分析老年人可能是哪种营养性疾病？
2. 应该如何补充？请给出膳食建议。

知识拓展

补充维生素要
注意的禁忌

能力训练

查找相关资料，分析：哪些人群容易缺乏维生素 D？缺乏维生素 D 会出现哪些营养缺乏症？怎样对这类人群进行膳食指导？

—————— 项目小结与练习 ——————

项目小结

维生素可分为水溶性维生素和脂溶性维生素两大类。

脂溶性维生素主要包括维生素 A、维生素 D、维生素 E、维生素 K；水溶性维生素主要包括维生素 C 和维生素 B 族。

维生素 A：对人的正常视觉功能、上皮细胞生长与分化、免疫力等方面具有重要作用。

缺乏会导致暗适应能力下降、干眼病、夜盲症、蟾皮病、免疫力下降。在动物的肝脏中含量丰富，深色蔬菜和水果也是其良好的来源。

维生素D：有能够促进小肠对钙的吸收，促进肾小管对钙、磷的重吸收，维持血钙平衡等作用。儿童缺乏会导致佝偻病，成年人会导致骨软化症和骨质疏松症。主要的食物来源是海水鱼、肝脏、蛋黄、奶油等，另外，晒太阳也可以自身合成维生素D。

维生素C：参与体内的多种氧化还原反应，促进生物氧化过程；促进组织中胶原的形成，保持细胞间质的完整；提高机体抵抗力，具有解毒作用；与贫血有关；预防动脉粥样硬化；防癌等。缺乏维生素C会发生坏血病，出现牙齿松动、骨骼变脆、毛细血管及皮下出血，会感到浑身乏力、食欲减退等症状。

维生素B_1：参与糖代谢，对于神经细胞膜对兴奋的传导作用起着重要作用。缺乏会导致脚气病。主要来源于动物的内脏、瘦肉、全谷类和坚果。

烟酸：构成辅酶Ⅰ（CoⅠ）或烟酰胺腺嘌呤二核苷酸（NAD^+）及辅酶Ⅱ（CoⅡ）或烟酰胺腺嘌呤二核苷酸磷酸（$NADP^+$）；葡萄糖耐量因子的组成成分；保护心血管等。烟酸的缺乏会引起癞皮病，如不及时治疗，则出现皮炎（Dermatitis）、腹泻（Diarrhea）和痴呆（Depression），因病症都以英文的D开头，又称癞皮病"3D"症状。烟酸广泛存在于动植物性食物中，如酵母、动物内脏、瘦肉、全谷类、豆类等。

叶酸：作为体内生化反应中一碳单位转移酶系的辅酶，起着一碳单位传递体的作用。参与嘌呤和胸腺嘧啶的合成，进一步合成DNA和RNA；参与氨基酸代谢；参与血红蛋白及甲基化合物如肾上腺素、肌酸、胆碱等的合成。缺乏会导致巨幼红细胞血症，高同型半胱氨酸血症，孕妇缺乏叶酸，会导致胎儿出现神经管畸形。其广泛存在于动植物食物中，如肝脏、肾脏、绿叶蔬菜、豆类等。

项目测试

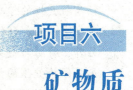

项目六

矿物质

思考问题

1. 什么是矿物质？矿物质有哪些特点？
2. 常见的矿物质钙、铁、碘、锌等在人体有哪些重要的生理功能？
3. 哪些食物能够提供常见的矿物质钙、铁、碘、锌等？
4. 矿物质摄入过量或不足会导致哪些疾病？
5. 食物中影响钙、铁吸收的因素有哪些？

项目导读

如何补充矿物质？

日常生活中该如何良好摄入矿物质呢？首先，当然是必须要平衡和全面地摄入富含矿物质的各种食材。但需要注意的是，食材选择的过程中，其加工程度应当受到人们的重视，因为食材的加工关系到矿物质的流失。

日本千叶市稻毛医院佐藤务医师的职责是知道患者的矿物质和维生素摄入，他在接受采访时表示：即使在这个不缺吃穿的年代里，人们的矿物质摄入依然十分不充分。

矿物质变少的原因之一是化肥的大量使用，导致土壤变质，蔬菜中含有的矿物质相比过去有了大幅度的降低。据日本厚生劳动省的调查和目前日本食品标准成分表的数据，菠菜中含有的铁与1950年相比只剩下约15%，洋葱中含有的钙也几乎减半。

另外的一大原因则是加工食品的不断兴盛。这是因为矿物质一般为水溶性物质，加工食品在加工的过程中经过脱水处理，导致矿物质大量流失，长期吃大量的加工食品，很容易出现矿物质的摄入不足。对此专家认为，想要通过饮食摄入足够的矿物质，最好购买新鲜的蔬菜、水果和鱼肉等进行烹饪，避免矿物质在加工的过程中流失。而佐藤同时认为，一部分食品添加剂也会对矿物质的吸收有所阻碍，应当尽可能避开摄入。

佐藤在接受采访时指出，矿物质光摄入还不够，它们相互之间存在一定的相互促进或相互制约的关系，必须注意搭配才能在摄入矿物质的基础上还能让自己把矿物质吸收进身体中。

以与骨骼健康密切相关的钙来说，搭配维生素D摄入才能有效促进钙的吸收。帝京大学千叶综合医疗中心医生冈崎亮指出："不管摄入多少钙，如果维生素D不足就不能充分吸收钙质，吃再多不吸收也是没用的。"他表示，在三文鱼等富含脂肪的天然食材中含有丰富的维生素D，多晒晒太阳也有助于维生素D在体内的自然合成。

钙质与女性的骨质疏松症发病风险密切相关，但是越来越多的女性因爱美而避免晒太阳，很容易导致维生素D的不足而无法吸收足够的钙，导致骨质疏松症高发的倾向越来越明显。

另外，肝脏与蔬菜进行搭配，蔬菜中的维生素C有助于促进铁的吸收。

如果保持健康的饮食还是矿物质不足，又该怎么办呢？这时候，在专业医生的指导与建议下适当采用保健食品进行摄入是必要的。

冈崎亮指出，一部分人的吸收不良好，如果在饮食结构健康的基础上仍无法获得足够的矿物质，这时候可以咨询专业的营养师或临床营养医生，针对个人情况补充一些必要的保健食品。

但是需要特别注意的是，矿物质虽然是必要的营养物质，但是摄入过多也会给人体健康带来损害。以钠为例，如果摄入过多就会导致高血压和脑卒中发病风险的直线升高。因此，是否需要额外补充矿物质，不可依靠个人的主观判断，而应该听从专业人员的诊断和建议。

人体组织中几乎含有自然界存在的各种元素。在这些元素中，现已发现有20余种是构成人体组织、维持人体生理功能所必需的，称为必需元素。其中，除碳、氢、氧和氮主要以有机化合物形式存在外，其余的各种元素无论其存在形式如何、含量多少，统称为矿物质（无机盐）。

一、矿物质的分类

根据矿物质在人体的含量和人体对其的需要量，将矿物质分为常量元素和微量元素。

1. 常量元素

常量元素又称宏量元素，是指元素含量在0.01%以上，每天需要量在100 mg以上的矿物质。其主要包括钙、磷、钠、钾、镁、硫、氯七种。

2. 微量元素

微量元素又称痕量元素，是指元素含量在0.01%以下，每天需要量在100 mg以下的矿物质。微量元素在人体含量极少，往往以毫克或微克衡量。1995年，联合国粮农组织FAO、世界卫生组织WHO、国际原子能组织IAEP，3个国际组织的专家委员会重新界定，微量元素按其生物学的作用分为3类：第一类是已经被确认是维持人体正常生命活动不可缺少的必需微量元素，包括铁、碘、铜、铬、钼、钴、硒和锌；第二类是必需性尚未完全确定的人体可能必需的元素，包括锰、硼、硅、钒及镍；第三类是具有潜在毒性，但低剂量可能具有人体必需功能的元素，包括铅、镉、汞、砷、铝、氟、锡和锂。

二、矿物质的特点

（1）人体不能合成矿物质，必须从膳食和饮水中摄取。摄入体内的矿物质经机体新陈代谢，每天都有一定量随粪便、尿液、汗液、皮肤黏膜脱落等而排出体外，因而需要不断地通过膳食予以补充。

（2）矿物质在体内分布极不均匀。不同元素在人体内含量差异很大，可达到2~3个甚至10个数量级，同一元素在不同的组织器官中含量也有较大差别。如钙、磷主要集中在骨骼和牙齿，碘主要集中在甲状腺，铁主要分布在红细胞等。

（3）矿物质之间存在相互的协同和拮抗作用。如膳食中的钙、磷比例不合适，可能会影响这两种元素的吸收；过量的镁会干扰钙的吸收代谢；过量的锌影响铜的代谢；过量的铜会抑制铁的吸收等。

（4）某些矿物质摄入过多易产生毒副作用。微量元素在人体的需要量很少，而且其生理剂量与中毒剂量范围较窄，摄入过多会产生毒性作用。如氟的过量摄入会引起氟骨病等。因此，对这些微量元素的强化应注意不能用量过大。

三、常量元素

1. 钙

钙是人体内含量最多的无机元素，占人体总质量的 1.5% ~ 2%。正常成人体内含有 1 000 ~ 1 200 g 钙，其中 99% 集中于骨骼和牙齿；其余 1% 则以游离的或结合的离子形式存在于细胞外液、血液和软组织中，这部分钙统称为"混溶钙池"。

（1）生理功能。

①构成骨骼、牙齿和混溶钙池。体内的钙 99% 集中在骨骼和牙齿中，对保证骨骼和牙齿的正常生长发育和维持骨骼健康起着至关重要的作用，并与混溶钙池中的钙保持着动态平衡。骨骼中的钙会不断释放进入混溶钙池，混溶钙池中的钙又会不断地沉积于骨组织中，保持人体血钙相对稳定。

②维持肌肉和神经的正常活动。血液中钙与钾、钠、镁等保持一定的比例才能维持神经和肌肉的正常兴奋性、神经冲动的传导性及维持心脏的搏动。如果血清中钙离子的浓度下降，神经和肌肉兴奋性增高，手足就会出现抽搐现象。

③参与血凝过程。钙可以激活凝血酶原，使之变成凝血酶。

另外，钙在体内还参与调节多种酶的活性、激素分泌、维持机体酸碱平衡等功能。

（2）钙的吸收与影响因素。小肠上端有钙结合蛋白，吸收的钙最多，因此，钙吸收主要在小肠上端。通常，膳食中 20% ~ 30% 的钙是由肠道吸收进入血液的，机体根据对钙的需要调节钙的主动吸收，如青春期、乳母和孕妇，其吸收率为 40% 以上。

膳食中影响钙吸收的因素很多，有的在肠道中对钙的吸收有促进作用，而有的却会抑制人体对钙的吸收。

促进钙吸收的主要因素：一是维生素 D 促进钙吸收。膳食中维生素 D 的存在与含量的多少，对钙的吸收有明显作用。尤其是婴幼儿，可通过定期补充维生素 A、维生素 D 制剂来促进机体对膳食中钙的吸收。另外，晒太阳也会促进皮肤合成维生素 D，从而促进钙的吸收。二是蛋白质供给充足，促进钙吸收。适量的蛋白质和一些氨基酸，如赖氨酸、精氨酸、组氨酸等可以与钙结合形成可溶性的络合物，有利于蛋白质的吸收。但蛋白质摄入量过高时可增加尿钙的排出量，因此，长期摄入高蛋白膳食可能导致钙的负平衡。三是乳糖促进钙吸收。乳糖被肠道菌分解发酵产酸，使肠道 pH 值降低，乳糖与钙结合还可以生成可溶性低分子物质，这些均对钙的吸收有利。含乳糖的婴儿奶粉，钙的吸收率为 60%，不含乳糖的钙吸收率只有 36%。四是酸性环境促进钙吸收。食物中的钙大多数和其他成分形成结合物，在食物消化过程中，钙通常从结合物中游离出来，被释放成为一种可溶性的离子化状态，便于吸收，酸性环境，如胃酸可增加它的溶解度，消化酶在适宜的 pH 值时，可使钙从结合物中释放出来。

　　另外，食物中还有许多因素阻碍钙的吸收，如粮食、蔬菜等植物性食物中的植酸、草酸等与钙结合为植酸钙和草酸钙等难溶盐，影响钙的吸收；脂肪消化吸收不良时，未被消化吸收的脂肪与钙形成难溶的钙皂，影响钙的吸收；过多的膳食纤维与钙螯合形成不溶性的物质，干扰钙的吸收。

　　（3）钙的供给量和食物来源。

　　①钙的供给量。我国钙的推荐摄入量成人为 800 mg/d，其他人群见表 1-6-1。

表 1-6-1　中国居民膳食钙参考摄入量 DRIs　　　　　　　mg/d

年龄	RNI/AI	UL	年龄	RNI/AI	UL
0~6个月	200（AI）	1 000	18~	800	2 000
7~12个月	250（AI）	1 500	50~	1 000	2 000
1~	600	1 500	孕早期	800	2 000
4~	800	1 500	孕中期	1 000	2 000
7~	1 000	2 000	孕晚期	1 000	2 000
11~	1 200	2 000	乳母	1 000	2 000
14~	1 000	2 000			

　　②钙的主要食物来源。不同食物中含钙量不同。乳及乳制品是钙的最佳食物来源，其含量丰富，吸收率也高，发酵的酸奶更有利于钙的吸收。水产品中小虾皮含钙量特别丰富，海带中也很丰富。另外，豆腐及其制品、排骨、绿叶蔬菜等含钙量也较丰富，见表 1-6-2。

表 1-6-2　钙含量较丰富的常见食物　　　　　　　mg/100 g

食物名称	含钙量	食物名称	含钙量	食物名称	含钙量	食物名称	含钙量
人奶	30	大豆	191	羊肉（瘦）	9	花生仁	284
牛奶	104	豆腐	164	鸡肉（带皮）	9	荠菜	294
干酪	799	黑豆	224	海带（干）	348	苜蓿（炒）	713
蛋黄	112	青豆	200	紫菜	264	油菜	108
大米	13	豇豆（干）	67	银耳	36	雪里蕻	230
标准粉	31	豌豆（干）	195	木耳	247	苋菜（红）	178
猪肉（瘦）	6	榛子	104	虾皮	991	柠檬	101
牛肉（瘦）	9	杏仁	71	蚌肉	190	枣	80

　　（4）钙的缺乏与过量。我国膳食结构导致居民对钙的摄入量普遍较低，人体长期缺钙会出现骨骼和牙齿发育不良、甲状腺机能减退、血凝不正常等症状。儿童缺钙会出现佝偻病，血钙降低较轻者出现多汗、易惊、哭闹，严重甚至出现手足抽搐等现象。中老年人缺钙易患骨质疏松症，尤其是绝经期后的妇女。孕妇缺钙会严重影响胎儿的正常发育，还会加大在中年后患骨质疏松症的概率。

　　摄入过量的钙可能会导致肾结石，持续摄入大量钙还可能会导致骨硬化。另外，实践证明，大量钙会明显抑制铁和锌的吸收。

2. 磷

磷元素在人体的含量较多，约占人体重的 1%，成人体内可含有 600～900 g 的磷。其中 85% 存在于骨骼和牙齿中，15% 分布在软组织及体液中。软组织和细胞膜中的磷，多数是有机磷酸酯，骨中的磷为无机磷酸盐。

（1）生理功能。

①构成骨骼和牙齿的重要成分。磷和钙一样都是构成骨骼和牙齿的成分，钙和磷可形成难溶性盐而使骨骼和牙齿的结构坚固，对骨骼和牙齿的形成及健康有着重要的作用。

②组成生命物质的重要物质。磷是人体重要遗传物质核糖核酸、脱氧核糖核酸的组成成分；磷脂是构成细胞膜的重要成分，促进生长发育和组织修复；磷还是体内很多酶的辅酶或辅基的组成成分。

③参与能量代谢。磷有助于人体对糖、脂肪和蛋白质的利用，并调节糖原分解，参与能量代谢。如葡萄糖是以磷酰化合物的形式被小肠黏膜吸收，葡萄糖的代谢必须先转化成葡萄糖 - 6 - 磷酸后代谢反应才能往下进行。另外，高能磷酸化合物如 ATP 等具有储存和转移能量的作用，在细胞内能量的转化、代谢中，以及作为能源物质在生命活动中具有重要的作用。

④调节机体的酸碱平衡。磷酸盐可以与氢离子结合为磷酸氢二钠和磷酸二氢钠，并从尿中排出。磷酸盐缓冲体系接近中性，构成体内缓冲体系，通过尿中排出的不同量和不同形式的磷酸盐来调节体液的酸碱平衡。

（2）磷的吸收及影响因素。磷在体内的吸收与排泄和钙大致相同，也是在小肠上部，吸收的主要形式是酸性磷酸盐，一般磷的吸收比钙高。食物中的磷大多以有机化合物的形式存在，摄入后在肠道磷酸酶的作用下游离出磷酸盐。另外，维生素 D 可促进磷的吸收，减少尿磷的排泄。

（3）磷的供给量及食物来源。2013 年我国营养学会提出了中国居民膳食磷参考摄入量，见表 1 - 6 - 3。

表 1 - 6 - 3　中国居民膳食磷参考摄入量 DRIs　　　　　单位：mg/d

年龄/岁	RNI/AI	UL	年龄/岁	RNI/AI	UL
0～6 个月	100（AI）	—	18～64	720	3 500
7～12 个月	180（AI）	—	65～79	700	3 500
1～	300		孕早期	720	3 500
4～	350		孕中期	720	3 500
7～	470		孕晚期	720	3 500
11～	640	—	乳母	720	3 500
14～	710	—			

磷在食物中分布很广。瘦肉、蛋、鱼、蛤蜊、动物的肝和肾中的含量都很高。海带、芝麻酱、花生、干豆类、坚果等中含量也很高。但粮谷中的磷多为植酸磷，吸收和利用率较低。合理的膳食结构中磷的含量往往超过人体的正常需要量，不易引起缺乏。磷含量较丰富的常见食物见表 1 - 6 - 4。

表1-6-4　磷含量较丰富的常见食物　　　　　　　　　　　　　单位：mg/100 g

食物	磷含量	食物	磷含量	食物	磷含量	食物	磷含量
南瓜子仁	1 159	花生（炒）	326	香菇干	258	牛乳	73
黄豆	465	葵花子（炒）	564	紫菜	350	河蚌	319
籼米	112	核桃	294	银耳	369	虾皮	582
标准粉	188	瘦肉	189	鲫鱼	193		
大蒜头	117	猪肾	215	猪肝	310		

3. 钾

钾是一种人体重要的阳离子。体内钾主要存在于细胞内，约占98%，其他存在于细胞外。体内钾有70%存在于肌肉内，10%在皮肤，其余在红细胞、脑髓和内脏中，骨骼中较少。

（1）生理功能。

①维持碳水化合物、蛋白质的正常代谢。葡萄糖和氨基酸经过细胞膜进入细胞合成糖原和蛋白质时，必须有适量的钾离子参与。三磷酸腺苷的生成过程也需要有一定量的钾，如果钾缺乏，糖、蛋白质的代谢将会受到影响。

②维持细胞内正常渗透压。人体中98%的钾主要存在于细胞内，在维持细胞内渗透压方面发挥重要作用。

③维持神经肌肉的正常功能。细胞内的钾离子和细胞外的钠离子联合作用，可激活细胞膜上的Na^+-K^+-ATP酶，产生能量，维持细胞内外钾钠离子浓度差梯度，发生膜电位，使膜有电信号能力。当血液中钾离子浓度低时，膜电位上升，细胞膜极化过度，应激性降低，发生松弛性瘫痪。当血液中钾离子浓度高时，可使膜电位降低，致细胞不能复极而应激性丧失功能，其结果可发生肌肉麻痹。

④维持心肌的正常功能。心肌细胞内外的钾离子浓度对心肌的自律性、传导性和兴奋性密切相关。钾缺乏时，心肌兴奋性增高；钾过高时，心肌自律性、传导性和兴奋性受抑制；二者均可引起心律失常。

⑤维持细胞内外正常的酸碱平衡。钾代谢紊乱时，可影响细胞内外酸碱平衡。当细胞失钾时，细胞外液中钠与氢离子可进入细胞内，引起细胞内酸中毒和细胞外碱中毒；反之，细胞外钾离子内移，氢离子外移，可引起细胞内碱中毒和细胞外酸中毒。

⑥降低血压。血压与膳食钾、尿钾、总体钾或血清钾呈负相关。补充钾对高血压及正常血压者有降低作用。

（2）钾的供给量和食物来源。要维持正常体内钾的储备、血浆及间质中钾离子的正常浓度，每日至少摄入1 600 mg钾。中国营养学提出成人膳食钾的适宜摄入量为2 000 mg/d。

大部分食物都含有钾，蔬菜和水果是钾最好的来源。每100 g谷类中含钾100~200 mg，豆类中含钾600~800 mg，蔬菜和水果中含钾200~500 mg，肉类中钾含量为150~300 mg，鱼类中钾含量为200~300 mg。每100 g食物钾含量高于800 mg的有紫菜、黄豆、香菇等。

四、微量元素

1. 铁

铁是人体内含量最多的一种必需微量元素，人体内铁总量为 4~5 g，可分为功能性铁和储存铁。功能性铁主要存在于血红蛋白、肌红蛋白、血红素酶类、辅助因子及运载铁中，其余的铁主要以铁蛋白和含铁血黄素的形式储存于肝、脾和骨髓中。

（1）生理功能。

①参与体内氧的运输、氧与二氧化碳的交换和组织呼吸过程。铁在体内的生理功能主要是作为血红蛋白、肌红蛋白、细胞色素等的组成部分参与体内氧的运输、氧与二氧化碳的交换和组织呼吸过程。血红蛋白能与氧进行可逆性的结合，当血液流经氧分压较低的组织时，氧合血红蛋白又将离解成血红蛋白和氧，以供组织利用，并将各组织中的二氧化碳送至肺部排出体外，从而完成氧与二氧化碳的运转、交换和组织呼吸的任务。

②维持正常的造血功能。铁与红细胞的形成和成熟有关，铁在骨髓造血细胞中与卟啉结合形成高铁血红素，再与珠蛋白合成血红蛋白。缺铁时，新生的红细胞中血红蛋白量不足，甚至影响 DNA 的合成及红细胞的分裂增殖，还可使红细胞寿命缩短、自身溶血增加。

③铁与免疫关系密切。铁可以提高机体的免疫力，增加中性粒细胞和吞噬细胞的功能。但当感染时，过量铁往往会促进细菌的生长，对抵御感染不利。

（2）铁的吸收及影响因素。铁的吸收实际上从胃开始直至全部小肠，但吸收率最高的部位是十二指肠。按吸收的机制一般把膳食中的铁分为两类，即血红素铁（二价铁）和非血红素铁（三价铁）。血红素铁主要来自动物性食物。非血红素铁基本上由铁盐组成，必须转化为亚铁后方可被吸收，因而影响非血红素铁吸收的因素很多。对血红素铁有促进作用的因子，有维生素 C、肉、鱼、海产品、有机酸等；粮谷和蔬菜中的植酸、草酸、纤维素，茶叶中的鞣酸等会与非血红素铁形成不溶性的铁盐从而阻止铁的吸收，这也是植物性食物铁吸收率低的主要原因。

（3）铁的供给量及食物来源。铁在体内可被身体反复利用，一般除肠道分泌和皮肤、消化道、尿道上皮脱落损失少量外，铁排出量很少。膳食中吸收少量加以补充，即可满足机体需要。中国营养学会制定的《中国居民膳食参考摄入量（2013 版）》中建议，成年男子为 12 mg/d，女子为 20 mg/d，可耐受最高摄入量为 42 mg/d。

铁广泛存在于各种食物中，吸收率相差较大。一般动物性食物铁的含量和吸收率较高，因此，膳食中铁的良好来源主要是动物肝脏、动物全血、畜禽肉类、鱼类等。蛋类铁的吸收率较低，仅为 3%，牛奶是贫铁食物。常见食物中铁含量见表 1-6-5。

表 1-6-5　常见食物中铁含量　　　　　　　　　　　　　　　mg/100 g

名称	含量	名称	含量	名称	含量
稻米	2.4	黑木耳	185.0	带鱼	1.1
标准粉	4.2	银耳	30.4	荠菜	8.5
富强粉	2.6	猪肉（瘦）	2.4	小油菜	7.0
小米	4.7	猪肝	25.0	大白菜	4.4

续表

名称	含量	名称	含量	名称	含量
玉米	1.6	猪血	15.0	菠菜	2.5
大豆	11.0	牛肝	9.0	干红枣	1.6
干豆	7.6	羊肝	6.6	葡萄干	3.8
红小豆	5.2	鸡肝	8.2	核桃仁	3.5
绿豆	3.2	鸡蛋	2.7	西瓜子（炒）	8.3
豆腐干	7.9	蛋黄	7.0	南瓜子（炒）	6.7
酱豆腐	12.0	虾子	69.8	杏仁	3.9
芝麻酱	58.0	海带	150.0	桂圆	44.0

2. 碘

碘在体内主要参与甲状腺素的合成，正常人体内含碘 $20 \sim 50$ mg，其中 $70\% \sim 80\%$ 集中在甲状腺组织内。其余分布在骨骼肌、肺、卵巢、肾、淋巴结、肝、睾丸和脑组织中。

（1）生理功能。碘的生理功能是通过甲状腺素的作用表现出来的。至今尚未发现碘的独立功能。甲状腺素的生理功能主要有以下几点：

①参与能量代谢。甲状腺素在碳水化合物、脂类、蛋白质的代谢过程中，主要促进氧化和氧化磷酸化过程；促进分解代谢、能量转换、增加氧耗量、参与维持和调节体温。

②促进代谢和身体的生长发育。甲状腺素的主要功能是维持细胞的分化与生长。生长发育期儿童的身高、体重、骨骼、肌肉的增长和性发育都必须有甲状腺素的参与，碘缺乏会导致儿童生长发育受阻，也是侏儒症的一个重要病因。

③促进神经系统发育。甲状腺素对脑发育具有重要的作用，人体神经元的迁移和分化、神经突起的分化和发育，尤其是树突、树突棘、触突、神经微管及神经元联系的建立，髓鞘的形成和发育均需要它的参与。

碘对孕妇来说更重要。妊娠前及整个妊娠期缺碘或甲状腺素缺乏均可导致脑蛋白质合成障碍，使脑蛋白质含量减少，细胞体积缩小，脑重量减轻，直接影响胎儿智力发育。因此，在严重地方性甲状腺肿的地区，会发生以神经肌肉功能障碍为主要表现的克汀病。缺碘对大脑造成的损害是不可逆转的。

④垂体激素作用。甲状腺激素对维持垂体正常的形态、功能和代谢是至关重要的。当血浆中甲状腺激素增多时，垂体受到抑制，促使甲状腺激素分泌减少；当血浆中甲状腺激素减少时，垂体又能促进甲状腺激素分泌，对稳定甲状腺的功能很有必要，并对碘缺乏病的作用也很大。

（2）碘的缺乏与过量。碘缺乏的典型症状为甲状腺肿大，其成因主要是由于碘缺乏造成甲状腺素合成分泌不足，引起垂体促甲状腺激素代偿性合成分泌增多，从而刺激甲状腺组织增生、肥大。孕妇缺碘会影响胎儿发育，使新生儿神经、肌肉、认知能力低下，甚至导致胎儿死亡率上升。婴幼儿缺碘可引起生长发育迟缓、智力低下，严重者发生呆小症（克汀病），表现为智力落后、生长发育落后、聋哑、斜视、甲状腺功能减退、运动功能障碍等。

较长时间的高碘摄入也可导致高碘性甲状腺肿、碘性甲状腺功能亢进等，但只要限制高碘食物摄入量即可预防该病的发生。

（3）碘的供给量及食物来源。人体对碘的需求量取决于对甲状腺素的需要量。维持正常代谢和生命活动所需的甲状腺素是相对稳定的，合成这些激素所需要的碘量为 50～75 μg。中国营养学会制定的《中国居民膳食营养素参考摄入量（2013 版）》指出，成人碘推荐摄入量为每天 120 μg；可耐受最高摄入量为每天 600 μg。

人体碘的 80%～90% 来自食物，10%～20% 来自饮水与食盐。食物中碘含量的高低取决于各地区土壤及土质等背景含量。海洋生物碘含量丰富，是碘的良好来源，如海鱼、海带、紫菜、海参、龙虾、蛤干、干贝等。远离海洋的内陆山区，土壤和空气中含碘量低，这些地区食物的含碘量也不高。陆地上动物性食物的含碘量高于植物性食物，蛋、奶含碘量相对较高，其次为肉类，淡水鱼的含碘量低于肉类。

3. 锌

锌广泛分布于人体的所有组织和器官中，是人体必需的微量元素。成人体内锌含量为 2～2.5 g，主要分布在肝、肾、肌肉、视网膜、前列腺中。血液中的锌 75%～85% 分布在红细胞中，3%～5% 分布在白细胞中，其余在血浆中。锌在人体的生长发育、免疫功能、物质代谢和生殖功能等方面均发挥着重要的作用。

（1）生理功能。

①结构和催化功能。锌是体内近百种酶的组成成分，如人体内重要的含锌酶有碳酸酐酶、谷氨酸脱氢酶、DNA 聚合酶、乳酸脱氢酶、苹果酸脱氢酶、丙酮酸氧化酶等。它们在生物体的组织呼吸、能量代谢及抗氧化过程中有着重要的作用。锌还是维持 RNA 多聚酶、DNA 多聚酶、逆转录酶等活性所必需的微量元素。

②促进机体的生长发育和组织再生。锌是调节基因表达即调节 DNA 复制、转录和翻译的 DNA 聚合酶的必需组成部分，因此，缺锌会引起机体生长发育、蛋白质合成、核酸代谢等发生障碍，细胞分裂减少，导致生长停滞，因此，锌对于正处在生长发育期的婴幼儿、青少年都非常重要。另外，无论儿童还是成年人缺锌都会使创伤组织愈合困难。

锌对胎儿的生长发育也很重要。在妊娠期间缺锌，会导致后代发生先天性畸形，包括大脑、骨骼、心脏、胃肠道和肺等。胎儿的死亡率也会加大。

另外，锌还参与体内黄体激素、促卵泡激素、促性腺激素等有关激素的代谢，所以，锌对促进性器官发育和性机能的正常发育具有重要的调节作用。

③提高机体免疫力。由于锌在 DNA 合成中的作用，使得它在参加包括免疫反应细胞在内的细胞复制中起着重要的作用。锌可促进淋巴细胞有丝分裂，增加淋巴 T 细胞的数量和活力。缺锌可引起胸腺萎缩、胸腺激素减少、胸腺和脾脏质量减轻、T 细胞功能的数量和介导的免疫功能改变，使免疫力降低。同时，缺锌还可能使有免疫力的细胞增殖减少，胸腺因子活性降低，DNA 合成减少，细胞表面受体发生变化。因此，机体缺锌时抵抗力会降低，机体易受细菌感染。

④维持细胞膜的完整性。许多细胞膜如精子细胞、白细胞、脑细胞、小肠细胞和肾细胞等中都含有较高浓度的锌。锌可与细胞膜上各种基团、受体等作用，增强膜稳定性和抗氧自由基的能力，防止脂质过氧化，从而保护细胞膜的完整性。

另外，锌还对味觉及食欲起到促进作用，锌缺乏会导致味觉迟钝，食欲下降。缺锌会引起上皮细胞角质化，出现皮肤粗糙、干燥等现象。

（2）锌的缺乏与过量。儿童长期缺锌生长发育缓慢，导致侏儒症，严重时会导致生长停滞。青少年除生长停滞外，还会出现性成熟推迟、性器官发育不全、第二性征发育障碍等。如果孕妇缺锌，会影响胎儿的生长发育，以致出现胎儿畸形。另外，缺锌还会引起味觉减退及食欲不振，甚至出现异食癖，也会出现皮肤干燥、免疫力下降等症状。

一般来说，人体不易发生锌中毒，但盲目过量补锌或食用被镀锌罐头污染的食物和饮料等可能会引起锌过量或锌中毒。成人摄入 2 g 以上的锌即会发生锌中毒，主要表现为胃肠道症状，如腹痛、腹泻、恶心、呕吐等症状。长期过量补锌还会干扰铜、铁的吸收和利用，导致贫血、生长停滞和突然死亡。锌中毒通常在停止锌的接触或摄入后，症状短期内即可消失。

（3）锌的供给量及食物来源。中国营养学会制定的《中国居民膳食营养素参考摄入量（2013 版）》指出，成人男子锌推荐摄入量为每天 12.5 mg；成年女性每天 7.5 mg；可耐受最高摄入量为每天 40 mg；儿童、孕妇、乳母根据需要量的增加而增加。

锌的来源广泛，贝类海产品、红色肉类、动物内脏都是锌极好的食物来源。植物性食物含锌量较低，而且植物性食物中含有植酸、鞣酸和纤维素等，会影响锌吸收。因此，动物性食物中的锌利用率较高。

4. 硒

硒是目前研究较多的人体必需微量元素。成人体内硒总量为 14~20 mg，广泛分布于人体所有组织器官和体液中，指甲、头发、肾和肝脏中硒含量较高，血液中相对较低，脂肪组织中含量最低。

（1）生理功能

①抗氧化作用。研究发现许多疾病的发生都与活性氧自由基有关。人体内的谷胱甘肽过氧化物酶的抗氧化作用，主要是通过消除体内脂质过氧化物，阻断活性氧和自由基的损伤作用，使细胞膜中的脂类免受过氧化氢和其他过氧化物的作用，从而保护了细胞膜和细胞。硒作为谷胱甘肽过氧化酶和体内若干过氧化物酶的必需成分，在人体内起抗氧化作用。能防止过多的过氧化物损害机体代谢和危及机体的生存，从而延缓衰老乃至预防某些慢性疾病的发生。

②保护心血管和心肌的健康。研究发现，硒与维生素 E 对心肌纤维、小动脉及微血管的结构及功能均具有重要的作用，能明显降低心血管病的发病率。

③降低重金属中毒。硒是一种天然的重金属解毒剂，在体内可以与许多重金属相结合，如汞、甲基汞、镉、铅等，形成金属 – 硒 – 蛋白质复合物而起到解毒作用，并能促进金属排出体外。

④抗肿瘤作用。补硒可使肺癌、肝癌、结直肠癌等癌症的发生率及总癌发生率和死亡率明显降低，且原先硒水平越低的个体，补硒效果越好。

（2）硒的缺乏与过量。硒缺乏可导致克山病的发生。克山病也称地方性心肌病，我国最初发生于黑龙江省克山地区，临床主要症状为心脏扩大、心功能失常、心力衰竭等，死亡率高达85%。克山病发病区主要是低硒地带，患者头发和血液中的硒明显低于非病区居民。另外，缺硒与大骨节病也有关，补硒可以缓解一些症状，对病人骨骺端改变有促进修复、防止恶化的较好效果。故大骨节病有克山病的"姊妹病"之称。

硒摄入量过多也会导致机体中毒。20 世纪 60 年代，我国湖北恩施地区和陕西紫阳县都发生过吃含硒量过高的食物而引发急性中毒的病例。硒中毒主要表现为头发变干、变脆、指甲异常、恶心呕吐、疲乏无力、抽搐、肢端麻木等症，严重者会引起死亡。

（3）硒的供给量及食物来源。中国营养学会制定的《中国居民膳食营养表参考摄入量（2013 版）》中提出，18 岁以上者推荐硒的摄入量为 60 μg/d，可耐受最高摄入量为400 μg/d。

硒在食物中的含量受当地水土中硒含量影响很大，因此，同一食物会由于产地不同导致硒含量相差较大。一般来说，动物的肝、肾、肉类和海产品是硒的良好来源。植物性食物依赖于它们生长土壤的硒含量，蔬菜和水果中硒含量很少。

5. 氟

成人体内氟含量极少，总量为 2 ~ 3 g，其中 96% 存在于骨骼和牙齿中，少量分布在内脏、软组织和体液中。体内的氟含量与环境和膳食中氟水平密切相关，高氟地区人体内氟含量高于一般地区人群。

（1）生理功能。

①氟在骨骼和牙齿的形成中有重要作用。由于适量的氟有利于钙和磷的利用，因此氟可加速骨骼生长、维持骨骼的坚硬性和牙齿结构的稳定性。

②氟有预防龋齿、降低其患病率的作用。氟可以取代牙釉质表面的羟磷灰石中的羟基，在牙齿表面形成一层坚硬且具有抗酸性腐蚀的保护层。

（2）氟缺乏与过量。氟缺乏时，牙齿表面无法形成保护层，牙釉质易被微生物、有机酸等腐蚀，发生龋齿。另外，氟还会影响钙和磷的利用，导致骨质疏松症。

过量的氟会引起急性或慢性中毒，导致氟骨病和氟斑牙。氟骨病的临床表现为腰腿及关节疼痛、脊柱变形、骨软化或骨质疏松；氟斑牙表现为牙齿失去光泽，出现白垩色、黄色、棕褐色或黑色斑点，牙面凹陷剥落，牙齿变脆，易于碎落。防治氟骨病和氟斑牙的有效措施就是改善饮水。

（3）氟的供给量及食物来源。中国营养学会推荐氟的成人摄入量为 1.5 mg/d，可耐受最高摄入量为 3.5 mg/d。一般情况下，动物性食物氟含量高于植物性食物，海产品中氟含量高于陆地食物。茶叶、海鱼、海带、紫菜等少数食物含氟较高。另外，饮水是氟的主要来源，饮水中氟含量取决于地理环境中氟元素含量水平。

五、食物的成酸与成碱作用

从营养学角度讲，食物有酸碱之分，但它的区分不是靠味觉来辨别的。食物的酸碱性是指食物经过消化吸收，最后留在体内的元素的性质。凡食物中所含的氯、硫、磷等元素较多，在体内经过代谢，最终产生的灰分呈酸性，即为成酸性食物，如肉、蛋、鱼等动物食品，以及谷类和硬果中的花生、核桃、榛子等，均属此类；而蔬菜、水果、豆类、奶类及硬果中的杏仁、栗子等食物中所含的钙、钾、镁等元素较多，在体内经过代谢，最终产生的灰分呈碱性，即为成碱性食物。由此可见，口味较酸的一些水果，如橙子、苹果等是碱性食物。在摄取食物时，应注意成酸性食物和成碱性食物的比例，做到合理搭配食物，保持食物的酸碱平衡，这与中国营养学会所倡导的平衡膳食原则是一致的。

科学探讨

案件：美国加利福尼亚圣迭戈市一个陪审团作出裁决，被告罗伯特·欧德姆·扬需向原告支付1.05亿美元的赔偿金。扬自称医生。尽管你可能没找他看过病，但一定听说过他的理论——酸性体质容易得癌症，想要身体健康，就要多吃碱性食物，来调整身体pH值。

自2002年起，他出版的"酸碱奇迹"系列书籍多次成为畅销书，且被翻译成多种语言。配合"酸碱体质"理论，他还建立起一座疗养中心，赚得盆满钵满。但是，在庭审过程中，大家发现，这样一位大名鼎鼎的"神医"，根本没有行医资格，连博士文凭都是花钱买来的。

那么人体到底有没有酸碱之分？我们听说的"酸性体质的人更易患癌症"是否科学呢？今天就让我们一起揭开它神秘的面纱。

1. 人体到底有没有酸碱之分？

人体的pH值是以血液pH值为指标的，且恒定在7.35～7.45，因此，整个人体的pH值一定是弱碱性，不存在酸性体质的问题。

人体的消化系统、排泄系统和呼吸系统都能够精密地控制酸碱平衡，同时血液中有各类缓冲物质，它们组成了身体内部的酸碱缓冲系统。在正常人体内，酸和碱永远处于一个动态平衡的状态。当低于7.35，称它为酸中毒；当高于7.45时，称它为碱中毒，pH值一旦超出正常值限定范围，如果不及时纠正，将危及生命。因此，人体不存在酸性体质或碱性体质，我们永远是弱碱性体质。

2. 酸性体质的人真的更容易患癌症吗？

这其实是一个误区。肿瘤细胞并不喜欢酸性。肿瘤细胞会吐出酸性物质，由于不能把代谢产物运输出去，因此，会在周围堆积一圈酸性的代谢产物。所以只能说肿瘤细胞的周围是酸性的，不代表癌症患者是酸性体质，也不代表肿瘤细胞喜欢酸性环境。根本没有酸性体质的人，人永远是弱碱性的。

案例分析

某中学生小华，男，16岁，来自某碘缺乏山区，其家人将其送到城市亲戚家中，在城里上高中，其亲戚担心他有碘缺乏，带他找营养师咨询。营养师应如何判断小华是否有碘缺乏症？建议其做实验室检验时，应首选什么检测方法？

能力训练

查找相关材料，分析：营养性缺铁贫血的主要症状有哪些？怎样进行相关人群的膳食指导？

—————— 项目小结与练习 ——————

项目小结

　　矿物质即无机盐，分为常量元素和微量元素两大类。

　　钙：人体内含量最多的无机元素，其中99%集中于骨骼和牙齿；其余1%则以游离的或结合的离子形式存在于"混溶钙池"。其具有构成骨骼、牙齿和混溶钙池；维持肌肉和神经的正常活动；参与血凝过程等作用。钙吸收主要在小肠上端。儿童缺钙会出现佝偻病，中老年人缺钙易患骨质疏松症。乳及乳制品是钙的最佳食物来源，水产品中小虾皮含钙量特别丰富，海带中也很丰富。另外，豆腐及其制品、排骨、绿叶蔬菜等含钙量也较丰富。

　　铁：铁分为功能性铁和储存铁。其主要生理功能有：参与体内氧的运输、氧与二氧化碳的交换和组织呼吸过程；维持正常的造血功能；铁与免疫关系密切。膳食中铁分为两类：即血红素铁（二价铁）和非血红素铁（三价铁）。铁广泛存在于各种食物中，吸收率相差较大。一般动物性食物铁的含量和吸收率较高，因此，膳食中铁的良好来源主要是动物肝脏、动物全血、畜禽肉类、鱼类等。

　　碘：碘在体内主要参与甲状腺素的合成，其生理功能是通过甲状腺素的作用表现出来的。碘缺乏的典型症状为甲状腺肿大，婴幼儿缺碘可引起生长发育迟缓、智力低下，严重者发生呆小症（克汀病）。海洋生物碘含量丰富，是碘的良好来源，如海鱼、海带、紫菜、海参、龙虾、蛤干、干贝等。

　　锌：主要分布在肝、肾、肌肉、视网膜、前列腺中，在人体的生长发育、免疫功能、物质代谢和生殖功能等方面均发挥着重要作用。儿童长期缺锌生长发育缓慢，导致侏儒症，严重会导致生长停滞、第二性征发育障碍等。还会出现皮肤干燥、免疫力下降等症状。锌的来源广泛，贝类海产品、红色肉类、动物内脏都是锌极好的食物来源。

　　硒：广泛分布于人体所有组织器官和体液中，在指甲、头发、肾和肝脏中硒含量较高，血液中相对较低，脂肪组织中含量最低。具有抗氧化作用；保护心血管和心肌的健康；降低重金属中毒；抗肿瘤作用。硒缺乏可导致克山病与大骨节病的发生。硒在食物中的含量受当地水土中硒含量影响很大。一般来说，动物的肝、肾、肉类和海产品是硒的良好来源。植物性食物依赖于它们生长土壤的硒含量，蔬菜和水果中硒含量很少。

　　氟：96%存在于骨骼和牙齿中，少量分布在内脏、软组织和体液中。氟在骨骼和牙齿的形成中具有重要的作用；氟有预防龋齿、降低其患病率的作用。氟缺乏时，发生龋齿，还会导致骨质疏松症；过量的氟会导致氟骨病和氟斑牙。茶叶、海鱼、海带、紫菜等少数食物含氟较高。另外，饮水是氟的主要来源。

项目测试

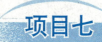

项目七

水

思考问题

1. 水在人体有哪些重要作用？
2. 机体缺水或饮水过量会有什么影响？
3. 每天应该喝多少水？

项目导读

科学饮水

水在我们的生活中起着重要的作用。它是生命之源，是人类生存和发展最重要的物质资源之一。水是人类生命中最重要的物质，水对人体有许多生理功能，人体内的所有化学反应都是在水中进行的。没有水，营养就不能被吸收；氧气不能输送到所需位置；营养素和激素不能到达其作用部位；废物不能排除，新陈代谢就会停止，人就会死亡。因此，水是人类生命中最重要的物质。既然水如此重要，你知道如何科学地饮用吗？

（1）有规律地喝水，而不仅仅是在你口渴的时候。当身体想喝水的时候，身体的器官一直在极限运转，也就是说，它们非常缺水。水应该在你想喝之前很久补充。专家建议，最好养成规律饮水的习惯。一般来说，早上刷牙后、上午10点、午饭前、下午3点左右、晚上睡觉前最好喝一杯开水。

（2）多喝开水，不要喝生水。开水煮沸3 min可以蒸发水中的氯和一些有害物质，同时保持人体必需的营养素。饮用原水有很多缺点，因为自来水中的氯会与原水中残留的有机物发生相互作用，从而增加患膀胱癌和直肠癌的概率。

（3）喝新鲜的开水，而不是放置很久的水。鲜开水不仅无菌，还含有人体所需的十余种矿物质。如果饮用放置时间过长或自动热水器内的一夜之间重新煮沸的水，不仅没有各种矿物质，还可能含有一些有害物质，如亚硝酸盐。亚硝酸盐中毒并不少见。

（4）喝加盐的温水而不是冰水。夏天，很多人出汗多后选择喝冰水或冷饮。其实，这是不科学的。虽然这会带来暂时的舒适感，但大量饮用冰水或冷饮会导致汗孔排汗不畅，身体散热困难，余热积聚，极易导致中暑。正确的方法是多喝加少许盐的温水，以弥补失去的盐和水。生理盐水进入人体后，会迅速渗入细胞，使出汗缺水的身体及时得到补水。

水是构成身体的主要成分之一，是维持生命的重要物质，对维持人体的正常功能和代谢具有重要的作用。对生命而言，水的重要性仅次于氧气。人体组织中含量最多的成分是水。水不均匀地分布于细胞、细胞外液和机体的各种组织中，一般在代谢活跃的组织和器官中水的含量都较多。体内的水还因年龄、性别和体型的胖瘦而存在明显个体差异。新生儿含水量最多，约占体重的80%；婴幼儿次之，约占体重的70%；随着年龄的增长会逐渐减少，10～16岁以后，含水量减至成人水平；成年男子约为体重的60%，女子为50%～55%；40岁以后随肌肉组织含量的减少，含水量也逐渐减少，一般60岁以上男性含水量为体重的51.5%，女性为45.5%。另外，水的含量与机体脂肪含量呈反比，因为脂肪含水量较低，仅为10%～30%，而肌肉的含水量可高达70%，所以肥胖者体内的含水量少于瘦者。

各组织器官的含水量见表1–7–1。

表1–7–1　各组织器官的含水量（以重量计）

组织器官	水分/%	组织器官	水分/%
血液	83.0	脑	74.8
肾	82.7	肠	74.5
心	79.2	皮肤	72.0
肺	79.0	肝	68.3
脾	75.8	骨骼	22.0
肌肉	75.6	脂肪组织	10.0

一、水的生理功能

1. 构成细胞核体液的重要组成成分

水是人体含量最多和最重要的组成成分，成人体内水分含量约为体重的65%，血液中含水量达80%以上，水广泛分布在组织细胞内外，构成人体的内环境。

2. 参与人体新陈代谢

水的溶解能力强，可以把氧气、营养物质等运送到组织细胞，有利于营养素的消化和吸收。同时，又可协助加速体内代谢废物、有害物质的排泄，使人体内新陈代谢和生理学反应得以顺利进行。

3. 调节人体体温

水的比热容大，热容量也大，大量的水可吸收代谢过程中产生的能量，使体温不至于显著升高。因此，在高温下，人体可通过蒸发、出汗来调节体温的恒定。

4. 润滑作用

水还具有润滑作用，在关节、胸腔、腹腔和胃肠道等部位，都存在一定量的水分，对器官、关节、肌肉、组织能起到缓冲、润滑、保护作用。如泪液可防止眼球干燥。

二、水的缺乏与过量

水是生命之源，人体离不开水，当身体处于缺水状态时，就会有很多不利影响。但如过饮水过量也会对机体产生危害。

1. 水的缺乏

水摄入不足或水丢失过多，会引起体内失水，也称为脱水。根据水与电解质丧失比例的不同，可分为以下三种类型：

（1）高渗性脱水。高渗性脱水的特点是以水的流失为主，电解质流失相对较少。当失水量占体重的2%~4%时，为轻度脱水，表现为口渴、尿少、尿比重增高、工作效率降低等；失水量占体重的4%~8%时，为中度脱水，除上述症状外，可见皮肤干燥、口舌干裂、声音嘶哑、全身软弱等表现；如果失水量超过体重的8%，即为重度脱水，可见皮肤黏膜干燥、高热、烦躁、心神恍惚；若达到10%以上，则会危及生命。

（2）低渗性脱水。低渗性脱水以电解质流失为主，水的流失较少。此类脱水的特点是循环血量下降，血浆蛋白质浓度增高，细胞外液低渗，会引起脑细胞水肿，肌肉细胞内水过多并导致肌肉痉挛。早期多尿，晚期尿少甚至闭尿，尿比重降低，尿 Na^+、Cl^- 降低或缺乏。

（3）等渗性脱水。等渗性脱水是水和电解质按比例流失，体液渗透压不变，临床较为常见。其特点是细胞外液减少，细胞内液一般不减少，血浆 Na^+ 浓度正常，兼有上述两种脱水的特点，有口渴和尿少表现。

2. 水过量

体内的水应维持正常的平衡状态，一旦平衡破坏，会导致严重的后果。摄入过多的水，会因消化液的稀释而导致消化能力减弱，甚至引起水中毒。

水中毒又叫作稀释性低钠血症，指的是机体摄入的水的总量大大超过了排出的水量，水分在体内潴留引起的疾病。当出现水中毒的时候会有头痛、水肿、恶心、呕吐、嗜睡等症状，如果情况比较严重，还会出现肺水肿等严重的并发症，会导致神经系统永久性损伤，甚至还有生命危险。

饮水过多还会加重心脏、肾脏的负担。饮水太多，会增加血液量，心脏在输送血液的时候就会有更大的压力。除心脏外，血管面临的压力也不小，时间长了就会产生健康方面的问题。过量饮水，会给肾脏带来压力，影响到肾脏的功能，甚至引起急性肾损伤，没有及时处理，还会出现肌无力、胸痛、永久性肾损伤等并发症。

三、水的需要量及来源

正常人每日水的摄取和排出处于动态平衡。水的需要量主要受个体年龄、体重、体力活动、温度、膳食等因素的影响，故水的需要量变化很大。体内水的来源和排出量每日维持在2 500 mL左右，包括饮水、食物中的水及内生水三部分。中国居民膳食宝塔（2016）建议每人每日饮水量为1 500~1 700 mL，食物中含水约1 000 mL，内生水约300 mL。内生水主要源于蛋白质、脂肪和碳水化合物代谢时产生的水。

———————— 项目小结与练习 ————————

项目小结

水是生命之源，对人体有重要的生理功能，水的缺乏和过量都会对健康产生危害。人体每日需要摄入足够量的水。

项目测试

模块二

食物的营养价值

模块导入 ///

食物是供给人体热能及各种营养素的物质基础，食品种类繁多，依据其性质和来源可大致分为：动物性食品（如畜禽肉类，鱼、虾等水产食品，奶和蛋等）；植物性食品（如粮谷类、豆类、蔬菜、水果等）。

食物的营养价值通常是指食品中所含营养素和热能满足人体营养需要的程度。营养价值的高低取决于食品中所含营养素种类是否齐全、数量多少、相互比例是否适宜、是否易消化吸收及加工烹调的影响。

学习目标 ///

1. 知识目标

（1）了解各类食物的结构特点及加工烹调对食品营养价值的影响；

（2）掌握谷类、薯类、豆类、蔬菜、水果、肉、奶等各类食物的化学组成、营养价值及影响其营养价值的多种因素。

2. 技能目标

（1）能够了解各类食物营养价值的测定指标；

（2）能够掌握蛋白质互补的原则和评价方法。

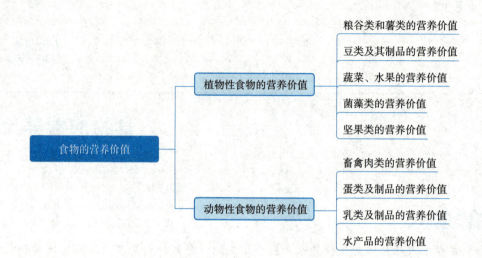

粮谷类和薯类的营养价值

豆类及其制品的营养价值

植物性食物的营养价值 —— 蔬菜、水果的营养价值

菌藻类的营养价值

坚果类的营养价值

食物的营养价值

畜禽肉类的营养价值

蛋类及制品的营养价值

动物性食物的营养价值 —— 乳类及制品的营养价值

水产品的营养价值

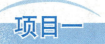

植物性食物的营养价值

项目一

思考问题

1. 谷粒的结构及营养价值是什么?
2. 加工烹调对谷类营养价值有什么影响?
3. 豆类食物的营养特点是什么?
4. 豆类有哪些抗营养因素?
5. 为什么要多吃蔬菜水果?
6. 常见的食用菌有哪些?
7. 为什么坚果的营养价值较高?
8. 为什么要多吃标准米,少吃精白米面?

项目导读

为什么干紫菜是紫色的,炖汤后却变成了绿色?

紫菜作为一种海产品,经常用来煲汤和包饭。但除知道紫菜味道鲜美外,你有没有发现干紫菜是紫色的,炖汤后却变成了绿色,这是为什么呢?

紫菜是一种水生食用藻类,含有多种天然色素:藻红素、叶绿素、叶黄素、藻蓝素等,其中以藻红素含量最高,故紫菜多呈现紫色。

所以,我们平常看到的紫菜是紫色的,炖汤后就变成了绿色。另外,一些长期储存的紫菜,也会因为藻红素逐渐降解而变成绿色;再者,把紫菜泡在水里,水的颜色变红,也是因为藻红素溶解到水里,使颜色发生变化,这些都属于正常现象。

紫菜中除含有色素外,还含有蛋白质、必需氨基酸、不饱和脂肪酸、维生素、矿物质等多种营养物质,营养价值较高。紫菜是天然维生素 B_{12} 的来源之一,也是理想的补碘食材。但需要注意的是,紫菜的含钠量较高,烹调时应当尽量少放盐。

一、粮谷类和薯类的营养价值

粮谷类是供给人体热能最主要的来源,如小麦、黑麦、水稻、玉米、小米、高粱等,供给人体70%的热能和大约50%的蛋白质,粮谷类食品在我国膳食构成比为49.7%,占有重要地位。同时,粮谷类供给的无机盐和B族维生素也在膳食中占相当的比重。

薯类除提供丰富的碳水化合物外,还有较多的膳食纤维、矿物质和维生素,兼有谷物和蔬菜的双重作用。近年来,薯类的营养价值和药用价值逐渐被人们所重视,这里主要介绍马铃薯和红薯。

（一）粮谷类食品的营养价值

1. 粮谷类的结构

粮谷类籽粒都有相似的结构，均由三部分组成，即含有一个位于中心且富含蛋白质和淀粉的胚乳，保护性外壳皮层，以及位于种子底部附近的胚或胚芽，如图2-1-1所示。

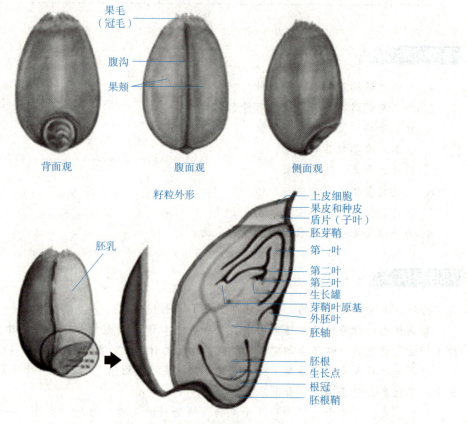

果毛（冠毛）
腹沟
果颊
背面观　　腹面观　　侧面观
籽粒外形

胚乳

上皮细胞
果皮和种皮
盾片（子叶）
胚芽鞘
第一叶
第二叶
第三叶
生长罐
芽鞘叶原基
外胚叶
胚轴
胚根
生长点
根冠
胚根鞘

图2-1-1　小麦籽粒结构

（1）皮层也称麸皮，由外向里依次为表皮、外表皮、内表皮、种皮、珠心层、糊粉层。糊粉层又称内皮层，富含维生素和矿物质。

（2）胚乳含有大量的淀粉，蛋白质居第二位，易被人体消化吸收，是制粉过程中主要的提取部分。胚乳含量越多，出粉率越高。胚乳中蛋白质的数量和质量是影响面粉品质的决定因素，应在制粉中尽量提出，使表皮少含粉，粉内少含麸皮。

（3）胚又称胚芽，含相当高的蛋白质（25%）、糖（18%）、油脂（48%）和灰分（5%），不含淀粉，含有较多的B族维生素，其中以维生素B_1含量最多。胚芽还含有多种酶类，最重要的是麦芽淀粉酶、蛋白酶、脂肪酶和植酸酶。富含维生素E，可达500 mg/kg。碳水化合物主要是蔗糖和棉子糖，由于胚芽中含有较多不饱和脂肪酸，容易氧化变质，混入面粉中使面粉不易保存并影响粉色，所以在加工高精度面粉时不应把胚芽混入面粉中。

2. 粮谷类的营养

粮谷类由于品种、地理和气候及其他因素不同，其组分含量也有所不同。一般含水为 10%～14%、碳水化合物为 58%～72%、蛋白质为 8%～13%、脂肪为 2%～5%、不易消化的纤维素为 2%～11%，以及每 100 g 含有 1 256～1 465 kJ 的热量。

（1）碳水化合物。碳水化合物是粮谷类含量最高的化学成分，约占籽粒总质量的 70%，它主要包括淀粉、纤维素及各种游离糖和戊聚糖。

一般植物淀粉可分为直链淀粉和支链淀粉两种。直链淀粉含量为 20%～25%，可以被 β-淀粉酶完全水解成麦芽糖；而支链淀粉只有 54% 能被 β-淀粉酶水解，故支链淀粉较难消化。糯米粮食的淀粉几乎全部是支链淀粉。

纤维素是构成籽粒细胞壁的主要成分，占籽粒总质量的 1.9%～3.4%。

（2）蛋白质。粮谷类蛋白质含量一般为 8%～16%，平均为 13% 左右。粮谷类蛋白质的含量与品种、气候及生长条件有很大关系。一般来说，我国硬麦蛋白质的含量高于软麦；北方冬小麦含量最高，北方春小麦其次，南方冬小麦最低。粮谷类籽粒的各个部分都含有蛋白质，但分布很不均匀。蛋白质含量从高到低的顺序依次为胚乳（72%）、糊粉层（15%）、胚（8%）、种皮（4%）。

蛋白质的营养品质与其氨基酸的含量和构成有直接关系。粮谷类精氨酸含量很不平衡，其中赖氨酸最为缺乏，是第一限制性氨基酸，通常通过添加赖氨酸来强化其营养价值。

（3）脂肪。粮谷类脂肪含量很低，一般为 2%～5%。在粮谷类籽粒各部分中，胚芽中含量最多，为 6%～15%；麸皮次之，为 3%～5%；胚乳最少，为 0.8%～1.5%。但玉米中脂肪含量较多，约为 4%，荞麦达 7%。

粮谷类的脂肪含有较多的不饱和脂肪酸和少量的植物固醇、卵磷脂。由于不饱和脂肪酸易因氧化和酶解而酸败，所以在制粉时应尽量除去脂类含量高的胚芽和麸皮，以减少脂类含量，延长粮谷类的安全贮藏期。

（4）无机盐。粮谷类一般含无机盐 1.5%～3%，绝大部分以无机化合物的形式存在。矿物质在籽粒各部分的分布很不平衡，在胚乳中占 0.30%～0.40%，胚中占 5%～7%，皮层中占 7%～10%，由此可以看出，麸皮的矿物质含量比胚乳要高 20 倍左右。粮谷类含磷较多，但含钙不多，约为 0.05%，以氧化钙的形式存在，几乎大部分不能被机体利用，60% 由粪便排出。各种粮谷类含铁量不等，一般为 1～5 mg/100 g。

（5）维生素。粮谷类籽粒中主要含有 B 族维生素、泛酸和维生素 E，维生素 A 的含量很少，几乎不含维生素 C 和维生素 D。

各种维生素在粮谷类籽粒不同部分中的分布很不均匀，水溶性 B 族维生素主要集中在胚和糊粉层；脂溶性维生素 E 主要集中在胚芽内，胚乳中极少。

3. 常见谷物的营养价值

（1）小麦。小麦含有 12%～14% 的蛋白质，而面筋占总蛋白质的 80%～85%，主要是麦胶蛋白和麦麸蛋白，它们遇水后膨胀成富有黏性和弹性的面筋质。另外，小麦粉中还含有脂肪、B 族维生素和维生素 E，由于脂肪、维生素和矿物质主要分布在小麦粒的胚芽和糊粉层中，因此小麦粉加工精度越高，面粉越白，其中所含的淀粉越多，而维生素和矿物质含量就越低。标准粉和普通粉除筋力和色泽不如精粉外，其营养价值要高于精粉。

（2）荞麦。荞麦的营养价值比米、面都高。荞麦的蛋白质中氨基酸构成比较平衡，维生素 B_1、维生素 B_2 和胡萝卜素含量相当高，还含有多种独特成分，如苦味素、荞麦碱、芦丁等黄酮物质，可以预防心血管疾病、糖尿病、青光眼、贫血等疾病。

（3）大米。大米的蛋白质主要为谷蛋白。大米的营养价值与其加工精度有直接关系，以精白米和糙米比较，精白米中蛋白质减少 8.4%，脂肪减少 56%，纤维素减少 57%，钙减少 43.5%，维生素 B_1 减少 59%，维生素 B_2 减少 29%，烟酸减少 48%。

（4）玉米。玉米中含有蛋白质为 8%～9%，主要为玉米醇溶蛋白，玉米蛋白质中赖氨酸和色氨酸含量约为 4.5%。玉米所含维生素 E 和不饱和脂肪酸主要集中在玉米胚芽中，主要为不饱和脂肪酸，还有谷固醇、卵磷脂等。

（5）小米。小米中蛋白质主要为醇溶谷蛋白，其中赖氨酸含量很低，而蛋氨酸、色氨酸和苏氨酸较其他谷类高。小米中含有较多的维生素 B_1、核黄素和 b–胡萝卜素等多种维生素。

（6）高粱米。高粱米中蛋白质含量为 9.5%～12%，主要为醇溶谷蛋白，其中亮氨酸含量较高，但其他氨基酸的含量较低。由于高粱米中含有一定量的鞣质和色素，因此蛋白质的吸收利用率较低。高粱米中脂肪和铁比大米高。

（7）黑米和紫米。黑米中蛋白质高于大米，所含锰、锌、铜等矿物质大都比大米高 1～3 倍，更含有大米所缺乏的维生素 C、叶绿素、花青素、胡萝卜素及强心苷等特殊成分，因而黑米比普通大米更具营养，是稻米中的珍品，被称为"补血米""长寿米"。我国民间有"逢黑必补"之说。

（二）薯类食品的营养价值

薯类包括马铃薯、红薯、木薯等，是我国膳食的重要组成部分。传统的观念认为，薯类主要提供碳水化合物，通常把它们与主食相提并论。但是，现在发现薯类除提供丰富的碳水化合物外，还有较多的膳食纤维、矿物质和维生素，兼有谷物和蔬菜的双重作用。近年来，薯类的营养价值和药用价值逐渐被人们所重视。

1. 马铃薯

马铃薯又称土豆、山药蛋、洋芋、荷兰薯等，属块茎类作物，既可作为蔬菜，也可作为主食，营养丰富，素有"第二面包""第三主食"的美誉。目前在我国，马铃薯的种植面积和总产量虽然都居世界首位，但利用率并不高，具有较大的开发利用前景。

（1）马铃薯的营养价值。马铃薯块茎水分占 63%～87%，其余大部分为淀粉和蛋白质。马铃薯淀粉占 8%～29%，由直链淀粉和支链淀粉组成，支链淀粉占 80% 左右。除淀粉外，马铃薯还含有葡萄糖、果糖、蔗糖等碳水化合物，使其具有甜味，经过贮藏后糖分会增加。马铃薯蛋白质含量为 0.8%～4.6%。含有人体必需的 8 种氨基酸，尤其是谷类作物中缺乏的赖氨酸和色氨酸含量丰富，是植物性蛋白质良好的补充。马铃薯脂肪含量低于 1%。

马铃薯含有丰富的维生素，尤其是维生素 C 和胡萝卜素含量每百克可达 25 mg 和 40 μg 视黄醇当量，可与蔬菜媲美，是天然抗氧化剂的来源。另外，维生素 B_1、维生素 B_2、维生素 B_6 含量也很丰富。马铃薯块茎中的矿物质含量为 0.4%～1.9%，以钾含量最高，占 2/3 以上。其他无机元素如磷、钙、镁、钠、铁等元素含量较高，在体内代谢后呈碱性，对平衡食物的酸碱度有重要的作用。

（2）马铃薯的药用保健价值及其合理利用。马铃薯富含淀粉和蛋白质，脂肪含量低，含有的维生素和矿物质，有很好的防治心血管疾病的功效。如马铃薯含有丰富的钾，对于高血压和中风有很好的防治作用，含有的维生素 B_6 可防止动脉粥样硬化。马铃薯块茎中含有多酚类化合物，如芥子酸、香豆酸、花青素、黄酮等，具有抗氧化、抗肿瘤和降血糖、降血脂等保健作用。

马铃薯有着丰富的营养价值和保健作用，但是马铃薯本身也含有一些毒素，如果食用不当，会造成食物中毒。龙葵素是马铃薯中的一类毒素，主要存在于发芽马铃薯的芽中，可导致溶血和神经症状。

2. 红薯

红薯又名甘薯、红苕、红芋、白薯、番薯、甜薯和地瓜等，是我国人民喜爱的粮、菜兼用的大众食品，有极高的营养和保健价值。

（1）红薯的营养价值。红薯块根中水分占 60%~80%，淀粉占 10%~30%，可用于加工各种淀粉类产品。红薯中膳食纤维的含量较高，可促进胃肠蠕动，预防便秘，并有很好的降胆固醇和预防心血管疾病的作用。红薯中蛋白质含量约为 2%，赖氨酸含量丰富，红薯与米面混吃正好可发挥蛋白质的互补作用，提高营养价值。

红薯中含有丰富的维生素，尤其是胡萝卜素和维生素 C 的含量每百克可高达 125 μg 和 30 mg，这些抗氧化营养素的存在是红薯具有抗癌功效的重要原因。另外，红薯中含有较多的维生素 B_1、维生素 B_2 和烟酸。矿物质中钙、磷、铁等元素含量较多。

（2）红薯的药用保健价值及其合理利用。我国明代著名医药家李时珍在《本草纲目》中记载"红薯补虚乏，益气力，健脾胃，强肾阴"，并指出红薯性味甘平，有补脾胃、养心神、益气力、活血化瘀、清热解毒等功效。从现代营养学的观点，红薯对癌症和心血管疾病两大危害人类健康的疾病均有较好的防治作用。日本科学家发现，在具有防癌保健作用的 12 种蔬菜中，红薯的防癌功效名列榜首，被誉为"抗癌之王"。

红薯含有的能量较低而饱腹感强，微量营养素含量丰富，所以，还是一种理想的减肥食品。红薯不宜一次大量食用，尤其是不宜生吃。因为红薯含有较多的糖，会刺激胃酸的分泌，胃收缩后胃液返流至食管有胃灼热感。吃烤红薯可减轻这种症状。还可将红薯洗净切成小块，与粳米同煮红薯粥，对老年人更为适宜。

二、豆类及其制品的营养价值

大豆是我国七大粮食作物之一和四大油料作物之一，兼有粮、油两者之长。大豆含有丰富的营养成分，大约含 40% 的蛋白质、18% 的脂肪、17% 的碳水化合物，另外，还含有丰富的维生素，营养价值非其他植物食品可比。

（一）大豆的种子结构及营养

1. 大豆的种子结构

大豆的种子由种皮、子叶、种胚组成，成熟的大豆种子只有种皮和胚两部分，是典型的双子叶无胚乳种子。

大豆种皮除糊粉层含有一定量的蛋白质和脂肪外，其他部分都是由纤维素、半纤维素、果胶质等组成。胚以蛋白质、脂肪、碳水化合物为主。

2. 大豆的营养

大豆的主要营养成分有蛋白质、脂肪、碳水化合物、矿物质、磷脂和维生素等。其含量与大豆的品种、产地、收获时间等有密切关系。

大豆蛋白质含量一般在40%左右，个别的品种可达50%以上。大豆中的蛋白质有86%~88%属于水溶性蛋白质，主要是球蛋白，占水溶性蛋白质的85%。大豆蛋白质是一种优质的完全蛋白质。大豆的氨基酸含量全面，其中赖氨酸的含量特别丰富，而粮谷类食品缺少的正是赖氨酸，因此，在粮谷类食品中添加适量的大豆蛋白质或大豆制品，将弥补缺乏的赖氨酸，使粮谷类食品的营养价值得到进一步的提高。

构成大豆的油脂的脂肪酸种类很多，其中不饱和脂肪酸（主要是亚油酸和亚麻酸）的含量很高，达到60%以上，同时含有丰富的磷脂。大豆的油脂具有较高的营养价值，并且对大豆的风味、口感等方面有很大的影响。大豆制品中如含有一定量的油脂，才能使其口感滑润、细腻、有香气，否则会感到粗糙涩口。

大豆中的碳水化合物含量约为25%，主要有蔗糖、棉子糖、水苏糖、淀粉和阿拉伯半乳糖等多糖。除蔗糖和淀粉外，都难以被人体所消化，其中有些在人体肠道内还会被微生物利用，并产生气体，使人有胀气感。

大豆里维生素以硫胺素含量较多，还有核黄素、烟酸、维生素E，干大豆没有维生素C，但大豆发芽后，维生素C含量高。

大豆还含有钙、磷、钾、镁、铁、铜、锌、铝等十余种矿物质。因此，大豆在我们的膳食里，不仅是植物蛋白质的来源，而且是优质脂肪、矿物质、维生素的良好来源。

（二）豆制品的营养

我国豆制品的种类很多，主要有豆腐、豆腐干、豆浆、豆芽、发酵豆制品等。各种大豆制品因加工方法的差异和含水量的高低，其营养价值差别也很大。

豆腐是用黄豆作原料制成的，根据硬度不同可分为嫩豆腐和老豆腐。豆腐的营养价值高于黄豆，由于取出了纤维组织，提高了消化率。豆腐点卤凝固时用的是石膏（硫酸钙）或卤水（氯化钙），因此，钙的含量也有所提高，100 g豆腐约含钙25 mg。但维生素和脂肪有所流失。

豆浆的营养成分在供给蛋白质上并不亚于鲜乳，铁含量（2.5 mg/100 g）超过鲜乳（0.2 mg/100 g）十余倍，其不足之处是脂肪和碳水化合物不多，供给的热量较鲜乳低。另外，钙、核黄素比鲜乳少；缺乏维生素A和维生素D，是其很大的缺陷。若能补充其不足的营养成分，就可以代替牛乳喂养婴儿。

大豆经发芽后，其抗坏血酸含量一般为17~20 mg/100 g，发芽短者其含量更高，可达30 mg/100 g，因此，可作为在冬季或某些地区缺乏蔬菜时良好抗坏血酸的来源。

三、蔬菜、水果的营养价值

蔬菜、水果是由许多不同的化学物质组成的，这些物质中大多数是人体所需要的营养成分，是保持人体健康必不可少的。一方面，大多数新鲜蔬菜和水果水分含量很高，蛋白质、脂肪含量低；另一方面，蔬菜和水果含有一定量的碳水化合物及丰富的矿物质和维生素。蔬菜和水果在膳食中不仅占有较大的比例，而且，对增进食欲、帮助消化、维持肠道正常功能及丰富膳食的多样化等方面具有重要的意义。

1. 水分

水分是果蔬中含量最高的化学成分，蔬菜和水果中的水分含量很高，一般占80%以上，有些种类和品种在90%左右，黄瓜、西瓜等瓜类蔬菜的含水量高达96%以上，甚至98%。

2. 碳水化合物

果蔬中的碳水化合物主要以单糖和双糖的形式存在，含糖量为0.5%~25%。果蔬中含糖量不仅在不同种类和品种间有很大的变动，而且主要存在形式也不同。

在仁果类中，苹果、梨等以果糖为主，葡萄糖和蔗糖次之，苹果所含果糖最多，含量可高达11.8%。

在核果类中，桃、李、杏等以蔗糖含量较多，可达10%~16%，而樱桃含蔗糖特别少。柑橘类果实均含有大量的蔗糖，特别在柠檬中，含有0.7%的蔗糖。

在浆果类中，葡萄、草莓、猕猴桃等主要含有葡萄糖和果糖，蔗糖含量少于1%，欧洲种葡萄、红穗状醋栗等均不含蔗糖。

在蔬菜类中，含糖量一般比果实中低，含糖量较高的有胡萝卜、番茄、甜薯、南瓜等。

未成熟果实及根茎类、豆类蔬菜中含淀粉较多，如板栗为16%~42%、马铃薯为14%~25%、藕为12%~19%。

蔬菜和水果是膳食纤维的重要来源，水果中的果胶一般是高甲氧基果胶，蔬菜中的果胶为低甲氧基果胶，果胶通常以原果胶、果胶和果胶酸三种不同的形态存在于果蔬的组织中，原果胶不溶于水，它与纤维素等将细胞与细胞紧紧地结合在一起，使果蔬显得坚实脆硬。果蔬中含果胶较多的有山楂、苹果、柑橘、胡萝卜、南瓜、番茄等。

3. 维生素

各种新鲜蔬菜都含有维生素C，特别是叶菜类和花菜类的维生素C含量最丰富，根菜类次之。蔬菜中如辣椒、雪里蕻、甘蓝、花椰菜、菠菜等，维生素C约含35 mg/100 g或更多。维生素C在鲜枣、山楂、猕猴桃、荔枝、柑橘等水果中含量较多，仁果及核果类含维生素C均在10 mg/100 g以下。

新鲜果蔬中含有大量的胡萝卜素，如甘蓝、菠菜、胡萝卜、南瓜、芒果、柑橘、枇杷、甜瓜、西瓜等。

维生素B_1在豆类蔬菜、芦笋、干果类中含量最多。维生素B_1是维持神经系统正常活动的重要成分之一，人体长期缺乏会患脚气病和肠胃功能障碍。

4. 矿物质

蔬菜、水果是人体无机盐的重要来源，对维持机体的酸碱平衡也很重要，如钙、镁、钾、钠、铁、铜、磷、碘等。无机盐是产生和保持人体生理功能必不可少的营养物质，是其他食品难以相比的。许多绿叶蔬菜，如油菜、小白菜、雪里蕻、芹菜等都是钙和铁的良好来源，不但含量高，利用率也较高。但有些蔬菜，如菠菜、苋菜、洋葱、韭菜等含钙虽多，但同时含有较多的草酸，草酸与钙结合形成不溶性的草酸钙，影响蔬菜中钙的吸收和利用。

5. 有机酸

蔬菜水果中含有各种有机酸，主要有苹果酸、柠檬酸、酒石酸和草酸等。果蔬的酸味主要来自有机酸，保持一定的酸度对维生素 C 的稳定性具有保护作用。不同的果蔬所含有机酸种类、数量及其存在形式不同。柠檬酸、苹果酸、酒石酸在水果中含量较高，蔬菜中的含量相对较少。柑橘类、番茄类含柠檬酸较多，仁果类、核果类含苹果酸较多，葡萄含酒石酸较多，草酸普遍存在蔬菜中，见表 2-1-1。

表 2-1-1　果蔬中的有机酸

果蔬种类	主要有机酸
桃	苹果酸、柠檬酸
葡萄	酒石酸、苹果酸
菠菜	草酸、苹果酸、柠檬酸
甘蓝	柠檬酸、苹果酸、琥珀酸、草酸
笋	草酸、酒石酸、乳酸、柠檬酸、葡萄糖醛酸

6. 芳香物质和色素

果蔬具有的香味来源于果蔬中的芳香物质，果蔬中的芳香物质是成分繁多而含量极微的油状挥发性化合物，也称精油，主要成分为醇、酯、酮、醛、萜、挥发性有机酸、内酯和含硫化合物等。

果蔬中的色素种类繁多、结构复杂，它们或显现或被掩盖，多数情况下几种色素同时存在，决定果蔬的颜色。果蔬中的色素主要有叶绿素、类胡萝卜素、花色素和黄酮类色素等。这些色素的分布和含量随果蔬种类、生长发育阶段和环境条件等不同而有很大差异和变化。在许多果蔬的成熟、衰老的过程中，叶绿素由于被分解而转黄的变化很明显，因此，常被用来作为成熟度和贮藏质量变化的标准。

四、菌藻类的营养价值

菌藻类食物包括食用菌和藻类食物。食用菌是指供人类食用的真菌，常见的有草菇、香菇、木耳、银耳、猴头、竹荪、松口蘑（松茸）、口蘑、红菇和牛肝菌等。菌类的营养价值十分丰富，含有较多的蛋白质、碳水化合物、维生素等，还有微量元素和矿物质，多吃可增强人体免疫力。供人类食用的藻类食物有海带、紫菜、发菜等。

（一）菌类的营养价值

1. 碳水化合物

菌类含有丰富的单糖、双糖和多糖。德国科学家已经发现一些野山菌中含有丰富的葡萄糖、果糖、半乳糖、甘露糖、核糖及其他的醛糖和酮糖。野生菌中还含有高分子多糖，可以显著提高机体免疫系统的功能。

2. 蛋白质

菌类蛋白质含量大大超过其他普通蔬菜，同时避免了动物性食品高脂肪、高胆固醇的危险。据测定，菌类所含蛋白质占干重的 30% ~ 45%，是大白菜、白萝卜、番茄等普通蔬菜的 3 ~ 6 倍。不仅蛋白质总量高，而且组成蛋白质的氨基酸种类也十分齐全，有十七八种，尤其是人类必需的八种氨基酸，几乎都可以找到。丰富的蛋白质可以提供鲜味，这也是野山菌口味鲜美的奥妙所在。

3. 维生素

食用菌的营养价值之所以高，还在于它含有多种维生素，尤其是维生素 B 和维生素 C，维生素 D 含量也较高。

4. 微量元素和矿物质

铁、锌、铜、硒、铬含量较多，经常食用可以补充微量元素的不足。

（二）藻类营养特点

食用藻主要有海带、紫菜、发菜、石莼等。

藻类中含有蛋白质，特别是紫菜、发菜中含量较多，一般在 22% 以上。其氨基酸的组成尤其以精氨酸含量为多，其他的氨基酸组成与陆生叶菜相似。

五、坚果类的营养价值

坚果是指具有坚硬外壳的一类果实。主要品种有花生、瓜子、核桃、杏仁、松子、榛子等。

坚果类食品营养价值丰富，蛋白质含量较高，多数在 15% ~ 30%，接近豆类，远高于粮谷类；坚果中的脂肪含量较高，多数在 40% 以上，而核桃中的含量高达 60% 以上，更重要的是其中所含的脂肪绝大部分属于多不饱和脂肪酸，对高脂血症和冠心病的防治有利。另外，坚果类食品中还含有丰富的维生素 E、无机盐和微量元素，其中，维生素 E 具有抗氧化、抗自由基的作用。

知识拓展

蛋白质互补作用在生活中如何运用？

因此，坚果类食品营养成分丰富，热量较高，对高血压，冠心病及高脂血症病人来说是一种健康食品。但也要注意不宜过多食用，实践证明膳食中多不饱和脂肪酸超过总热量的 10% 时，会产生有害的影响。

案例分析

据 2016 年 1 月国内新闻报道，北京居民的粮谷类食品摄入量大幅下降，低于全国水平。市疾病预防控制中心专家做客首都之窗时提出，北京居民本身在粮谷类食品摄入不足的情况下，吃的主食还都是精细的部分。专家建议市民多吃粗粮，增加深色蔬菜的摄入。

对北京居民一日三餐的营养问题，市疾病预防控制中心营养与食品卫生主任医师黄磊介绍，随着经济的发展，改革开放以后主副食发生了很多的变化。"肉类吃得多了，蔬菜和水果吃得多了，只是粮谷类下降得太多了。"

黄磊说，全国粮谷类的平均水平是355 g，按照中国居民平衡膳食应该是300~500 g，北京城区有相当多的人谷物消费是低于300 g的。作为中国的传统膳食，粮谷类应该占主食，粮谷类的数量要足够。

从北京来讲，市民吃得过于精细，米面加工得越精细，维生素和矿物质损失得就越多。虽然与20年前比，我们米面吃得多，但很少有其他的粗粮。

对于绿色蔬菜的摄入，专家提出居民存在深色蔬菜摄入不足的问题。"与2002年相比我们摄入的总量是增加了，但是居民对绿叶类的蔬菜摄入减少。总量是增加的，但是深色蔬菜摄入是较少的。"黄磊建议，居民应该注意多食用绿叶蔬菜，如韭菜、木耳菜、苋菜、菠菜等。

试讨论什么原因造成的深色蔬菜摄入不足？

实训1

食物营养价值的评价

【实训目的】掌握使用INQ评价食物营养价值。

【实训内容】学生随机选择一款市售预包装面包，食用者为学生本人，分析评价该面包的营养价值。

【实训过程】

程序1　查找食物能量和营养素对应数值。

根据面包外包装上的营养成分表，查找每100 g面包所含的能量及营养素数值结果制成表格。

程序2　根据消费对象查找相应的能量和营养素参考摄入量。

在中国居民膳食营养素参考摄入量表中查找学生本人所需要的能量和营养素参考摄入量，结果制成表格。

程序3　计算该食物的INQ。

程序4　根据计算值对该食物进行评价。

项目小结与练习

项目小结

本项目主要介绍了粮谷类和豆类的结构与营养分布、化学组成及营养价值以及加工烹调对粮谷类、豆类营养价值的影响；蔬菜和水果的营养价值及加工烹调对营养价值的影响；菌藻类和坚果类的营养价值。

项目测试

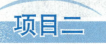

动物性食物的营养价值

思考问题

1. 比较鱼类、畜肉和禽肉的营养价值。
2. 简述蛋类的营养价值。
3. 不同烹调方法对鸡蛋营养价值有什么影响？
4. 不同奶制品的营养价值与鲜奶相比有什么不同？
5. 为什么肉类食物中的铁比蔬菜等植物性食物中的铁易于吸收？

项目导读

在不同种类食品的选择上，有些营养学家形象地说："吃四条腿的（畜类肉）不如两条腿的（禽类肉），吃两条腿的不如没腿的（鱼类）。"你认为这种说法科学吗？请用食品营养知识加以科学解释。

吃畜肉不如吃禽肉，吃禽肉不如吃鱼肉。畜肉中，猪肉的蛋白质含量最低，脂肪含量最高，即使是你以为不含脂肪的瘦肉，其中看不见的隐性脂肪也占28%。禽肉是高蛋白、低脂肪的食物，鱼肉不仅总的脂肪含量低，所含脂肪的化学结构更接近橄榄油，主要是不饱和脂肪酸，可以保护我们的心脏。而以油脂的含量来说，四条腿的动物（猪、牛、羊等）多于两条腿的动物（鸡、鸭等），两条腿的动物又多于没有腿的动物（海鲜）。总的来讲，没腿的、少腿的比多腿的营养价值要高，所以尽量多吃少腿的。

研究发现，有规律地食用鱼肉对人体具有保护作用，如每两天吃80克鱼的人比一星期吃鱼不超过一次的人患病概率减少30%。世界卫生组织下属的"国际癌症研究机构"呼吁：人人多吃鱼肉，少吃红肉。

医学研究发现，因纽特人罹患心血管疾病的比例很低，原来是因为他们的饮食中有大量富含EPA及DHA的海鱼类；在日本的调查，也发现沿海渔村的居民罹患心血管疾病的比例较内地农民低。

一、畜禽肉类的营养价值

畜禽肉包括动物机体的肌肉、脂肪组织、结缔组织、内脏、脑等部分，是人体需要的优质蛋白质、脂肪、矿物质和维生素的主要来源。我国人民常食用的畜肉有猪肉、牛肉、羊肉、驴肉、兔肉等；禽肉有鸡肉、鸭肉、鹅肉、鸽子肉等。

（一）蛋白质

畜禽肉类蛋白质含量因畜禽种类不同而不同，一般含量为10%～20%。畜肉中，猪肉蛋白质含量平均为 13.2%，牛肉可达 20%，羊肉介于猪肉和牛肉之间；禽肉中，鸡肉的蛋白质含量较高，约为 20%，鸭肉的蛋白质含量约为 16%，鹅肉的蛋白质含量约为 18%。

畜禽肉的蛋白质为完全蛋白，其必需氨基酸种类齐全，含量丰富，构成及比例接近人体需要，易于被人体充分利用，营养价值较高，是优质蛋白。

（二）脂肪

畜禽脂肪多积聚于皮下、肠网膜、心、肾周围结缔组织及肥肉之中，其含量因动物种类、育肥情况而有很大差别，一般平均含量为 10%～30%。脂肪的成分多为硬脂酸、软脂酸和油酸，总之以饱和脂肪酸为主。肥肉中的脂肪约占 90%。禽肉中，鸡肉脂肪含量约为 2%，但水禽类明显增高，为 7%～11%。畜禽肉类脂肪中还含有少量卵磷脂和胆固醇。畜禽肉类脂肪的熔点和体温相近。其中猪油稍低，牛油、羊油略高，故其消化率较低。畜禽肉类脂肪组成中不饱和脂肪酸，如亚油酸、α-亚麻酸及花生油烯酸的含量较植物油低；而饱和脂肪酸含量比植物油高。由于饱和脂肪酸可使血胆固醇升高，所以冠心病患者要少食动物脂肪。

（三）矿物质

畜禽肉类中含矿物质一般为 0.8%～1.2%，含钙较少，含铁、磷较多。肝在动物内脏中营养价值最高，含有磷、硫、钙、铁、铜等。肾脏中含铁较高。

在畜肉中具有最显著营养作用的矿物质是铁。铁在肉中主要以血红素铁形式存在，其生物学有效性远优越于非血红素铁。

（四）维生素

畜禽肉类可提供多种维生素，主要有 B 族维生素（如维生素 B_1、维生素 B_2 及烟酸等）和维生素 A。猪肉中富含维生素 B_1，牛肉中叶酸含量较高。动物内脏的维生素含量较高，肝脏中维生素 A 含量高，尤其以羊肝为最高。禽肉中还含有维生素 E。

（五）含氮浸出物

含氮浸出物为非蛋白质的含氮物质，如游离氨基酸、磷酸肌酸、核苷酸类及肌苷、尿素等。这些物质影响肉的风味，是肉香气的主要来源。

禽类所含的含氮浸出物比畜类高，因此，禽类炖汤味道更加鲜美。另外，含氮浸出物随动物的年龄而异，幼禽肉汤中含氮浸出物比老禽肉汤中含量少，所以幼禽肉的汤汁不如老禽肉的汤汁鲜美，这也是一般人喜欢用老母鸡煨汤而仔鸡爆炒的原因。就不同禽类来比较，野禽肉比家禽肉含有更多的浸出物质，能使肉汤带有强烈的刺激味，甚至使肉汤失去香味。因此，野禽肉最好用煎、炒、焖的烹调方法食用。

二、蛋类及制品的营养价值

蛋类包括鸡蛋、鸭蛋、鹅蛋、鹌鹑蛋和鸽蛋等。其中以鸡蛋数量最多，其次为鸭蛋、鹌鹑蛋、鹅蛋。蛋类食用方便，营养丰富，是一类重要的营养食品。

蛋均由蛋壳、蛋白和蛋黄三部分构成。其中，蛋黄占 30%～35%，蛋清占 55%～65%，蛋壳占 11%。蛋壳是包裹蛋内容物外面的一层硬壳，主要成分是碳酸钙和磷酸钙，它使蛋具有固定形状并起着保护蛋白、蛋黄的作用，但很脆，不耐碰或挤压。蛋白也称为蛋清，位于蛋白膜的内层，是一种典型的胶体物质。蛋白的导热能力很弱，能防止外界气温对蛋黄的影响，起着保护蛋黄及胚胎的作用，同时，供给胚胎发育所需的水分和养料。蛋黄由蛋黄膜、蛋黄内容物和胚盘三个部分组成。

（一）蛋的营养

1. 蛋白质

禽蛋含有营养价值较高的蛋白质，属于完全蛋白质。蛋类蛋白质的含量是比较高的，鸡蛋的蛋白质含量为11%～13%，鸭蛋为12%～14%，鹅蛋为12%～15%。

禽蛋中必需氨基酸的含量及比例比较平衡。其蛋白质中不仅所含必需氨基酸的种类齐全，含量丰富，而且必需氨基酸的数量及相互间的比例也很适宜，与人体的需要比较接近或比较相适应。因此，普遍认为蛋类的蛋白质是一种理想的蛋白质。

2. 脂肪

禽蛋含有丰富的脂肪，含量为12%左右，磷脂含量较高。蛋黄中脂肪含量为28%～33%，蛋清中脂肪含量较少。蛋中的脂肪熔点较低，在常温条件下呈乳融状态，很容易消化，其消化率可达94%。蛋中含有丰富的必需脂肪酸。

另外，蛋黄中还含有在营养学上特别重要的营养素，即磷脂和胆固醇。其中，磷脂对人体的生长发育非常重要，主要为卵磷脂、脑磷脂和神经磷脂，这些磷脂对脑组织和其他神经组织的发育有极其重要的作用。蛋类胆固醇含量高，主要集中在蛋黄中。

3. 矿物质

鸡蛋中的矿物质除钙的含量比较少外，其他矿物质元素都较丰富，磷含量最为丰富，另外，铁的含量也较多，但以非血红素铁的形式存在，由于卵黄高磷蛋白对铁的吸收具有干扰作用，故蛋黄中铁的生物利用率较低。

4. 维生素

蛋中含有丰富的维生素。在鸡蛋中除维生素 C 含量甚微外，其他各种维生素均有一定的含量，而含量较多的是维生素 A、维生素 B_1、维生素 B_2 及维生素 D 等。作为维生素 D 的天然来源，鸡蛋仅次于鱼肝油，但维生素 D 的含量与季节、饲料组成和鸡受光照时间有关。

（二）蛋制品的营养

1. 皮蛋

皮蛋又称松花蛋，是用石灰、碱、盐等配制的料汤制作而成的。在加工过程中，水分减少，使蛋内的营养价值相对提高，尤其使蛋白中蛋白质的含量和糖的含量相对增多。禽蛋加工成皮蛋后，大幅度改善了其色、香、味，使其具有特殊滋味和气味，促进人的食欲，有开胃、助食、助消化的作用。在制作过程中，由于各种材料的特性和作用，蛋内脂肪和蛋白质被分解，产生易于消化的低分子产物，不仅使皮蛋具有独特的鲜味和风味，而且更易于人体消化吸收，但会使 B 族维生素破坏。

2. 蛋粉

干蛋粉是指全蛋粉、蛋黄粉和蛋白粉，是利用高温在短时间内使蛋液中的大部分水分脱去，制成的含水量为4.5%左右的粉状制品。蛋粉在正常干燥或贮藏条件下，营养损失变化很小，全蛋和蛋黄的色泽和风味保持不变。蛋粉中含有维生素 A，尤其蛋黄粉中含量更多，维生素在空气中易氧化，日光照射易破坏，因此，蛋粉应贮藏在暗处，否则维生素会被破坏，蛋粉颜色变浅，使成品质量受到影响。

3. 咸蛋

咸蛋就是将蛋浸泡在饱和盐水中或用混合食盐黏土敷在蛋壳的表面，腌制 1 个月左右即成。营养成分与鲜蛋相似且易于消化吸收，味道鲜美，具有独特风味。

三、乳类及制品的营养价值

乳类是营养丰富的食品，乳中含有丰富的蛋白质和脂肪，还含有婴幼儿生长所需要的各种营养成分。牛乳中乳糖含量比母乳少，若代替母乳喂养婴儿，需经适当的调配使其成分接近于母乳。乳类也是老年人、病人及从事脑力劳动和体力劳动等成年人的营养食品。

在动物乳中以牛乳最为重要，另外，还有羊乳和马乳。乳类食品主要是提供优质蛋白质、脂肪、维生素 A、核黄素及矿物质（特别是钙），也提供乳糖，营养全面，易于消化吸收，而且是碱性食物。

（一）乳的营养

乳的成分主要有水分、蛋白质、脂肪、乳糖、无机盐类、磷脂、维生素、酶、免疫体、色素、气体及其他的微量成分。

牛乳中主要成分的含量为：水分 87% ~ 89%；干物质 11% ~ 14%（其中脂肪 3% ~ 5%；蛋白质 2.7% ~ 3.7%；乳糖 4.5% ~ 5%；无机盐 0.6% ~ 0.75%）。正常牛乳的化学成分基本是稳定的，但各种成分也有一定的变化范围，其中变化最大的是乳脂肪，其次是蛋白质，乳糖的含量变化很少。因此，我们可以根据乳成分的变化情况判别乳的质量好坏。

1. 水分

水是乳的主要组成部分，占 87% ~ 89%。水的主要作用是作为固体物的溶媒，水中溶解有无机盐类和气体。

2. 脂肪

牛乳中脂肪含量会由于乳牛的品种、个体牛的健康状况、疾病、饲料及饲养管理等因素的变化而不同，一般含脂肪 3% ~ 5%。

乳脂肪中溶有磷脂、固醇、色素及脂溶性维生素等。乳脂肪与其他动植物脂肪不同，含有 20 种左右的脂肪酸，含 14 碳以下的低级挥发性脂肪酸达 14% 左右，其中水溶性挥发性脂肪酸，如丁酸、己酸、辛酸等达 8% 左右，而其他油脂只有 1% 左右。由于这些脂肪酸在室温下呈液态，易挥发，因此使乳脂肪具有特殊的香味和柔软的质地，但也容易受光线、热、氧、金属（如铜）等的作用使脂肪氧化而产生脂肪氧化味。

3. 蛋白质

牛乳中蛋白质含量为 2.7% ~ 3.7%，分为两大类：酪蛋白（占乳蛋白质的 80% ~ 83%）和乳清蛋白（占乳蛋白质的 17% ~ 20%）。

牛乳中的必需氨基酸含量很高，其蛋白质的可消化性也很高，但是，消化率会因加工而削弱。牛乳的过热处理会造成赖氨酸利用率的下降，若处于 pH 值高于 7 的环境下，会发生脱氨基和脱磷酸反应，这些同样会对营养价值造成不利影响。

4. 碳水化合物

乳中的碳水化合物主要形式为乳糖，它的浓度范围为 4.5%～5%。乳糖是一种有益的膳食能源，可以促进食物中钙的吸收。乳糖有调节胃酸，促进胃肠蠕动和消化腺分泌的作用，还能助长乳酸菌的增长，抑制腐败菌的生长，这对改善婴儿肠道菌丛的分布状况具有重要的意义。

5. 乳中无机盐

牛乳中的无机盐含量为 0.6%～0.75%，主要有钾、钠、钙、镁、磷、硫、氯及微量成分，其中钙含量为 110 mg/100 g，并易于被人体吸收利用。

牛乳中铁含量较低，若以牛乳喂养婴儿，应同时补充含铁高的食物。牛乳中富含多种其他元素，如铜、锌、镁、硒、锰和碘等，虽然量很少，但对人体的发育形成和代谢调节起重要的作用。

6. 乳中维生素

牛乳中几乎含有人体所需要的各种维生素。维生素 A 和胡萝卜素的含量较高，其含量取决于饲料中胡萝卜素的含量。乳中的维生素 E 含量也高，维生素 E 对热很稳定，并能防止维生素 A 和脂肪的氧化。牛乳是维生素 B_2 的一个很好来源，初乳中维生素 B_2 含量特高，有时较常乳中含量高出将近四倍。维生素 B_2 受日光照射会遭受破坏，因此，牛乳要避免日光照射，以保护核黄素不受破坏。

牛乳中还含有相当数量的维生素 B_1，烟酸的含量较少，但因牛乳蛋白质中色氨酸含量高，烟酸可以由色氨酸在人体内合成，故牛乳具有抗癞皮病的效果。

（二）乳制品的营养

鲜乳经过加工，可制成许多产品，主要有炼乳、乳粉、奶油、干酪、发酵乳制品及冰激凌等。

1. 酸乳制品

酸乳制品是将新鲜牛乳加热消毒后接种乳酸菌或加入乳酸发酵剂发酵而成的产品。该制品营养丰富，容易消化吸收。由于牛乳中的乳糖被发酵成乳酸，故对于那些不能摄取饮食中乳糖（乳糖不耐症）的人来说，酸乳是可以接受的，不会出现腹痛、腹泻的现象。

乳酸菌在肠道内繁殖产生乳酸，可抑制一些腐败菌的繁殖，调整肠道菌丛，防止腐败菌产生毒素对人体产生不利的影响。有的酸乳制品，由于在发酵过程中，产生乳酸的同时也产生酒精，因此，也能增进消化腺的机能、促进食欲、增加肠的蠕动和机体物质的代谢。某些乳酸菌还能形成 B 族维生素，总的来说，酸乳制品在增进人体健康方面具有一定的作用，同时，对某些疾病还有治疗效果。

2. 乳粉

乳粉是鲜乳经消毒、脱水、干燥最终制成粉末状态的乳制品。乳粉的种类很多，根据使用的原料乳不同可分为全脂乳和脱脂乳；根据加糖与否，可分为加糖乳粉和不加糖乳粉；还有添加某些必要的维生素、矿物质和氨基酸，以及其他营养成分而制造的，专为喂养婴儿或病弱者食用的，所谓的强化乳粉。这种乳粉利用率高，容易消化吸收，不仅能促进婴儿的正常生长发育，而且还可以提高其抗感染的能力。

3. 炼乳

甜炼乳是在鲜乳中加入约 15% 的蔗糖，经减压浓缩到原体积的 40% 左右，直接装罐。

甜炼乳中蔗糖、蛋白质和无机盐的含量不适宜喂养婴儿，特别是初生儿。

淡炼乳或称无糖炼乳，是将牛乳浓缩到 1/2 ~ 1/2.5 后装罐密封，然后进行灭菌的一种炼乳。外观呈稀奶油状，在胃酸和凝乳酶的作用下，易形成柔软的凝块，较易消化，适合喂养婴儿。

（三）加工烹调对乳类营养价值的影响

牛乳加工烹调时一个共同的操作过程为热处理。热处理对各种乳制品的质量有很大关系，也是加工上的一个重要问题。

在乳品工业中非常关心的一个实际问题是乳清蛋白值的加热变化。如牛乳蒸煮味的产生、抗氧性的发现、凝固性的降低、赋予牛乳以软凝块化、防止淡炼乳在保藏过程中变稠、脱脂乳粉烘烤型的改进等现象，都直接或间接地与乳清蛋白的加热变性有关。

四、水产品的营养价值

水产品包括各种海鱼、河鱼和其他各种水产动植物，如虾、蟹、蛤蜊、海参、海蜇和海带等，它们是蛋白质、无机盐和维生素的良好来源。我国水产品资源丰富，所产鱼类达 1 500 种以上，鱼类的营养成分随鱼龄、品种、鱼体部位、生产季节及地区而异。尤其蛋白质含量丰富，例如，500 g 大黄鱼中蛋白质含量约等于 600 g 鸡蛋或 3.5 kg 猪肉中的含量。水产品中藻类的一般的营养成分与水产动物的差异较大，粗蛋白和粗脂肪的含量较低，糖的含量较高。

（一）蛋白质

鱼类是蛋白质的良好来源，含量一般为 15% ~ 20%，如蛋白质含量：桂花鱼为 18%，对虾为 20.6%，河虾为 17.5%，河蟹为 14.6%，紫菜为 20.3% 等。鱼类蛋白质的氨基酸组成与人体组织蛋白质的组成相似，因此生理价值较高，属优质蛋白。鱼类肌纤维较细短，间质蛋白较少，且结构疏松，水分含量较多，故肉质柔软细嫩，比畜、禽更易被人体消化吸收，其消化吸收率为 85% ~ 90%，比较适合病人、老年人和儿童食用。水产动物的必需氨基酸含量与组成都略优于禽畜产品。它们的必需氨基酸含量占氨基酸总量的比例：贝类等于或略低于优质蛋白鸡蛋和牛肉、羊肉与猪肉；虾蟹类、鱼类和中华鳖则高于禽畜食品，其中杂色蛤与中华鳖的含量最高。

（二）脂肪

鱼类脂肪含量为 1% ~ 10%，一般为 3% ~ 5%。鱼类脂肪含量与组成和畜肉明显不同，不但含量低，且多为不饱和脂肪酸，因此熔点低，极易为人体消化吸收，其消化吸收率可达 95% 以上。鱼类脂肪易被空气氧化，故难保存。鱼类胆固醇含量一般为 60 ~ 114 mg/100 g。水产动物含人类所需的亚油酸、亚麻酸、花生四烯酸等必需脂肪酸和 EPA、DHA，因此，鱼类脂肪不仅是优质食物，而且是保健营养品。EPA 和 DHA 具有很强的生理活性，是人类生长发育所必需的物质，能够抗血栓，防止血小板聚合，可用于预防和治疗心肌梗死、冠心病、脉管炎、脑动脉硬化等多种疾病。同时，DHA 能促进脑细胞的生长发育，经常吃海洋动植物，多吸收 DHA，能活化大脑神经细胞，改善大脑机能。海水鱼的 DHA 含量明显高于淡水鱼类。

（三）无机盐

海产类的无机盐含量比肉类多，鱼肉中无机盐含量为1%～2%，主要为钙、磷、钾和碘等。鱼肉含有丰富的碘，淡水鱼含碘为5～40 μg/100 g，海水鱼则达到50～100 μg/100 g。鱼肉一般含钙比畜肉要高，虾皮中钙可高达991 mg/100 g，海产鱼的钙量比淡水鱼高。经加工成罐头的沙丁鱼和大马哈鱼是钙和磷的丰富来源，因为罐制过程中，鱼骨已经软化，一般可连同肉同时食用而吸收。牡蛎富含铜和锌，锌与大多数酶系统活动有关，缺少锌会推迟男子生殖功能的发育成熟，所以，常常通过食用牡蛎类食品来促进生殖功能的发育。海水鱼中还含有锰、钴和硒等微量元素。

（四）维生素

鱼类也是一些维生素的重要来源，如鳝鱼、海鱼、河（海）蟹中核黄素和烟酸特别丰富。海鱼的肝及肠含有丰富的维生素 A、维生素 D，是膳食和药用鱼肝油维生素的来源。鱼类中维生素 B_1 的含量普遍较低，因为鱼肉中含有维生素 B_1 酶，能分解破坏维生素 B_1。鱼类中几乎不含维生素 C，水产植物中还含有较多的胡萝卜素。

案例分析

最近美国科学家对鸡汤功效所做的研究表明，鸡汤在缓解感冒症状，如鼻塞和喉咙疼痛，提高人体的免疫功能，帮助患者最终战胜感冒方面有着一定的作用。

根据该项研究显示，喝鸡汤能抑制咽喉及呼吸道炎症，对消除感冒引起的鼻塞、流涕、咳嗽、咽喉痛等症状极为有效。因为鸡肉中含有人体所必需的多种氨基酸，营养丰富，能显著增强机体对感冒病毒的抵抗能力，鸡肉中还含有某种特殊的化学物质，具有增强咽部血液循环和鼻腔液分泌的作用，这对保护呼吸道通畅，清除呼吸道病毒，加速感冒痊愈有良好的作用。因此，鸡汤还可以起到缓解感冒症状，提高人体的免疫功能的作用。那么你知道鸡肉和鸡汤谁的营养价值更好吗？

鸡汤营养价值并不高，而且很多人只喝汤却把炖过的肉弃之不食的做法也不妥。虽然经过了长期的煲汤过程，但是鸡汤里却只含有从鸡油、鸡皮、肉与骨中溶解出来的水溶性小分子物质，除此之外就是油和热量，嘌呤的含量也很大，客观上来说并不营养。多喝鸡汤其实就是摄取更多的动物性脂肪的过程，对一些心血管病人和痛风病人来说，饮用大量的鸡汤对身体很不利，恰恰鸡汤里的鸡肉才是营养丰富的"宝贝"。此时的鸡肉已经被炖得很烂，容易消化也利于营养的吸收。想要更好的营养，还是应该吃汤里的鸡肉，适当喝一些汤当作调味，这才是科学有效的滋补。

试讨论为什么很多人只喝汤却把炖过的肉弃之不食？这样做有什么危害？

实训2

食物营养特性的识别

【实训目的】准确掌握各类食物的营养价值及其营养价值的特点。

【实训内容】

1. 工作准备

（1）食品 5 ~ 10 种。

（2）记录表。

（3）中国食物成分表第 2 版。

2. 工作程序

程序 1　食物类别识别

把以上准备好的食物依次放入相应类别中，并根据食物成分表核实。

食品类别识别

食品名称	谷类	动物性食物	蔬菜	水果	纯能量食品
小米					
鲤鱼					
猪肝					
油菜					
花生油					
猕猴桃					

程序 2　食物蛋白质含量识别

把以上提供的食物依次放入表中"富含蛋白质的食物"一栏，并按照食物的蛋白质由高到低的顺序排列。

程序 3　食物脂肪含量识别

程序 4　食物碳水化合物含量识别

程序 5　食物能量含量识别

食品营养类别识别

序号	富含蛋白质的食物	富含脂肪的食物	富含碳水化合物的食物	富含能量的食物
1				
2				
3				
4				
5				
6				

程序 6　结果核实

【实训要求】将食物准确分类，并根据已掌握的知识对食物的蛋白质、脂类、碳水化合物和能量进行营养特性识别。填写完毕后，查阅食物成分表，对照结果进行改正。

—————— 项目小结与练习 ——————

项目小结

　　本项目主要介绍了肉类及鱼类的主要化学组成、营养价值及加工烹调对肉类营养价值的影响；乳类的组织结构和性质、乳类和乳制品的营养价值及影响因素；蛋类的组成成分、营养价值及影响因素。

项目测试

模块三

居民膳食指导

膳食指南是一个国家或地区在一定时期内对所有居民或特殊人群制定的膳食指导原则，它指导人们合理选择与搭配食物，指导平衡膳食，以减少与膳食有关的疾病。

平衡膳食宝塔以直观的形式展示了每日应摄入的食物种类、合理数量及适宜的身体活动量，它是膳食的形象化和量化的表达，是一般人群在日常生活中实践膳食指南很好的工具。

按照《中国居民膳食指南（2022）》要求，编制科学的营养食谱，摄取足够的能量和营养素，满足机体生命活动供给。

食品标签对食品的特性进行说明，人们可根据食品标签合理选择食物。

学习目标

1. 知识目标

（1）掌握平均需要量（EAR）、推荐摄入量（RNI）、适宜摄入量（AI）和可耐受最高摄入量（UL）的概念及主要用途；

（2）了解膳食调查的基本概念、膳食调查的方法及结果评价；

（3）掌握中国居民膳食指南的构成、一般人群膳食的原则和膳食宝塔的结构；

（4）理解膳食结构的类型、膳食指南的意义；

（5）理解营养食谱设计的原则，掌握营养食谱编制的方法；

（6）了解食品标签和食品营养标签的内涵。

2. 技能目标

（1）能够利用一般人群膳食指南和膳食宝塔指导一般人群日常饮食；

（2）能够编制食谱，会对所编制的食谱进行分析和评价；

（3）会看食品标签。

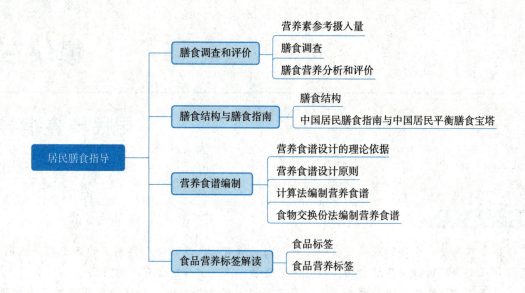

居民膳食指导

膳食调查和评价
　营养素参考摄入量
　膳食调查
　膳食营养分析和评价

膳食结构与膳食指南
　膳食结构
　中国居民膳食指南与中国居民平衡膳食宝塔

营养食谱编制
　营养食谱设计的理论依据
　营养食谱设计原则
　计算法编制营养食谱
　食物交换份法编制营养食谱

食品营养标签解读
　食品标签
　食品营养标签

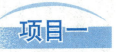

膳食调查和评价

思考问题

1. 膳食营养素参考摄入量主要包括哪四个方面？
2. 膳食调查的方法有几种？
3. 膳食调查的记过如何评价？

项目导读

　　我国在 1959 年、1982 年、1992 年和 2002 年分别进行过四次大型的膳食调查。通过开展全国性的膳食调查和评价，全面分析和了解我国人群的膳食营养状况，发现了国民在膳食营养中存在的问题。通过纵向分析我国人群膳食结构的变化趋势，提出了相关政策建议，为政府制订营养改善策略和行动计划提供了依据。

一、营养素参考摄入量

　　20 世纪中期起，许多国家就制定了营养素的参考摄入量，以帮助人们合理地摄入各种营养素，预防因某种营养素长期摄入量不足或过多可能引发的危险。我国于 1955 年首次制定"每日膳食中营养素供给量（RDA）"，并在 1962 年、1967 年、1981 年和 1988 年先后进行了修订，RDA 作为一种设计和评价膳食的质量标准，对于指导食品加工和保障居民的健康发挥了重要作用。20 世纪 90 年代初期，随着科学研究和经济的发展，特别是强化食品及营养补充剂的发展，人们对营养素的功能有了新的认识，欧美各国先后在 RDA 基础上发展起来一组每日平均膳食营养素参考摄入量的系列标准，简称 DRIs。20 世纪 90 年代末期，中国营养学会根据营养调查和中国人膳食特点，参考国外制定的文件，在原有基础上进行了修订，于 2013 年发布了《中国居民膳食营养素参考摄入量（Chinese DRIs）》。

（一）营养（生理）需要量与膳食营养素供给量

1. 营养（生理）需要量

　　营养（生理）需要量是指人体为维持正常生理功能对营养素的需要量。即人体为维持身体的正常生理功能每日必须摄入营养素的最低量，如果低于这个数量，就会对身体产生不利的影响。营养（生理）需要量受多种因素影响，如年龄、性别、体重、身高、个体的生理特点、劳动状况等，具有个体差异。

　　营养（生理）需要量是一个群体平均值，不包括一切可能增加需要量而设定的保险系数。

2. 膳食营养素供给量

膳食营养素供给量（RDA）是在营养（生理）需要量的基础上，考虑群体中的个体差异、饮食习惯、应激状态、食品生产供应等多方面因素，营养学术权威机构向公众推荐的每日膳食中必须含有的能量和营养素的量。膳食营养素供给量略高于营养（生理）需要量，以保证群体中的绝大多数人都能获得所需要的营养素。由于各个国家的膳食构成不同，所制定的供给量有很大的差异。

膳食营养素供给量是营养学上的一个参考标准，主要用途包括向人们提供膳食调整的建议，评价人群膳食质量，作为营养工作人员的工作指南及制订人群食物生产的供应计划等。评价个体和群体膳食质量时，如果个人长期摄入某营养素不足，就会发生营养素缺乏。如果某群体摄取的营养素平均值低于供给量，表示群体中的一些个体可能有营养素摄入不足的情况，相差越多则摄入不足的人数比例越大。

（二）膳食营养素参考摄入量

膳食营养素参考摄入量（DRIs）是指为满足人群健康个体基本营养所需的能量和特定营养素制定的参考摄入量。其包括平均需要量（EAR）、推荐摄入量（RNI）、适宜摄入量（AI）和可耐受最高摄入量（UL）四项内容。

1. 平均需要量（EAR）

EAR 是指可以满足某一特定性别、年龄及生理状况群体中 50% 个体需要量的摄入水平。这一摄入水平不能满足群体中另外 50% 个体对该营养素的需要。EAR 是制定 RNI 的基础；对于群体，可以评估群体中摄入不足的发生率；对于个体，可以检查其摄入不足的可能性。

2. 推荐摄入量（RNI）

RNI 相当于传统使用的 RDA，是可以满足某一特定性别、年龄及生理状况群体中绝大多数（97% ~ 98%）个体需要量的摄入水平。长期摄入 RNI 的水平，可以满足身体对该营养素的需要，保持健康和维持组织中适当的储备。RNI 的主要用途是作为个体每日摄入该营养素的目标值。

RNI 是以 EAR 为基础制定的。如果已知 EAR 的标准差，则 $RNI = EAR + 2SD$，其中 SD 为标准差。

3. 适宜摄入量（AI）

在个体需要量的研究资料不足而不能计算 EAR，因而不能求得 RNI 时，可设定适宜摄入量（AI）来代替 RNI。AI 是通过观察或试验获得的健康人群的某种营养素的摄入量。AI 的主要用途是作为个体营养素摄入量的目标，同时用作限制过多摄入的标准。

AI 与 RNI 的相似之处是二者都用作个体摄入的目标，能满足目标人群中几乎所有个体的需要，区别在于 AI 的准确性远不如 RNI，其值显著高于 RNI。

4. 可耐受最高摄入量（UL）

UL 是平均每日摄入营养素的最高量，这个量对一般人群中的几乎所有个体都不至于有损害。摄入量在 RNI 和 UL 之间是一个安全摄入范围，个体一般不会发生缺乏也不会中毒。当摄入量超过 UL 水平，并再继续增加时，则损害健康的危险性也随之增加。UL 的主要用途是检查个体摄入量过高的可能，避免发生中毒。在大多数情况下，UL 包括膳食、强化食物和食品营养强化剂等各种营养素之和。

鉴于我国近年来营养强化食品和膳食补充剂的日渐发展，有必要制定营养素的可耐受最高摄入量来指导安全消费。对许多营养素来说，目前还没有足够的资料来制定它们的可耐受最高摄入量，但没有可耐受最高摄入量值并不意味着过多摄入这些营养素没有潜在的危险。

应当特别强调的是，DRIs是应用于健康人的膳食营养标准，它不是一种应用于患有急性或慢性疾病的人的营养治疗标准，也不是为患有营养缺乏病的人设计的营养补充标准。

二、膳食调查

膳食调查是指通过对群体或个体在一定时间内膳食所摄取的能量和营养素数量与质量的调查，来评价被调查对象摄入的能量和营养素满足机体需要的程度。

通过膳食调查可以了解一定时间内，一定人群的膳食摄入情况及膳食结构、饮食习惯，得到的数据可以作为营养学研究的依据，也可以作为国家政府制定政策的依据，还可以作为食品企业新产品开发的数据基础，同时，相关的部门还可以根据调查结果对某一人群进行正确合理的膳食指导等。

（一）膳食调查方法

膳食调查的方法主要包括询问法（24 h 回顾法）、记账法、化学分析法、称重法、食物频数法等，这些方法可根据需要选择一种或几种进行。

1. 询问法（24 h 回顾法）

询问法是询问被调查对象在过去一段时间，如前一日至数日的食物消耗情况。

询问调查前一天的食物消耗情况，称为24 h 膳食回顾法。一般选用3～7 d 连续调查方法，此法方便简单，适用范围较广，多用于个体进食者的调查，但由于调查主要依靠应答者的记忆能力来回忆、描述他们的膳食，因此不适合年龄在7岁以下的儿童与年龄大于75岁的老人，同时，由于被调查对象记忆力或对量度的判断存在差异，结论往往出现较大差异，因此也可以用称量法作补充。

询问获得信息的方式有多种，可以通过面对面询问，使用开放式表格或事先编码好的调查表通过电话、录音机或计算机程序等进行，典型的方法是用开放式调查表进行面对面询问；食物量具通常用家用量具、食物模型或食物图谱进行估计（表3-1-1）。调查结束后，将调查期间的各类食物相加，除以调查天数即得到平均每日各类食物的摄入量。

表3-1-1　常见食物标准分量（以可食部计）

食物类型	g/份	能量/kcal	备注
谷类	50～60	160～180	面粉50 g=70～80 g 馒头 大米50 g=100～120 g 米饭
薯类	80～100	80～90	红薯80 g=马铃薯100 g （能量相当于0.5份谷类）
蔬菜类	100	15～35	高淀粉类蔬菜，如甜菜、鲜豆类，应注意能量的不同

食物类型		g/份	能量/kcal	备注
水果类		100	40 ~ 55	100 g 梨和苹果，能量相当于高糖水果如枣 20 g，柿子 65 g
畜禽肉类	瘦肉（脂肪含量 <10%）	40 ~ 50	65 ~ 80	瘦肉的脂肪含量 <10% 肥瘦肉的脂肪含量 10% ~ 35%
	肥瘦肉（脂肪含量 10% ~ 35%）	20 ~ 25	65 ~ 80	肥肉、五花肉脂肪含量一般超过 50%，应减少食用
水产品类	鱼类	40 ~ 50	50 ~ 60	鱼类蛋白质含量 15% ~ 20%，脂肪 1% ~ 8%
	虾贝类		35 ~ 50	虾贝类蛋白质含量 5% ~ 15%，脂肪 0.2% ~ 2%
蛋类（含蛋白质 7 g）		40 ~ 50	65 ~ 80	一般鸡蛋 50 g，鹌鹑蛋 100 g，鸭蛋 80 g 左右
大豆类（含蛋白质 7 g）		20 ~ 25	65 ~ 80	黄豆 20 g = 北豆腐 60 g = 南豆腐 110 g = 内酯豆腐 120 g = 豆干 45 g = 豆浆 360 ~ 380 mL
坚果类（含油脂 5 g）		10	40 ~ 55	淀粉类坚果相对能量低，如葵花子仁 10 g = 板栗 25 g = 莲子 20 g
乳制品	全脂（含蛋白质 2.5% ~ 3.0%）	200 ~ 250 mL	110	200 mL 液态奶 = 20 ~ 25 g 奶酪 = 20 ~ 30 g 奶粉 全脂液态奶 脂肪含量约 3% 脱脂液态奶 脂肪含量约 <0.5%
	脱脂（含蛋白质 2.5% ~ 3.0%）	200 ~ 250 mL	55	
水		200 ~ 250 mL	0	

询问法对调查员的要求较高，在了解市场上主副食供应的品种和价格，食物生熟比和体积之间的关系（即按食物的体积能准确估计其生重值）基础上，还要求掌握就餐时每人摄入的比例，才能准确计算出每人的实际摄入量；在询问过程中，调查人员应态度诚恳，善于沟通，才能获得较准确的食物消耗资料。

2. 记账法

记账法是对建立有伙食账目及进餐人数登记的集体单位进行一段时间膳食调查，可根据该单位每日购买食物的发票和账目、就餐人数的记录，得到在一定期限内的各种食物消耗总量和就餐者的人数，从而计算出平均每人每日的食物消耗量，再按照食物成分表计算这些食物所供给的能量和营养素数量。记账法可以调查较长时期的膳食，在记录精确和每餐用餐人数统计确定的情况下，能够得到较准确的结果，与其他方法相比较，不但可以调查长时期的膳食，而且适用于进行全年不同季节的调查。

该法简便、费用少、易于掌握、调查期限可以相对较长，从而代表性较好，但该方法适用范围较窄，且由于无法记录调查期间食物废弃的情况，因此调查结果准确性较差；同时调查结果只能得到全家或集体中人均的膳食摄入量，难以分析个体膳食摄入情况。该法适用于家庭调查，也适用于托幼机关、中小学校或部队的调查。记账法调查内容包括食物消费量登记和进餐人数登记。

3. 称量法

称量法是对某膳食单位（集体食堂或家庭）一定时期内所消耗的食物称量记录，并根据同一时期进餐人数，计算出每人每日各种食物的平均摄入量。该方法准确，操作简单，费用低，但是费事、费人力，不宜做大规模的调查，主要是用于集体机构膳食调查或某些特殊研究的家庭膳食调查。称量法调查内容包括食物消费量登记和进餐人数登记。

4. 食物频数法/食物频率法

食物频率法是估计被调查者在指定的一段时期内吃某些食物的频率的一种方法。这种方法以问卷形式进行膳食调查，以调查个体经常性的食物摄入种类，根据每日、每周、每月甚至每年所食各种食物的次数或食物的种类来评价膳食营养状况。在实际使用中，可分为定性、定量和半定量的食物频率法。近年来被应用于了解一定时间内的日常摄入量，以研究既往膳食习惯和某些慢性疾病的关系。

食物频数法问卷包括食物名单和食物的频率两个方面，即在一定时期内所食某种食物的次数。食物频数法的优点是能够迅速得到平时食物摄入的种类、频率及每次摄取的平均估计量，反映了长期营养素的摄取模式，调查时被调查者的饮食习惯不受影响，调查方法简单且费用低；缺点是对过去一段时期内摄取食物的回忆，增加了被调查者的负担，同时与其他调查方法相比，对食物份额大小的量化准确度不高。

5. 化学分析法

化学分析法是将被调查对象一日中所食用的同样分量的全部食物收集齐全，在实验室通过化学分析，直接测得各营养素的含量及能量摄取量。该方法的优点是能够准确得到各营养素的实际摄入量，但是要求条件高，方法复杂，需要精密的科学试验，仅适用于较小规模的膳食调查。

(二) 膳食调查注意事项

（1）调查期间不要忽视三餐之外的各种小杂粮和零食的登记，如绿豆、糖果、蛋类等。

（2）在称量法和记账法调查中，很多食物称量不到其可食部的净重。如调查的某种食物为市品量（毛重），计算食物营养成分应按照市品计算；根据需要也可以按食物成分表中各种食物的可食的百分比转换成可食部数量。

（3）为了使调查结果具有良好的代表性和真实性，最好在不同的季节分次进行调查，一般每年应进行 4 次，至少应在春冬季和夏秋季进行一次，调查对象的选择和样本量的大小应具有足够的代表性。

（4）在集体就餐的伙食单位（如幼儿园、学校和部队），如果不需要个人食物摄入量的数据，只要平均值，则可以不称量每人每天摄入的熟重，只称量总的熟食量，然后减去剩余量，再被进餐人数平均，即可以得出平均每人每天的食物摄入量。

（5）由于被调查人员年龄、性别等相差较大，因此需要按混合系数计算其营养素摄取量与要求。

三、膳食营养分析和评价

(一) 膳食调查结果分析

将膳食调查所得资料进行整理，得到平均每人每日各种食物的摄取量，再根据《中国食物成分表》将摄取的各种食物进行分析，计算平均每人每日膳食总能量和营养素摄入量。计算时可采用统计分析表格，见表 3-1-2。

表3-1-2　能量和营养素统计分析表格

类别	原料名称	质量/g	能量/kJ	蛋白质/g	脂肪/g	碳水化合物/g	维生素A/μgRE	胡萝卜素/μg	硫胺素/mg	核黄素/mg	烟酸/mg	维生素C/mg	钙/mg	铁/mg	锌/mg	硒/μg
谷类	米															
	标准粉															
	小计															
薯类	小计															
畜禽肉	小计															
鱼类	小计															
豆类及其制品	小计															
合计																

（二）膳食调查结果评价

根据膳食调查数据的分析，从以下几个方面评价膳食状况。

1. 各种营养素和能量的摄入分析

将膳食调查的能量和各种营养素摄入量与膳食推荐摄入量比较，如果相差在±10%以内则认为该人群膳食状况比较合理。

2. 三大供能营养素的比例分析

计算三大产热营养素提供的能量占一天摄取总能量的比例，蛋白质、脂肪、碳水化合物供能比在10%~15%：20%~30%：55%~65%可以认为是合理的。

3. 三餐能量供给比分析

分别计算早餐、午餐、晚餐摄入能量，三餐供能比在30%：40%：30%为合理。

4. 蛋白质来源分析

将动物性食物、植物性食物和大豆提供蛋白质分别计算，如果动物性食物提供蛋白质占一天蛋白质1/3，或动物蛋白与大豆蛋白之和占一天蛋白质的1/2，则认为合理。

5. 脂肪来源分析

由油脂提供的脂肪不超过25~30 g为合理。

6. 矿物质中钙和铁来源分析

考虑到钙、铁吸收受到多种因素的影响，通常认为膳食中动物性食物提供的钙占摄入量的 1/3 为比较合理，同样膳食中由动物性食物提供的铁占摄入量的 1/3 比较合理。

实训 1

膳食营养状况调查与评价

【概念】

运用调查检验手段准确了解某一人群或个体各种营养指标的水平，用来判定其当前营养状况。

【实训目的】

了解居民膳食营养摄取情况与其 DRIs 之间的对比。

了解与营养状况有密切关系的居民体质与健康状态，发现营养不平衡人群，为进一步的营养监测和研究营养政策提供基础资料。

通过综合/专题性研究（如地方病、疾病与营养关系），研究某些生理常数、营养水平判定指标，复核营养参考摄入量。

【实训内容】

膳食调查、人体营养水平鉴定、人体测量、营养不足或过剩的临床检查。

【实训方法】

称量法（称重法）、查账法、24 h 回顾法、化学分析法。

实训 2

营养项目问卷设计

【实训目的】

通过对不同人群的营养问卷设计，掌握所要了解的营养问题在设计问卷时应该注意的问题，使问卷调查内容全面、特点突出、抓住问题重点。

【实训内容】

设计营养调查问卷：

调查问卷应该根据教材中的食物与健康内容及目前我国存在的营养问题，由课题小组讨论自行设计，其内容可以包括：

①膳食指南、膳食宝塔及其他有关的营养知识共 10 题；

②薯类、肉类、鱼虾类、蛋类、奶类、豆类、蔬菜、水果 8 类食物前 1 周消费频率；

③早餐就餐情况，分为每天吃、有时吃、从来不吃；

④早餐营养质量；

⑤不同人群的问卷调查，包括幼儿、学龄前儿童、青少年（男、女）、中年（男、女）人群、老年人群、慢性疾病群体等；

⑥不同人群对于零食的摄入情况。

项目小结

　　本项目主要讲述了营养（生理）需要量、膳食营养素供给量、膳食营养素参考摄入量，包括平均需要量（EAR）、推荐摄入量（RNI）、适宜摄入量（AI）和可耐受最高摄入量（UL）的概念及主要用途；膳食调查的基本概念、膳食调查的方法及结果评价。

项目测试

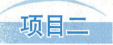

膳食结构与膳食指南

项目二

思考问题

1. 一般人群的膳食指南内容有哪些？
2. 膳食宝塔有几层？包括哪些内容？
3. 如何应用膳食宝塔指导膳食？

项目导读

日本著名长寿学家总结 25 国长寿村饮食秘诀

长寿有什么秘诀呢？为此，日本的著名长寿学家、世界卫生组织循环器官疾病专业委员家森幸男博士走遍了 25 个国家，探究 25 国长寿村的饮食秘诀，分析他们到底是吃了什么东西或是坚持什么习惯而可以健康长寿的。

爱吃肉怎么能长寿？一般来说，人吃肉多，血液中的胆固醇含量就高，它们会堵塞血管引发心脏病。而爱吃肉的格鲁吉亚人血液中的胆固醇含量却不高，心脏病的致死率也非常低，有着众多的百岁老人。原因就在于他们吃肉的方法很独特：把肉煮熟后，去除肥肉，只吃蛋白质最丰富的瘦肉。吃时搭配着梅子干，能起到畅通血管的作用；还要搭配芹菜等大量的蔬菜，它们具有很强的抗氧化作用，是延缓衰老的功臣。另外，当地人吃葡萄时喜欢把皮和籽一起嚼碎吃下去，葡萄皮里含有大量食物纤维，葡萄籽里的不饱和脂肪酸和抗氧化物质则能起到降低胆固醇的作用。

法国也是典型的吃肉能长寿的国家，秘密就在于他们所喝的葡萄酒中含有大量多酚，可以防止人体中的胆固醇被氧化、堵塞血管。多酚和酒精结合在一起更为稳定，容易被人体吸收。另外，检测中发现，法国人体内的牛磺酸含量特别高。乌贼、章鱼和各种鱼贝类食物，以及动物内脏是含牛磺酸最多的食物，人体摄入牛磺酸越多，越不容易罹患心肌梗死。

吃盐多怎么控制血压？众所周知，吃盐多是造成血压上升的一个重要原因，除减少吃盐量外，也可以学法国人多喝矿泉水。矿泉水中含有大量的镁和钙，能帮助把过多的盐分排出体外，从而降低血压。还有日本冲绳人，他们喜欢吃用取自大海的盐卤成的豆腐，其中含有一定的镁。非洲坦桑尼亚马赛族人则把玉米和小麦连壳碾碎做成主食，其中含大量的食物纤维和钾。研究显示，钾、镁能起到中和钠的作用，对抗由钠引起的血压升高和血管损伤。

长寿的七大秘诀如下：

（1）有一个健康的生活方式。不爱运动的人患有心脏疾病和中风的风险要比常人高两倍。除此之外，缺乏体力劳动的人将会减少将近4年的寿命。

（2）控制胆固醇水平。心脏专家提醒大家，过高的胆固醇水平会增加心脏病和中风的风险。

（3）正确的饮食。健康的生活方式从正确饮食开始。对于未来的长寿者们特别重要的是需要食用更多纤维、谷物、新鲜的蔬菜和水果。

（4）控制血压。高血压、心脏病在世界上具有"沉默杀手"之称。如果血压在控制范围之内，那么就可能及时地预防疾病，同时中风的风险减少40%，心脏病发作的风险减少25%。

（5）与多余的体重做斗争。多余的体重——心脏病与中风发病的主要因素，肥胖会使寿命减少大约4年。

（6）控制血糖并知道糖尿病伴随的威胁。特别是糖尿病会增加血压升高、动脉硬化、冠状动脉心脏病和中风的风险。

（7）不要抽烟。由于这个坏习惯每年数以万计的人提前丧生。顺便一提，如果人们戒烟了，那么患有心脏病和中风的风险会减少。

长寿有秘诀，同样也没有什么神秘的地方，只要我们养成良好的生活饮食习惯，保持良好的心态等，相信长寿秘诀已是公开的秘密。

膳食结构是指膳食中各类食物的数量及其在膳食中所占的比重，由于影响膳食结构的这些因素是在逐渐变化的，所以膳食结构不是一成不变的，人们可以通过均衡调节各类食物所占的比重，充分利用食品中的各种营养，达到膳食平衡，促使其向更利于健康的方向发展。

一、膳食结构

（一）膳食结构类型

当今世界按动、植物性食物来源，膳食结构可分为以下四大类型。

1. 动物性食物为主

以欧美等发达国家为代表。此类膳食的优点是膳食质量好，即蛋白质的数量和质量好，某些矿物质和维生素，如钙、维生素A等较丰富；但最大的问题是存在着高热能、高脂肪、高蛋白、低纤维（"三高一低"）的缺陷，易诱发肥胖症、高脂血症、冠心病、糖尿病、脂肪肝等所谓富裕性疾病。

2. 植物性食物为主

以大部分发展中国家的膳食为代表。此类膳食虽然没有欧美发达国家"三高一低"膳食的缺陷，但膳食质量较差，如蛋白质和脂肪的数量均较低，蛋白质质量也较差。某些矿物质和维生素常显不足，易患营养缺乏病。

3. 动、植物性食物摄取比较均衡

以日本的膳食为代表。此类膳食既保持了以植物性食物为主的东方人膳食的优点，又避免了西方"三高一低"膳食的缺陷。

4. 地中海式膳食模式

该膳食结构以地中海命名，是因为该膳食结构的特点是居住在地中海地区的居民所特

有的，膳食中富含植物性食物，食物的加工程度低，新鲜度较高，橄榄油是主要的食用油，饱和脂肪所占比例较低。每天食用适量奶酪和酸奶，每周食用适量鱼、禽，每月食用几次红肉（猪、牛和羊肉及其产品），新鲜水果作为典型的每日餐后食品，大部分成年人有饮用葡萄酒的习惯。此膳食结构的突出特点是饱和脂肪摄入量低，膳食含大量复合碳水化合物，蔬菜、水果摄入量较高。

该膳食结构与地中海地区居民心脑血管疾病发生率很低有关。

（二）中国居民的膳食结构

中国居民的膳食结构绝大多数以植物性食物为主。但新中国成立后随着人民生活水平的提高，膳食结构发生了明显变化。其中以大城市的变化更为明显。变化特点是：粮食消费下降，动物性食物成倍增加。据1992年调查，上海居民人均日消费植物性食物792 g，其中谷类388 g、薯类17 g、豆制品12 g、蔬菜和水果合计357 g，比1982年减少了124 g，其中谷类减少了114 g（23%）。人均日动物性食物消费258 g，其中肉类73 g、禽23 g、奶及奶制品43 g、蛋29 g、鱼90 g，比1982年多消费155 g（2.5倍）。

随着膳食结构的变化，营养组成也发生了明显变化。特点是：碳水化合物摄入量下降，脂肪摄入量上升。据1992年调查，上海居民膳食中碳水化合物提供的热能占总热能的59%，比1982年下降了10%；由脂肪提供的热能占总热能的27.9%~31.2%，比1982年明显增加，已接近或超过了世界卫生组织（World Health Organization，WHO）建议不超过30%的限值。

膳食结构和营养组成的变化既对人们的健康状况产生了好的影响，也带来了一些不利的影响。好的影响，主要反映在儿童生长发育良好；不良影响主要表现在某些营养素不足，如钙、铁、维生素A、维生素B_2依然摄入不足，而"富裕型"疾病不断增加。

从全国看，膳食结构的变化趋势，特别是几个大城市的变化趋势与上海的变化趋势是一致的，当然还有快慢之分，而个别尚未脱贫的地区，仍以营养摄入不足为主。无论是不足，还是过剩，都存在一个调整膳食结构的问题。总的调整原则，如同我国古代医学的经典著作《黄帝内经》所述："五谷为养，五畜为益，五果为助，五菜为充"。这四句话既阐明了合理膳食应当包括的食物种类，又阐明了各类食物在合理膳食中应占的比重。至今，仍不失为合理膳食结构的模板。

二、中国居民膳食指南与中国居民平衡膳食宝塔

（一）中国居民膳食指南

"民以食为天"，吃，不仅是维持生命的最基本的行为，吃得科学、合理也可以保持营养良好、预防慢性病，并能让健康状态更持久。自1989年首次发布《中国居民膳食指南》以来，我国已先后于1997年、2007年、2016年进行了三次修订并发布，在不同时期对指导居民通过平衡膳食改变营养健康状况、预防慢性病、增强健康素质等发挥了重要的作用。

在国家卫生健康委等有关部门的指导下，中国营养学会组织近百位专家对《中国居民膳食指南》再次进行了修订，经过几年的努力，在对近年来我国居民膳食结构和营养健康状况变化做充分调查的基础上，依据营养科学原理和最新科学证据，结合当前疫情常态化防控和制止餐饮浪费等有关要求，形成《中国居民膳食指南研究报告》，并在此基础上顺利

完成《中国居民膳食指南》的修订。

《中国居民膳食指南（2022）》郑重遴选 8 条基本准则，作为 2 岁以上健康人群合理膳食的必须遵循原则，强调了膳食模式、饮食卫生、三餐规律、饮水和食品的选购、烹饪的实践能力。

《中国居民膳食指南（2022）》主要内容如下。

1. 食物多样，合理搭配

（1）坚持谷类为主的平衡膳食模式。

（2）每天的膳食应包括谷薯类、蔬菜水果、畜禽鱼蛋奶和豆类食物。

（3）平均每天摄入 12 种以上食物，每周 25 种以上，合理搭配。

（4）每天摄入谷类食物 200～300 g，其中包含全谷物和杂豆类 50～150 g；薯类 50～100 g。

2. 吃动平衡，健康体重

（1）各年龄段人群都应天天进行身体活动，保持健康体重。

（2）食不过量，保持能量平衡。

（3）坚持日常身体活动，每周至少进行 5 天中等强度身体活动，累计 150 分钟以上；主动身体活动最好每天 6 000 步。

（4）鼓励适当进行高强度有氧运动，加强抗阻运动，每周 2～3 天。

（5）减少久坐时间，每隔一小时起来动一动。

3. 多吃蔬果、奶类、全谷、大豆

（1）蔬菜水果、全谷物和奶制品是平衡膳食的重要组成部分。

（2）餐餐有蔬菜，保证每天摄入不少于 300 g 的新鲜蔬菜，深色蔬菜应占 1/2。

（3）天天吃水果，保证每天摄入 200～350 g 的新鲜水果，果汁不能代替鲜果。

（4）吃各种各样的奶制品，摄入量相当于每天 300 mL 以上液态奶。

（5）经常吃全谷物、大豆制品，适量吃坚果。

4. 适量吃鱼、禽、蛋、瘦肉

（1）鱼、禽、蛋类和瘦肉摄入要适量，平均每天 120～200 g。

（2）每周最好吃鱼 2 次或 300～500 g，蛋类 300～350 g，畜禽肉 300～500 g。

（3）少吃深加工肉制品。

（4）鸡蛋营养丰富，吃鸡蛋不弃蛋黄。

（5）优先选择鱼，少吃肥肉、烟熏和腌制肉制品。

5. 少盐少油，控糖限酒

（1）培养清淡饮食习惯，少吃高盐和油炸食品。成年人每天摄入食盐不超过 5 g，烹调油 25～30 g。

（2）控制添加糖的摄入量，每天不超过 50 g，最好控制在 25 g 以下。

（3）反式脂肪酸每天摄入量不超过 2 g。

（4）不喝或少喝含糖饮料。

（5）儿童、青少年、孕妇、乳母以及慢性病患者不应饮酒。成年人如饮酒，一天饮用的酒精量不超过 15 g。

6. 规律进餐，足量饮水

（1）合理安排一日三餐，定时定量，不漏餐，每天吃早餐。

（2）规律进餐、饮食适度，不暴饮暴食、不偏食挑食、不过度节食。

（3）足量饮水，少量多次。在温和气候条件下，低身体活动水平成年男性每天喝水1 700 mL，成年女性每天喝水1 500 mL。

（4）推荐喝白水或茶水，少喝或不喝含糖饮料，不用饮料代替白水。

7. 会烹会选，会看标签

（1）在生命的各个阶段都应做好健康膳食规划。

（2）认识食物，选择新鲜的、营养素密度高的食物。

（3）学会阅读食品标签，合理选择预包装食品。

（4）学习烹饪、传承传统饮食，享受食物天然美味。

（5）在外就餐，不忘适量与平衡。

8. 公筷分餐，杜绝浪费

（1）选择新鲜卫生的食物，不食用野生动物。

（2）食物制备生熟分开，熟食二次加热要热透。

（3）讲究卫生，从分餐公筷做起。

（4）珍惜食物，按需备餐，提倡分餐不浪费。

（5）做可持续食物系统发展的践行者。

（二）中国居民平衡膳食宝塔

每个国家均选择一个对本国人口具有文化特色的食物指南图形，并打造成为一个国家营养传播和教育战略的重要标志。我国从1997年起，一直是膳食宝塔，2016年增加了太极平衡餐盘和儿童用的算盘。

中国居民平衡膳食宝塔（Chinese Food Guide Pagoda，以下简称"宝塔"）是根据《中国居民膳食指南（2022）》的准则和核心推荐，把平衡膳食原则转化为各类食物的数量和所占比例的图形化表示（图3-2-1）。

中国居民平衡膳食宝塔形象化的组合，遵循了平衡膳食的原则，体现了在营养上比较理想的基本食物构成。宝塔共分5层，各层面积大小不同，体现了5大类食物和食物量的多少。5大类食物包括谷薯类、蔬菜水果、畜禽鱼蛋奶类、大豆和坚果类以及烹调用油盐。食物量是根据不同能量需要量水平设计，宝塔旁边的文字注释，标明了在1 600~2 400 kcal能量需要量水平时，一段时间内成年人每人每天各类食物摄入量的建议值范围。

1. 膳食宝塔结构

膳食宝塔共分五层，包含我们每天应吃的主要食物种类。膳食宝塔各层位置和面积不同，这在一定程度上反映出各类食物在膳食中的地位和应占的比重。谷薯类食物位居底层。

膳食宝塔强调足量饮水的重要性。在温和气候条件下生活的轻体力活动的成年人每日饮水1 500~1 700 mL。在高温或重体力劳动的条件下，应适当增加。饮水不足或过多都会对人体健康带来危害。饮水应少量多次，要主动，不要感到口渴时再喝水。

目前我国大多数成年人身体活动不足或缺乏体育锻炼，应改变久坐少动的不良生活方式，养成每天运动的习惯，坚持每天多做一些消耗体力的活动。建议成年人每天进行累计相当于步行 6 000 步以上的身体活动，如果身体条件允许，最好进行 30 分钟中等强度的运动。

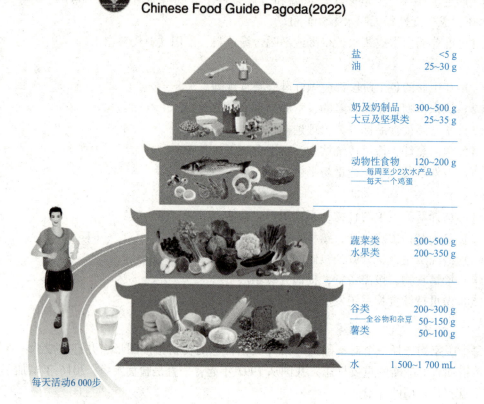

图 3 - 2 - 1　中国居民平衡膳食宝塔

2. 膳食宝塔建议的食物量

第一层：谷薯类食物

谷薯类是膳食能量的主要来源（碳水化合物提供总能量的 50% ~ 65%），也是多种微量营养素和膳食纤维的良好来源。膳食指南中推荐 2 岁以上健康人群的膳食应做到食物多样、合理搭配。谷类为主是合理膳食的重要特征。在 1 600 ~ 2 400 kcal 能量需要量水平下的一段时间内，建议成年人每人每天摄入谷类 200 ~ 300 g，其中包含全谷物和杂豆类 50 ~ 150 g；另外，薯类 50 ~ 100 g，从能量角度，相当于 15 ~ 35 g 大米。

谷类、薯类和杂豆类是碳水化合物的主要来源。谷类包括小麦、稻米、玉米、高粱等及其制品，如米饭、馒头、烙饼、面包、饼干、麦片等。全谷物保留了天然谷物的全部成分，是理想膳食模式的重要组成，也是膳食纤维和其他营养素的来源。杂豆包括大豆以外的其他干豆类，如红小豆、绿豆、芸豆等。我国传统膳食中整粒的食物常见的有小米、玉米、绿豆、红豆、荞麦等，现代加工产品有燕麦片等，因此把杂豆与全谷物归为一类。2 岁以上人群都应保证全谷物的摄入量，以此获得更多营养素、膳食纤维和健康益处。薯类包括马铃薯、红薯等，可替代部分主食。

第二层：蔬菜水果

蔬菜水果是膳食指南中鼓励多摄入的两类食物。在 1 600～2 400 kcal 能量需要量水平下，推荐成年人每天蔬菜摄入量至少达到 300 g，水果 200～350 g。蔬菜水果是膳食纤维、微量营养素和植物化学物的良好来源。蔬菜包括嫩茎、叶、花菜类、根菜类、鲜豆类、茄果瓜菜类、葱蒜类、菌藻类及水生蔬菜类等。深色蔬菜是指深绿色、深黄色、紫色、红色等有颜色的蔬菜，每类蔬菜提供的营养素略有不同，深色蔬菜一般富含维生素、植物化学物和膳食纤维，推荐每天占总体蔬菜摄入量的 1/2 以上。

水果多种多样，包括仁果、浆果、核果、柑橘类、瓜果及热带水果等。推荐吃新鲜水果，在鲜果供应不足时可选择一些含糖量低的干果制品和纯果汁。

第三层：鱼、禽、肉、蛋等动物性食物

鱼、禽、肉、蛋等动物性食物是膳食指南推荐适量食用的食物。在 1 600～2 400 kcal 能量需要量水平下，推荐每天鱼、禽、肉、蛋摄入量共计 120～200 g。

新鲜的动物性食物是优质蛋白质、脂肪和脂溶性维生素的良好来源，建议每天畜禽肉的摄入量为 40～75 g，少吃加工类肉制品。目前我国汉族居民的肉类摄入以猪肉为主，且增长趋势明显。猪肉含脂肪较高，应尽量选择瘦肉或禽肉。常见的水产品包括鱼、虾、蟹和贝类，此类食物富含优质蛋白质、脂类、维生素和矿物质，推荐每天摄入量为 40～75 g，有条件可以优先选择。蛋类包括鸡蛋、鸭蛋、鹅蛋、鹌鹑蛋、鸽子蛋及其加工制品，蛋类的营养价值较高，推荐每天 1 个鸡蛋（相当于 50 g 左右），吃鸡蛋不能丢弃蛋黄，蛋黄含有丰富的营养成分，如胆碱、卵磷脂、胆固醇、维生素 A、叶黄素、锌、B 族维生素等，无论对多大年龄人群都具有健康益处。

第四层：奶类、大豆和坚果

奶类和豆类是鼓励多摄入的食物。奶类、大豆和坚果是蛋白质和钙的良好来源，营养素密度高。在 1 600～2 400 kcal 能量需要量水平下，推荐每天应摄入至少相当于鲜奶 300 g 的奶类及奶制品。在全球奶制品消费中，我国居民摄入量一直很低，多吃各种各样的乳制品，有利于提高乳类摄入量。

大豆包括黄豆、黑豆、青豆，其常见的制品如豆腐、豆浆、豆腐干及千张等。坚果包括花生、葵花子、核桃、杏仁、榛子等，部分坚果的营养价值与大豆相似，富含必需脂肪酸和必需氨基酸。推荐大豆和坚果摄入量共 25～35 g，其他豆制品摄入量需按蛋白质含量与大豆进行折算。坚果无论作为菜肴还是零食，都是食物多样化的良好选择，建议每周摄入 70 g 左右（相当于每天 10 g 左右）。

第五层：烹调油和盐

油盐作为烹饪调料必不可少，但建议尽量少用。推荐成年人平均每天烹调油不超过 25～30 g，食盐摄入量不超过 5 g。按照 DRIs 的建议，1～3 岁人群膳食脂肪供能比应占膳食总能量 35%；4 岁以上人群占 20%～30%。在 1 600～2 400 kcal 能量需要量水平下脂肪的摄入量为 36～80 g。其他食物中也含有脂肪，在满足平衡膳食模式中其他食物建议量的前提下，烹调油需要限量。按照 25～30 g 计算，烹调油提供 10% 左右的膳食能量。烹调油包括各种动植物油，植物油如花生油、大豆油、菜籽油、葵花籽油等，动物油如猪油、牛油、黄油等。烹调油也要多样化，应经常更换种类，以满足人体对各种脂肪酸的需要。

我国居民食盐用量普遍较高，盐与高血压关系密切，限制食盐摄入量是我国长期行动目标。除了少用食盐外，也需要控制隐形高盐食品的摄入量。

酒和添加糖不是膳食组成的基本食物，烹饪使用和单独食用时也都应尽量避免。

身体活动和水的图示仍包含在可视化图形中，强调增加身体活动和足量饮水的重要性。水是膳食的重要组成部分，是一切生命活动必需的物质，其需要量主要受年龄、身体活动、环境温度等因素的影响。低身体活动水平的成年人每天至少饮水 1 500 ~ 1 700 mL（7 ~ 8 杯）。在高温或高身体活动水平的条件下，应适当增加饮水量。饮水或过多都会对人体健康带来危害。来自食物中水分和膳食汤水大约占 1/2，推荐一天中饮水和整体膳食（包括食物中的水，如汤、粥、奶等）水摄入共计 2 700 ~ 3 000 mL。

身体活动是能量平衡和保持身体健康的重要手段。运动或身体活动能有效地消耗能量，保持精神和机体代谢的活跃性。鼓励养成天天运动的习惯，坚持每天多做一些消耗能量的活动。推荐成年人每天进行至少相当于快步走 6 000 步以上的身体活动，每周最好进行 150 分钟中等强度的运动，如骑车、跑步、庭院或农田的劳动等。一般而言，低身体活动水平的能量消耗通常占总能量消耗的 1/3 左右，而高身体活动水平者可高达 1/2。加强和保持能量平衡，需要通过不断摸索，关注体重变化，找到食物摄入量和运动消耗量之间的平衡点。

（三）中国居民平衡膳食宝塔的应用

1. 确定适合自己的能量水平

膳食宝塔中建议的每人每日各类食物适宜摄入量范围适用于一般健康成人，在实际应用时要根据个人年龄、性别、身高、体重、劳动强度、季节等情况适当调整。年轻人、身体活动强度大的人需要的能量高，应适当多吃些主食；年老、活动少的人需要的能量少，可少吃些主食。能量是决定食物摄入量的首要因素，一般来说人们的进食量可自动调节，一个人的食欲得到满足时，对能量的需要也就会得到满足。但由于人们膳食中脂肪摄入的增加和日常身体活动减少，许多人目前的能量摄入超过了自身的实际需要。对于正常成人，体重是判定能量平衡的最好指标，每个人应根据自身的体重及变化适当调整食物的摄入，主要应调整的是含能量较多的食物。

2. 根据自己的能量水平确定食物需要

膳食宝塔建议的各类食物摄入量是一个平均值。每日膳食中应尽量包含膳食宝塔中的各类食物。但无须每日都严格按照膳食宝塔建议的各类食物的量吃。如烧鱼比较麻烦，就不一定每天都吃 40 ~ 75 g 鱼，可以改成每周吃 2 ~ 3 次鱼、每次 150 ~ 175 g 较为切实可行。实际上平日喜欢吃鱼的多吃些鱼、愿吃鸡的多吃些鸡都无妨碍，重要的是一定要经常遵循膳食宝塔各层中各类食物的大体比例。在一段时间内，如一周，各类食物摄入量的平均值应当符合膳食宝塔的建议量。

从事轻微体力劳动的成年男子如办公室职员等，可参照中等能量（2 400 kcal）膳食来安排自己的进食量；从事中等强度体力劳动者：如钳工、卡车司机和一般农田劳动者可参照高能量（2 800 kcal）膳食进行安排；不参加劳动的老年人可参照低能量（1 800 kcal）膳食来安排。女性一般比男性的食量小，因为女性体重较轻及身体构成与男性不同。女性需要的能量往往比从事同等劳动的男性低 200 kcal 或更低些。一般来说，人们的进食量可自动调节，当一个人的食欲得到满足时，他对能量的需要也就会得到满足。

3. 同类互换，调配丰富多彩的膳食

人们吃多种多样的食物不仅是为了获得均衡的营养，也是为了使饮食更加丰富多彩以满足人们的口味享受。假如人们每天都吃同样的 40 g 肉、30 g 豆，难免久食生厌，那么合理营养也就无从谈起了。宝塔包含的每一类食物中都有许多的品种，虽然每种食物都与另一种不完全相同，但同一类中各种食物所含营养成分往往大体上近似，在膳食中可以互相替换。

应用平衡膳食宝塔应当把营养与美味结合起来，按照同类互换、多种多样的原则调配一日三餐。同类互换就是以粮换粮、以豆换豆、以肉换肉。例如，大米可与面粉或杂粮互换，馒头可以和相应量的面条、烙饼、面包等互换；大豆可与相当量的豆制品或杂豆类互换；瘦猪肉可与等量的鸡肉、鸭肉、牛肉、羊肉、兔肉互换，鱼可与虾、蟹等水产品互换；牛奶可与羊奶、酸奶、奶粉或奶酪等互换。

多种多样就是选用品种、形态、颜色、口感多样的食物，变换烹调方法。例如，每日吃 30 g 豆类及豆制品，掌握了同类互换多种多样的原则就可以变换出数十种吃法，可以全量互换，即全换成相当量的豆浆或熏干，今天喝豆浆，明天吃熏干；也可以分量互换，如1/3 换豆浆、1/3 换腐竹、1/3 换豆腐。早餐喝豆浆、中餐吃凉拌腐竹、晚餐再喝碗酸辣豆腐汤。几类常见食物的互换即食物交换份法营养配餐在后面详细阐述。

4. 要合理分配三餐食量

我国多数地区居民习惯于一天吃三餐，三餐食物量的分配及间隔时间应与作息时间和劳动状况相匹配。一般早、晚餐各占 30%，午餐占 40% 为宜，特殊情况可适当调整。通常上午的工作学习都比较紧张，营养不足会影响学习工作效率，所以，早餐应当是正正经经的一顿饭。早餐除主食外，至少应包括奶、豆、蛋、肉中的一种并搭配适量蔬菜或水果。

5. 要因地制宜充分利用当地资源

我国幅员辽阔，各地的饮食习惯及物产不尽相同，只有因地制宜充分利用当地资源才能有效地应用平衡膳食宝塔。例如，牧区奶类资源丰富，可适当提高奶类摄取量；渔区可适当提高鱼及其他水产品摄取量；农村山区则可利用山羊奶及花生、瓜子、核桃、榛子等资源。在某些情况下，由于地域、经济或物产所限无法采用同类互换时，也可以暂用豆类代替乳类、肉类；或用蛋类代替鱼、肉；不得已时也可用花生、瓜子、榛子、核桃等干坚果代替肉、鱼、奶等动物性食物。

6. 要养成习惯，长期坚持

膳食对健康的影响是长期的结果。应用于平衡膳食宝塔需要自幼养成习惯，并坚持不懈，才能充分体现其对健康的重大促进作用。

宝塔建议的各类食物的摄入量一般是指食物的生重。各类食物的组成是根据全国营养调查中居民膳食的实际情况计算的，所以，每一类食物的质量不是指某一种具体食物的质量。

（1）谷类。谷类是面粉、大米、玉米粉、小麦、高粱等的总和。它们是膳食中能量的主要来源，在农村中也往往是膳食中蛋白质的主要来源。多种谷类掺着吃比单吃一种好，特别是以玉米或高粱为主要食物时，应当更重视搭配一些其他的谷类或豆类食物。加工的谷类食品如面包、烙饼、切面等应折合成相当的面粉量来计算。

（2）蔬菜和水果。蔬菜和水果经常放在一起，因为它们有许多共性。但蔬菜和水果终

究是两类食物，各有优势，不能完全相互替代。尤其是儿童，不可只吃水果不吃蔬菜。蔬菜、水果的质量按市售鲜重计算。

一般来说，红色、绿色、黄色较深的蔬菜和深黄水果含营养素比较丰富，所以应多选用深色蔬菜和水果。

（3）鱼、肉、蛋。鱼、肉、蛋归为一类，主要提供动物性蛋白质和一些重要的矿物质和维生素。但它们彼此间也有明显区别。

鱼、虾及其他水产品含脂肪很低，有条件可以多吃一些。这类食物的质量是按购买时的鲜重计算。肉类包含畜肉、禽肉及内脏，质量是按屠宰清洗后的质量来计算。这类食物尤其是猪肉含脂肪较高，所以，生活富裕时也不应吃过多肉类。蛋类含胆固醇相当高，一般每天不超过一个为好。

（4）奶类和豆类食品。奶类及奶制品目前主要包含鲜牛奶和奶粉。宝塔建议的100 g按蛋白质和钙的含量来折合约相当于鲜奶200 g或奶粉28 g。中国居民膳食中普遍缺钙，奶类应是首选补钙食物，很难用其他食物代替。有些人饮奶后有不同程度的肠胃不适，可以试用酸奶或其他奶制品。豆类及豆制品包括许多品种，可根据其提供的蛋白质折合为相应的大豆或豆腐干等。

案例分析

25岁女教师，早餐摄入了5种食品，包括：牛奶250 g，燕麦片50 g，西式方火腿20 g，鸡蛋1个62 g，橘子1个110 g。请计算她的早餐热能、蛋白质、维生素A、维生素B_2、钙、脂肪摄入量。将计算结果与DRI对比，并进行评价。鸡蛋食部为88%，橘子为90%，其他食品为100%。调查对象为轻活动量女性，未怀孕哺乳。分析其三大营养素能量比，分析其优质蛋白质比例，对这份早餐进行评价。看到计算所得数字之后，你认为这份早餐是否符合平衡膳食的标准？有哪些优点和缺点？如果不符合标准，你认为可以如何改进？如果因经济问题，不能摄入牛奶、火腿、燕麦片和橘子，可以用什么食品替换？

对常见早餐进行评价，并找出比较合理的组合。改进和替换的建议是添加1片面包，增加碳水化合物供应。如果早餐价格可能过高，可以将方火腿改为豆制品。如不能喝牛奶，也可替换为豆浆。如没有燕麦片，可以改为面包、馒头等其他主食。

实训3

各类食物摄入量的计算

【实训目的】

（1）了解食物的分类；

（2）能通过查询食物成分表计算膳食能量及各种营养素的含量；

（3）掌握各类食物、膳食能量及各种营养素的计算方法和程序。

【实训内容】

1. 工作准备

（1）中国食物成分表第2版和中国居民平衡膳食宝塔图。

（2）以一名20岁健康女孩为例，通过科学的方法得到她一日食物消耗记录表。

一名 20 岁女孩的一日食物消耗登记表　　　　　　　g

餐别	食物名称	用量
早餐	面包	小麦粉（标准粉）150
	火腿	火腿 25
	牛奶	牛奶 250
	苹果	苹果 100
午餐	青椒肉片	青椒 100
		瘦猪肉 45
		花生油 6
	熏干芹菜	熏干 30
		芹菜 100
		花生油 5
	馒头	面粉 150
晚餐	西红柿炒鸡蛋	西红柿 125
		鸡蛋 60
		花生油 5
	韭菜豆腐汤	韭菜 25
		南豆腐 30
		花生油 3
	米饭	大米 125

2. 工作程序

程序 1　分类排列记录食物

核对和检查这个 20 岁女孩的一日食物消耗记录后，按照食物分类将调查所得的个体消耗食物分类排序，并记录在表格中。

程序 2　计算各类食物的摄入合计值

按照各类食物予以填写完毕后，在每一类的合计栏中通过计算得到各类食物的摄入合计值。

各类食物摄入量统计表

类别	食物名称	摄入量/g
谷类		
合计		
薯类		
合计		

续表

类别	食物名称	摄入量/g
禽畜肉类		
合计		
鱼类		
合计		
豆类及豆制品		
合计		
奶类		
合计		
蛋类		
合计		
蔬菜		
合计		
水果		
合计		
纯热能食物		
合计		
坚果类		
合计		

程序3　评价膳食结构

把以上食物归类，与中国居民膳食宝塔的推荐食物种类相比，检查食物的多样性。

膳食结构评价

食物种类	实际摄入品种	评价
谷类		
蔬菜类、水果类		
肉鱼蛋类		
豆类及其制品		
奶类及其制品		
油脂类		

程序4　评价食物种类

把以上食物按类计算，与中国居民膳食宝塔推荐的食物数量比较，检查是否足够。

食物种类	实际摄入量	宝塔推荐
谷类		
蔬菜、水果类		
肉类		
鱼虾类		
蛋类		
豆类及其制品		
奶类及其制品		
油脂类		

程序5　总体评价和建议

评价食物种类是否齐全，数量分布是否合理，并给出合理建议。

项目小结

　　本项目主要介绍了中国居民膳食指南和中国居民平衡膳食宝塔。通过本项目的学习，学生在掌握相关知识的基础上能够对一般人群进行营养指导。

项目测试

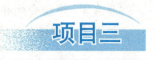

项目三

营养食谱编制

1. 编制营养食谱的依据是什么？
2. 食谱编制的基本原则有哪些？
3. 如何利用计算法进行食谱编制？
4. 如何利用食物交换份法进行食谱编制？
5. 评价食谱的依据有哪些？

项目导读

　　"通过问卷调查法，我们了解到大众对营养配餐是一种积极的心态，同时也伴随着矛盾。上班族们认为健康是非常重要的，但是在现今激烈的社会竞争中，工作的同时无暇顾及饮食健康，主要还是时间的问题。同时他们也提到，如果能在酒店或普通的饭馆中有科学的营养配餐服务，他们会非常高兴，因为由于工作和社交的原因会经常出入酒店等餐饮场所，因此如果营养配餐可以穿插其中对他们来说是大有裨益的；但对于低收入人群来说，他们认为没有经济条件去实现营养配餐，这也算是一种理想，能实现温饱对他们来说已经很满意了，但是心中也同样有着对科学健康饮食的希望，同时随着人们整体生活水平的提高和营养配餐在各大小酒店的普及推广，相信实现全民营养膳食指日可待。"

摘自：李原野. 国民对酒店营养配餐的需求分析 [J]. 旅游纵览（行业版），2012（08）：44.

　　人体每天都要从饮食中获得所需的各种营养素。不同的个体由于年龄、性别、劳动强度等不同，所需的营养数量也有所不同。营养配餐就是按照人们身体的需要，根据食物中各种营养物质的含量，设计一天、一周或一个月的食谱，使人体摄入的蛋白质、脂肪、碳水化合物、维生素和矿物质等营养素比例合理，达到膳食平衡的目的。

一、营养食谱设计的理论依据

　　营养配餐是一项实践性很强的工作，与人们的日常饮食直接相关，要做到营养配餐科学合理，需要以一系列的营养理论为指导。

1. 中国居民膳食营养素参考摄入量（DRIs）

　　膳食营养素参考摄入量（DRIs）是一组每日平均膳食营养素摄入量的参考值，它是在推荐的营养素供给量（RDAs）基础上发展起来的，包括四项内容，即平均需要量（EAR）、推荐摄入量（RNI）、适宜摄入量（AI）和可耐受最高摄入量（UL）。制定 DRIs 的目的是更好地指导人们合理膳食，因此，DRIs 是营养配餐中能量和主要营养素需要量的确定依据。编制食谱时，可以用它作为膳食营养适宜的目标，建议如何合理摄取食物。制定出食谱后，可以将它作为一个尺度，衡量人们实际摄入的营养素是否适宜，如果与 RNI 相差不超过 ±10%，说明食谱编制合理，否则需要加以调整。

2. 中国居民膳食指南和平衡膳食宝塔

中国居民膳食指南的核心是"平衡膳食，合理营养，促进健康"。为了便于宣传普及，它将营养理论转化为一个通俗易懂、简明扼要的可操作性指南，因此，中国居民膳食指南的原则就是食谱编制的原则，营养食谱的编制要根据膳食指南考虑食物的种类、数量及其合理搭配。

中国居民膳食宝塔是膳食指南量化和形象化的表达，是人们在日常生活中贯彻膳食指南的方便工具。膳食宝塔包含了每天应吃的主要食物种类，并对各类食物的建议食用数量加以说明，对日常膳食实践具有实际指导意义。同时，膳食宝塔还提出了实际应用时的具体建议，如同类食物互换的方法，要因地制宜充分利用当地资源等。根据平衡膳食宝塔，可以很方便地制定出营养合理、搭配适宜的食谱。

3. 中国食物成分表

食物成分表是记录食物成分数据的表格，是营养配餐工作必不可少的工具。要进行营养配餐，首先要了解和掌握食物的营养成分。目前，常用的工具书有《中国食物成分表 2002》《中国食物成分表 2004》《食物营养成分速查》。《中国食物成分表 2002》所列食物以原料为主，各项食物都列出了产地和食部。"食部"即按照当地的烹调和饮食习惯，把从市场上购买的样品去掉不可食的部分之后，所剩余的可食部分所占的比例。列出食部比例是为了便于计算市品每千克的营养素含量。市品的食部不是固定不变的，它会因食物的运输、贮藏、加工处理不同而有改变。在编制食谱时，可根据食物成分表将营养素的需要量转换为食物需要量，从而确定食物的品种和数量。在进行食谱评价时，也需要参考食物成分表评价各种营养素是否能满足人体需要。

4. 营养平衡理论

（1）产能营养素比例平衡。蛋白质、脂肪和碳水化合物是人体三大产能营养素，对人体具有非常重要的生理功能。在营养配餐中，这三种产能营养素必须保持适宜的比例和平衡，即碳水化合物为 55% ~ 65%、脂肪为 20% ~ 30%、蛋白质为 10% ~ 15% 时才能保证膳食平衡，否则不利于身体健康。

（2）膳食中优质蛋白质所占比例合理。优质蛋白质主要是指含有人体所需的 9 种必需氨基酸，且比例合适，利用率高的动物性蛋白质和大豆蛋白质。因此，在膳食中要注意将动物性蛋白质、大豆蛋白质和一般蛋白质进行适当的搭配，保证优质蛋白质占总蛋白质供给量的 1/3 ~ 1/2，其中动物蛋白质要占优质蛋白质的 1/2 以上。其他常见食物蛋白质的氨基酸组成，不能完全符合人体的需要比例，多种食物混合食用，才能优化膳食蛋白质，更有益于人体健康。

（3）饱和脂肪酸、单不饱和脂肪酸和多不饱和脂肪酸之间比例适宜。一般认为，脂肪提供人体总能量的 20% ~ 30%。其中，饱和脂肪酸提供的能量占总能量的 7% 左右；单不饱和脂肪酸提供的能量占总能量的比例在 10% 以内；剩余的能量由多不饱和脂肪酸提供为宜。动物脂肪相对含饱和脂肪酸和单不饱和脂肪酸多，多不饱和脂肪酸含量较少，而植物油主要含不饱和脂肪酸，因此，在食谱编制过程中，应注意荤素搭配，保证各类脂肪酸的适宜比例。

二、营养食谱设计原则

为了达到平衡膳食，合理营养，促进健康的目的，在食谱编制过程中应遵循营养平衡、饭菜适口、花色多样、定量适宜、新鲜卫生及经济合理等原则。

1. 营养平衡

编制营养食谱首先要保证营养平衡，人们既要从膳食中获得足够的能量，同时，也要注意蛋白质、维生素和矿物质等营养素的补充，充分考虑到营养效价和营养的互补。

（1）满足人体能量和营养素的需求。膳食应满足人体所需要的能量及各种营养素，而且数量要充足。要求符合或基本符合 RNI 和 AI，允许的浮动范围在参考摄入量规定的 ±10% 以内。

（2）膳食中供能食物比例适当。碳水化合物、蛋白质、脂肪是膳食中提供能量的营养物质，因此，在膳食中三大产能营养素应符合并满足人体的生理需要。

2. 三餐分配合理

应定时定量进餐，三餐的分配应合理。比较合理的三餐分配是早餐和晚餐较少，占一天总能量的30%，午餐稍多，占一天总能量的40%。在具体配餐时，根据配餐的人群不同，三餐的能量分配比例可以进行适当的调整。

3. 花色的多样性

食物多样化是营养配餐的重要原则，也是实现合理营养的前提。中华民族传统烹饪就充分体现了食物多样性的原则，只有多品种地选用食物，并合理地搭配，才能向就餐者提供花色品种繁多、营养平衡的膳食。

4. 食物新鲜卫生

食物放置时间过长就会腐烂变质，产生对人体有毒害作用的物质。提倡食用新鲜卫生的食物，少食腌渍、腊制的食物，不食用变质的食物。

5. 饭菜的适口性

饭菜的适口性是营养配餐的另一个重要原则，重要性不低于营养供给。因为只有首先引起食欲，让就餐者喜爱富有营养的饭菜，并且能吃足够的量，才有可能达到营养的效果。因此，在可能的情况下，要注重烹调的方法，做到色香味形俱佳，油盐不过。

6. 兼顾经济条件

食谱既要符合营养要求，又要使进餐者在经济上有承受能力。饮食消费水平过低，不能满足人体对营养的基本需求，但饮食消费过高，会超出实际经济承受能力。在膳食调配过程中，必须考虑就餐者的实际经济状况，在经济可能承受的范围内，进行科学的营养配餐。

营养食谱是指为了合理调配食物以达到营养需求而安排的膳食计划。编制营养食谱常用的方法有计算法和食物交换份法。计算法是以人体能量需求为基础，按照营养素的供能比，计算蛋白质、脂肪和碳水化合物的供给量，参考维生素和矿物质供给量，查阅食物成分表，选定食物种类和数量的方法。该方法编制食谱比较准确，但计算量较大。食物交换份法是根据不同能量需要，按照蛋白质、脂肪和碳水化合物的比例，计算出各类食物的交换份数，并按每份食物等值交换选择，再将这些食物分配到一日三餐中，即得到营养食谱。该法简单易行。另外，随着现代科学技术的不断发展，还可以使用营养配餐系统软件进行营养配餐和食谱评价，该方法相对前两种方法简单实用，广受营养配餐人员喜爱。本项目主要以一般成年人为例介绍计算法和食物交换份法。

知识拓展

合理膳食十字诀

三、计算法编制营养食谱

1. 确定用餐者的能量和营养素供给量

不同年龄人群的热能供给量可以从能量供给表中直接查到。如针对某一特定对象进行配餐，还可根据其身高、体重等相关信息进行计算。

2. 计算早餐、午餐、晚餐应提供的能量

在进行配餐时，首先要考虑一日三餐所占的能量比例。比较合理的能量分配应是午餐稍多，早餐和晚餐较少。通常，早餐摄入的能量占全天总能量的30%，午餐占40%，晚餐占30%。

【例】某成年男性每日需要能量 2 600 kcal，则其早、午、晚三餐各需要的能量如下：

早餐：2 600 kcal × 30% = 780 kcal

午餐：2 600 kcal × 40% = 1 040 kcal

晚餐：2 600 kcal × 30% = 780 kcal

3. 计算三大营养素每餐提供的能量

计算出早、午、晚三餐提供的能量后，根据三大产能营养素占总能量的比例取中间值分别为蛋白质占15%、脂肪25%、碳水化合物60%，则三大营养素每餐提供的能量如下：

早餐：蛋白质 780 kcal × 15% = 117 kcal

　　　脂肪 780 kcal × 25% = 195 kcal

　　　碳水化合物 780 kcal × 60% = 468 kcal

午餐：蛋白质 1 040 kcal × 15% = 156 kcal

　　　脂肪 1 040 kcal × 25% = 260 kcal

　　　碳水化合物 1 040 kcal × 60% = 624 kcal

晚餐：蛋白质 780 kcal × 15% = 117 kcal

　　　脂肪 780 kcal × 25% = 195 kcal

　　　碳水化合物 780 kcal × 60% = 468 kcal

4. 计算三大营养素每餐需要量

计算出蛋白质、脂肪、碳水化合物的每餐需要量后，需将其折算成具体的质量。根据三大产能营养素的生理卡价计算每餐所需要的蛋白质、脂肪和碳水化合物的量。

早餐：蛋白质 117 kcal ÷ 4 = 29.3 g

　　　脂肪 195 kcal ÷ 9 = 21.7 g

　　　　　碳水化合物 468 kcal ÷ 4 = 117 g

　　午餐：蛋白质 156 kcal ÷ 4 = 39 g

　　　　　脂肪 260 kcal ÷ 9 = 28.9 g

　　　　　碳水化合物 624 kcal ÷ 4 = 156 g

　　晚餐：蛋白质 117 kcal ÷ 4 = 29.3 g

　　　　　脂肪 195 kcal ÷ 9 = 21.7 g

　　　　　碳水化合物 468 kcal ÷ 4 = 117 g

5. 确定主食的种类与数量

碳水化合物的食物来源主要是粮谷类作物，因此，主食的品种和数量主要依据各种主食原料中碳水化合物的含量确定。在主食的分配方面，根据我国居民的饮食习惯，注意大米和面粉、粗粮和细粮、谷类和薯类的搭配。

【例】若某人晚餐吃 300 g 大米粥和馒头，试计算其一日晚餐的主食量。

晚餐所需要的能量：2 600 kcal × 30% = 780 kcal

碳水化合物所提供的能量：780 kcal × 60% = 468 kcal

碳水化合物的质量：486 kcal ÷ 4 = 117 g

由《中国食物成分表2004》得知，100 g 大米中含碳水化合物 77.9 g，300 g 大米粥含大米 30 g，则

300 g 大米粥提供的碳水化合物质量：30 g × 77.9% = 23.4 g

馒头提供的碳水化合物质量：117 g − 23.4 g = 93.6 g

由《中国食物成分表2004》得知，100 g 馒头含碳水化合物 44.7 g，则

馒头的质量：96.3 g ÷ 44.7% = 215.4 g

6. 确定副食的种类与数量

副食能给人体提供丰富的蛋白质、脂肪和维生素、矿物质等营养素，对人体健康有重要的作用。副食的种类很多，如肉类、蛋类、奶类、禽类、鱼类、豆类和蔬菜等。配餐时，根据三大产能营养素的需要量，在确定了主食种类和数量的基础上，进一步确定副食的种类与数量。副食的种类和数量依据蛋白质的质量确定。具体的计算步骤如下：

（1）计算主食中含有的蛋白质的质量。

（2）副食提供的蛋白质质量 = 应摄入的蛋白质质量 − 主食提供的蛋白质质量。

（3）副食中的蛋白质的 2/3 由动物性食物提供，1/3 由豆制品提供，计算出各自蛋白质的质量。

（4）计算动物性食物和豆制品的供给量。

（5）设计蔬菜的品种和数量。

在副食中蛋白质的选择上，应尽量选择优质蛋白质。由于畜类含有较多的饱和脂肪酸，摄入过多会对人体的心脑血管造成危害，应少食用。鱼肉和禽肉含有的不饱和脂肪酸较畜类多，尤其是鱼类肌纤维细短，间质蛋白少，组织软而细嫩，易被机体吸收，营养价值较高。

根据中国居民平衡膳食宝塔的建议，每天应食用 300 ~ 500 g 蔬菜和 200 ~ 350 g 水果。在新鲜蔬菜的选择上，应尽量选择深色的蔬菜；水果多选择时令、新鲜的水果。

【例】每日需要能量 2 600 kcal，试计算晚餐主副食的能量食谱。

①晚餐占全天的能量：2 600 kcal × 30% = 780 kcal

②晚餐碳水化合物的质量：$780 \text{ kcal} \times 60\% \div 4 = 117 \text{ g}$

③晚餐蛋白质的质量：$780 \text{ kcal} \times 15\% \div 4 = 29.3 \text{ g}$

④晚餐主食为米饭（100 g）和烧饼（加糖）：

由《中国食物成分表2004》得知，100 g 大米中含碳水化合物 77.9 g，每 100 g 烧饼含碳水化合物 62.7 g，则

大米提供的碳水化合物质量：$100 \text{ g} \times 77.9\% = 77.9 \text{ g}$

烧饼的质量：$(117 - 77.9) \text{ g} \div 62.7\% = 62.4 \text{ g}$

⑤由《中国食物成分表2004》得知，100 g 大米中含蛋白质 7.4 g，每 100 g 烧饼含蛋白质 8 g，则晚餐主食中蛋白质的质量为

$100 \text{ g} \times 7.4\% + 62.4 \text{ g} \times 8\% = 12.3 \text{ g}$

⑥副食中蛋白质的质量：$29.3 \text{ g} - 12.3 \text{ g} = 17 \text{ g}$

⑦建议食用猪肉（里脊）和豆腐。

动物性食品蛋白质的质量：$17 \text{ g} \times 2/3 = 11.3 \text{ g}$

豆制品中蛋白质的质量：$17 \text{ g} \times 1/3 = 5.7 \text{ g}$

⑧由《中国食物成分表2004》可知，100 g 猪肉（里脊）中含蛋白质 20.2 g，每 100 g 豆腐（北）含蛋白质 12.2 g，则。

猪肉的质量：$11.3 \text{ g} \div 20.2\% = 55.9 \text{ g}$

豆腐（北）的质量：$5.7 \text{ g} \div 12.2\% = 46.7 \text{ g}$

确定了副食的种类和数量，就保证了人体对蛋白质的摄入量。最后是选择蔬菜的品种和数量。蔬菜的选择主要根据不同季节、不同地域市场上提供的蔬菜种类，选择新鲜蔬菜进行搭配。

7. 纯能量食物量的确定。

油脂的摄入主要以植物油为主，还有一定的动物脂肪摄入。因此，植物油作为纯能量的主要来源。由《中国食物成分表2004》可知，每日摄入各类食物的脂肪含量，用每日的脂肪总摄入量减去食物提供的脂肪量，即每日植物油的摄入量。

8. 进行评价和适当的调整

食谱初步确定后，还要就食谱编制的科学合理性进行评价。参照食物成分表进行能量及各种营养素含量的核算，与 DRIs 进行比较，上下波动 10%，认为食谱是科学合理的，否则就要进行食品种类和数量的变动。值得注意的是，在制定食谱时，每种营养素的摄入量不需要与 DRIs 完全一致。

食谱评价的标准：

①食谱中所含五大类食物是否齐全，是否做到了食物种类多样化？

②各类食物的量是否充足？

③全天能量和营养素摄入量是否适宜？

④三餐能量摄入分配是否合理，早餐是否能保证能量和蛋白质的供应？

⑤优质蛋白质占总蛋白质的比例是否适宜？

⑥三大产能营养素的比例是否适宜？

食谱评价的过程：

①首先将食物按类别归类排序，并列出每种食物的数量。

②根据《中国食物成分表2004》计算出每种食物所含营养素的质量。

③将所有食物中的营养素累加，计算出一日中各类营养素的量。

④将计算结果与《中国居民膳食营养素参考摄入量（2013版）》水平进行比较。

⑤计算出三大产能营养素提供的能量及占总能量的比例。

⑥计算出动物性食物及豆类制品中蛋白质占总蛋白质的比例。

⑦计算三餐提供能量的比例。

9. 形成食谱

将各种食物分配至三餐中，并注明数量、烹调方法、所提供的能量及营养素的量，形成食谱。

10. 食谱的总结和归档管理

食谱形成后，应进行归档保存，并及时收集用餐者及厨师的反馈意见，总结食谱编制的经验，以便在今后的工作中改进。

计算法进行食品的配餐比较精细，但计算量较大，因此，还可利用食物交换份法。

四、食物交换份法编制营养食谱

在科学配餐过程中，食物交换份法简单易行，易被掌握。该法是将常用食物按其所含的营养素的特点归类，计算出每类食物每份所含的营养素值和食物质量，然后将每类食物的内容列出表格供交换使用，最后，根据不同能量需要，按蛋白质、脂肪和碳水化合物的合理分配比例，计算出各类食物的交换份数和实际质量，并按每份食物等值交换表选择食物。

1. 根据食物营养素特点对日常食物进行分类

根据膳食指南，按常用食物所含营养素的特点划分为五大类食物，即谷薯类、动物性食物、豆类及其制品、蔬果、纯能量食物。

2. 计算每交换份不同食物的质量

同类食物不同品种间的"等价"交换，见表3-3-1~表3-3-6。

表3-3-1　谷薯类食物的每单位食物交换代表量

g

食物名称（食部）	质量	食物名称（食部）	质量
面粉、玉米面、米粉	50	玉米面	50
高粱米、	50	挂面、龙须面	50
面包、窝窝头	75	干粉丝（皮、条）、干莲子	40
土豆（食部）	250	湿粉皮	150
通心粉	50	油条、油饼、苏打饼干	50
绿豆、红豆、芸豆、干豌豆	50	烧饼、烙饼、馒头	75
大米、大米、糯米、薏米	50		

注：每份谷薯类食物大约可提供能量756 kJ（180 kcal）、蛋白质4 g、碳水化合物38 g。根茎类一律以可食部分计算。

表3－3－2　蔬菜类食物的每单位食物交换代表量   g

食物名称（食部）	质量
大白菜、油菜、圆白菜、菠菜、韭菜	500～750
芹菜、莴笋、雪里蕻、空心菜	500～750
西葫芦、茄子、西红柿、苦瓜、冬瓜	500～750
菜花、绿豆芽、茭白、蘑菇（鲜）	500～750
柿子椒	350
鲜豇豆	250
鲜豌豆	100
倭瓜	350
蒜苗	200
李子、葡萄、香蕉、苹果、桃、橘子	200～250

注：每份蔬菜大约可提供能量336 kJ（80 kcal）、蛋白质5 g、碳水化合物15 g。每份蔬菜一律以可食部分计算。

表3－3－3　水果类食物的每单位食物交换代表量   g

食物名称（食部）	质量	食物名称（食部）	质量
香蕉、柿子、鲜荔枝	150	葡萄	200
橙子、橘子、柚子	200	草莓	300
苹果、桃、梨	200	西瓜	500
李子、杏	200	猕猴桃	200

注：每份水果大约可提供能量376 kJ（90 kcal）、蛋白质1 g、碳水化合物21 g。每份水果一律以市品质量计算。

表3－3－4　肉、蛋、奶类食物的每单位食物交换代表量   g

食物名称（食部）	质量	食物名称（食部）	质量
瘦猪肉、瘦牛肉、瘦羊肉	50	热火腿	20
带骨排骨	50	肥瘦猪肉、肥瘦牛肉、肥瘦羊肉	25
鸭肉、鸡肉、鹅肉	50	午餐肉、熟叉烧肉	35
带鱼	80	草鱼、鲤鱼、甲鱼、比目鱼	80
对虾、青虾、鲜贝	80	蟹肉、水法鱿鱼	100
鸡蛋（1个，带壳）	60	水法海参	350
鸭蛋、松花蛋（1个，带壳）	60	无糖酸奶	200
鹌鹑蛋（6个，带壳）	60	牛奶	250
乳酪	25	牛奶粉	30

注：每份食物大约可提供能量376 kJ（90 kcal）、蛋白质10 g、脂肪5 g。除蛋类为市品重量外，其余一律以可食部分计算。

表3－3－5　豆类及豆制品类食物的每单位食物交换代表量　　　　　　　　　g

食物名称（食部）	质量
豆浆	125
豆腐（南）	70
豆腐干	25
腐竹	5
豆腐丝	25
油豆腐	20
豆腐（北）	42
注：每份大豆及大豆制品大约可提供能量188 kJ（45 kcal）、蛋白质5 g、脂肪1.5 g、碳水化合物3 g。	

表3－3－6　油脂类食物的每单位食物交换代表量　　　　　　　　　g

食物名称（食部）	质量	食物名称（食部）	质量
菜籽油、玉米油（1汤匙）	5	豆油、棉籽油（1汤匙）	5
花生油、芝麻油（1汤匙）	5	红花油（1汤匙）	5
牛油、羊油、猪油（未炼）	5	黄油	5
注：每份食物大约可提供能量188 kJ（45 kcal）、脂肪10 g。			

3. 各类食物的分配数量

7个不同能量水平建议的食物摄入量见表3－3－7。

表3－3－7　7个不同能量水平建议的食物摄入量　　　　　　　　　g/d

能量水平	1 600 kcal	1 800 kcal	2 000 kcal	2 200 kcal	2 400 kcal	2 600 kcal	2 800 kcal
谷类	225	250	300	300	350	400	450
豆类	30	30	40	40	40	50	50
蔬菜	300	300	350	400	450	500	500
水果	200	200	300	300	400	400	500
肉类	50	50	50	75	75	75	75
乳类	300	300	300	300	300	300	300
蛋类	25	25	25	50	50	50	50
水产	50	50	75	75	75	100	100
油脂	20	25	25	25	30	30	30
食盐	6	6	6	6	6	6	6

4. 分配到一日三餐

根据不同能量的各种食物需要量，参考食物交换代表量，确定不同能量供给量的食物交换份数。

若某人能量需要量是2 600 kcal，膳食各类食物的参考摄入量需要摄入谷类400 g，蔬菜500 g，肉类75 g，蛋类50 g，豆类50 g，油脂30 g，这相当于16份谷薯类食物交换份、

1 份果蔬类交换份、8.5 份肉蛋奶等动物性食物交换份、3 份油脂。值得注意的是，食物交换代表量的交换单位不同，折合的食物交换份数也不同。

知识拓展

食物营养类别

食物交换份法是一种比较粗略的方法，在实际应用中，可将计算法和食物交换份法结合使用，首先用计算法确定食物的需要量，然后用食物交换份法确定食物的种类及数量。

实训 4

大学生一日食谱设计

【实训目的】
1. 通过实训使学生掌握计算法编制食谱的方法。
2. 掌握计算法编制食谱的原理及其过程。

【实训原理】

食谱编制及营养配餐是社会营养的重要的工作内容。对正常人来说是保证其合理营养的具体措施，对营养性疾病或其他疾病患者来说是一种基本的治疗措施。同时也是炊管人员营养配餐的依据，根据人体对各种营养素的需要，结合当地食物的品种，生产供应情况，经济条件和个人饮食习惯等合理选择各类食物，编制符合营养原则与要求的食谱，然后按编制的食谱进行配餐，用有限的经济开支来取得最佳的营养效果，节约食物资源，提高人民生活质量。

然后与《膳食营养素推荐摄入量标准》相比较，每日营养素摄入量要求至少达到推荐量标准的80%～90%，否则需要增减或更换食物的种类和数量，直至符合。

【实训内容】
1. 工作准备
《中国食物成分表2004》、计算器、《中国居民膳食营养素参考摄入量（2013 版）》等。
2. 工作任务
利用计算法为某一大学生编制一日的营养食谱。
3. 工作程序
程序1　确定全日能量需要量
程序2　确定宏量营养素需要量
程序3　根据餐次比计算每餐宏量营养素目标
程序4　确定主食品种和数量
程序5　确定副食品种和数量
程序6　确定蔬菜量
程序7　确定油和盐的量
程序8　编制一日食谱
程序9　评价食谱
（1）食谱能量和营养素的计算。
（2）检查差距与调整。

实训5

幼儿园一周食谱设计

【实训目的】

（1）通过实训使学生掌握食物交换份法编制食谱的方法。

（2）掌握食物交换份法编制食谱的原理及其过程。

【实训原理】

按照儿童年龄均值，根据《中国居民膳食营养素参考摄入量（2013版）》确定其营养需要目标，制订膳食计划，然后按周编制食谱，一周食谱应做到不重复。食谱以三餐两点制为宜。食物及营养素的分配原则为：早餐、早点共30%；午餐宜丰盛，午点低能量，以避免影响晚餐，午餐加午点40%；晚餐较清淡，以避免影响睡眠，晚餐30%。一周的菜式、点心尽可能不重复。食物宜粗细搭配、粗粮细作，荤素搭配，色彩搭配，尽可能自然、清淡少盐。每周安排一次海产品，补充碘；每周安排一次动物肝脏，补充维生素A和铁；另外，还要注意蛋白质和钙的摄入量。

【实训内容】

1. 工作准备

（1）《中国食物成分表2004》、计算器、《中国居民膳食营养素参考摄入量（2013版）》等。

（2）了解幼儿园规模、人数和年龄。

（3）了解幼儿园饮食费用情况。

2. 工作任务

利用食物交换份法为某一幼儿园编制一周的营养食谱。

3. 工作程序

程序1　确定儿童膳食能量目标

程序2　确定宏量营养素膳食目标

程序3　根据餐次比计算每餐宏量营养素目标

程序4　食物品种和数量的确定

需要注意的是，要乘以幼儿园的人数，作为幼儿园食物采购的参考。

程序5　形成一日食谱

程序6　利用交换份法形成一周食谱

程序7　食谱营养分析计算

程序8　食谱的评价与调整

能力训练

某公司女职员，35岁，身高160 cm，体重60 kg。通过膳食调查了解到其一日内摄入的食物如下：大米200 g，面粉200 g，白菜100 g，油菜100 g，冬瓜100 g，鸡蛋50 g，草鱼50 g，大豆油50 g，牛奶150 g，苹果200 g，重量均为可食部重量。

要求：

（1）计算能量来源及碳水化合物、蛋白质、脂肪摄入量；

（2）进行膳食能量来源评价；

（3）有哪些需要改进的地方？

———————— 项目小结与练习 ————————

项目小结

本项目介绍了食谱编制的原则、意义及常用方法等知识。通过本项目的学习，学生能够掌握计算法和食物交换份法编制食谱。了解食谱编制的原则和相关理论依据。

项目测试

项目四

食品营养标签解读

思考问题

1. 什么是食品标签？
2. 什么是食品营养标签？
3. 你能从食品的包装上看出食品中含有的营养素的种类和数量吗？
4. 如何利用食品配料和食品营养标签合理选购食品？

项目导读

自2013年1月1日《食品安全国家标准 预包装食品营养标签通则》（GB 28050—2011）正式实施以来，诸多举报流通领域食品不符合营养标签强制性要求的案例在全国各地时有发生，如没有标注营养成分及含量、营养声称或营养成分功能声称没有在营养成分表中标示出该营养成分的含量及其占营养素参考值的百分比等情况。

举报人无一例外地都认为此类食品不符合《食品安全国家标准 预包装食品营养标签通则》（GB 28050—2011）的要求，是不符合食品安全标准的食品，违反《中华人民共和国食品安全法》（以下称《食品安全法》）第二十六条第四项"对与卫生、营养等食品安全要求有关的标签、标志、说明书的要求"和第六十七条第九项"法律、法规或者食品安全标准规定必须表明的其他事项"的规定，认为工商行政管理部门应当按照《食品安全法》的规定对销售者进行行政处罚。

请思考：你觉得举报人的说法对吗？

一、食品标签

（一）食品标签的定义

根据《食品安全国家标准 预包装食品标签通则》（GB 7718—2011），食品标签的定义为食品包装上的文字、图形、符号及一切说明物。

（二）食品标签的标示内容及规则

1. 直接向消费者提供的预包装食品标签标示内容

（1）一般要求。直接向消费者提供的预包装食品标签标示应包括食品名称、配料表、净含量和规格、生产者和（或）经销者的名称、地址和联系方式、生产日期和保质期、储存条件、食品生产许可证编号、产品标准代号及其他需要标示的内容。

（2）食品名称。

①应在食品标签的醒目位置，清晰地标示反映食品真实属性的专用名称：当国家标准、行业标准或地方标准中已规定了某食品的一个或几个名称时，应选用其中的一个，或等效的名称；无国家标准、行业标准或地方标准规定的名称时，应使用不使消费者误解或混淆的常用名称或通俗名称。

②标示"新创名称""奇特名称""音译名称""牌号名称""地区俚语名称"或"商标名称"时，应在所示名称的同一展示版面标示反映食品真实属性的专用名称：当"新创名称""奇特名称""音译名称""牌号名称""地区俚语名称"或"商标名称"含有易使人误解食品属性的文字或术语（词语）时，应在所示名称的同一展示版面邻近部位使用同一字号标示食品真实属性的专用名称；当食品真实属性的专用名称因字号或字体颜色不同易使人误解食品属性时，也应使用同一字号及同一字体颜色标示食品真实属性的专用名称；为不使消费者误解或混淆食品的真实属性、物理状态或制作方法，可以在食品名称前或食品名称后附加相应的词或短语。如干燥的、浓缩的、复原的、熏制的、油炸的、粉末的、粒状的等。

（3）配料表。

①预包装食品的标签上应标示配料表，配料表中的各种配料应当按照能够反映食品配料真实属性的具体名称进行标示，食品添加剂应当标示其在国家强制标准《食品安全国家标准　食品添加剂使用标准》（GB 2760—2014）中的通用名称。

a. 配料表应以"配料"或"配料表"为引导词。当加工过程中所用的原料已改变为其他成分（如酒、酱油、食醋等发酵产品）时，可用"原料"或"原料与辅料"代替"配料""配料表"，并按《食品安全国家标准　预包装食品标签通则》（GB 7718—2011）相应条款的要求标示各种原料、辅料和食品添加剂。加工助剂不需要标示。

b. 各种配料应按制造或加工食品时加入量的递减顺序一一排列；加入量不超过 2% 的配料可以不按递减顺序排列。

c. 如果某种配料是由两种或两种以上的其他配料构成的复合配料（不包括复合食品添加剂），应在配料表中标示复合配料的名称，随后将复合配料的原始配料在括号内按加入量的递减顺序标示。当某种复合配料已有国家标准、行业标准或地方标准，且其加入量小于食品总量的 25% 时，不需要标示复合配料的原始配料。

d. 食品添加剂应当标示其在《食品安全国家标准　食品添加剂使用标准》（GB 2760—2014）中的食品添加剂通用名称。食品添加剂通用名称可以标示为食品添加剂的具体名称，也可标示为食品添加剂的功能类别名称并同时标示食品添加剂的具体名称或国际编码（INS号）（标示形式见附录 B）。在同一预包装食品的标签上，应选择附录 B 中的一种形式标示食品添加剂。当采用同时标示食品添加剂的功能类别名称和国际编码的形式时，若某种食品添加剂尚不存在相应的国际编码，或因致敏物质标示需要，可以标示其具体名称。食品添加剂的名称不包括其制法。加入量小于食品总量 25% 的复合配料中含有的食品添加剂，若符合《食品安全国家标准　食品添加剂使用标准》（GB 2760—2014）规定的带入原则且在最终产品中不起工艺作用的，不需要标示。

e. 在食品制造或加工过程中，加入的水应在配料表中标示。在加工过程中已挥发的水或其他挥发性配料不需要标示。

f. 可食用的包装物也应在配料表中标示原始配料，国家另有法律法规规定的除外。

②下列食品配料，可以选择按表3－4－1的方式标示。

表3－4－1　配料标示方式

配料类别	标示方式
各种植物油或精炼植物油，不包括橄榄油	"植物油"或"精炼植物油"；如经过氢化处理，应标示为"氢化"或"部分氢化"
各种淀粉，不包括化学改性淀粉	淀粉
加入量不超过2%的各种香辛料或香辛料浸出物（单一的或合计的）	"香辛料""香辛料类"或"复合香辛料"
胶基糖果的各种胶基物质制剂	"胶姆糖基础剂""胶基"
添加量不超过10%的各种果脯蜜饯水果	"蜜饯""果脯"
食用香精、香料	"食用香精""食用香料""食用香精香料"

（4）配料的定量标示。

①如果在食品标签或食品说明书上特别强调添加了或含有一种或多种有价值、有特性的配料或成分，应标示所强调配料或成分的添加量或在成品中的含量。

②如果在食品的标签上特别强调一种或多种配料或成分的含量较低或无时，应标示所强调配料或成分在成品中的含量。

③食品名称中提及的某种配料或成分而未在标签上特别强调，不需要标示该种配料或成分的添加量或在成品中的含量。

（5）净含量和规格。

①净含量的标示应由净含量、数字和法定计量单位组成（标示形式参见附录C）。

②应依据法定计量单位，按以下形式标示包装物（容器）中食品的净含量：液态食品，用体积升（L）(l)、毫升（mL）(ml)，或用质量克（g）、千克（kg）；固态食品，用质量克（g）、千克（kg）；半固态或黏性食品，用质量克（g）、千克（kg）或体积升（L）(l)、毫升（mL）(ml)。

③净含量的计量单位应按表3－4－2标示。

表3－4－2　净含量计量单位的标示方式

计量方式	净含量（Q）的范围	计量单位
体积	$Q < 1000$ mL $Q \geq 1\,000$ mL	毫升（mL）(ml) 升（L）(l)
质量	$Q < 1\,000$ g $Q \geq 1\,000$ g	克（g） 千克（kg）

④净含量字符的最小高度应符合表3－4－3的规定。

表 3 - 4 - 3　净含量字符的最小高度

净含量（Q）的范围	字符的最小高度/mm
$Q \leqslant 50$ mL；$Q \leqslant 50$ g	2
50 mL $< Q \leqslant 200$ mL；50 g $< Q \leqslant 200$ g	3
200 mL $< Q \leqslant 1$ L；200 g $< Q \leqslant 1$ kg	4
$Q > 1$ kg；$Q > 1$ L	6

⑤净含量应与食品名称在包装物或容器的同一展示版面标示。

⑥容器中含有固、液两种物质的食品，且固相物质为主要食品配料时，除标示净含量外，还应以质量或质量分数的形式标示沥干物（固形物）的含量（标示形式参见附录 C）。

⑦同一预包装内含有多个单件预包装食品时，大包装在标示净含量的同时还应标示规格。

⑧规格的标示应由单件预包装食品净含量和件数组成，或只标示件数，可不标示"规格"二字。单件预包装食品的规格即指净含量（标示形式参见附录 C）。

（6）生产者、经销者的名称、地址和联系方式。

①应当标注生产者的名称、地址和联系方式。生产者名称和地址应当是依法登记注册、能够承担产品安全质量责任的生产者的名称、地址。有下列情形之一的，应按下列要求予以标示。

a. 依法独立承担法律责任的集团公司、集团公司的子公司，应标示各自的名称和地址。

b. 不能依法独立承担法律责任的集团公司的分公司或集团公司的生产基地，应标示集团公司和分公司（生产基地）的名称、地址；或仅标示集团公司的名称、地址及产地，产地应当按照行政区划标注到地市级地域。

c. 受其他单位委托加工预包装食品的，应标示委托单位和受委托单位的名称和地址；或仅标示委托单位的名称和地址及产地，产地应当按照行政区划标注到地市级地域。

②依法承担法律责任的生产者或经销者的联系方式应标示以下至少一项内容：电话、传真、网络联系方式等，或与地址一并标示的邮政地址。

③进口预包装食品应标示原产国国名或地区区名，以及在中国依法登记注册的代理商、进口商或经销者的名称、地址和联系方式，可不标示生产者的名称、地址和联系方式。

（7）日期标示。

①应清晰标示预包装食品的生产日期和保质期。如日期标示采用"见包装物某部位"的形式，应标示所在包装物的具体部位。日期标示不得另外加贴、补印或篡改（标示形式参见附录 C）。

②当同一预包装内含有多个标示了生产日期及保质期的单件预包装食品时，外包装上标示的保质期应按最早到期的单件食品的保质期计算。外包装上标示的生产日期应为最早生产的单件食品的生产日期，或外包装形成销售单元的日期；也可在外包装上分别标示各单件装食品的生产日期和保质期。

③应按年、月、日的顺序标示日期，如果不按此顺序标示，应注明日期标示顺序（标示形式参见附录 C）。

（8）储存条件。预包装食品标签应标示储存条件（标示形式参见附录 C）。

（9）食品生产许可证编号。预包装食品标签应标示食品生产许可证编号的，标示形式按照相关规定执行。

（10）产品标准代号。在国内生产并在国内销售的预包装食品（不包括进口预包装食品）应标示产品所执行的标准代号和顺序号。

（11）其他标示内容。

①辐照食品。

a. 经电离辐射线或电离能量处理过的食品，应在食品名称附近标示"辐照食品"。

b. 经电离辐射线或电离能量处理过的任何配料，应在配料表中标明。

②转基因食品。转基因食品的标示应符合相关法律、法规的规定。

③营养标签。

a. 特殊膳食类食品和专供婴幼儿的主辅类食品，应当标示主要营养成分及其含量，标示方式按照《食品安全国家标准 预包装特殊膳食用食品标签》（GB 13432—2013）执行。

b. 其他预包装食品如需标示营养标签，标示方式参照相关法规标准执行。

④质量（品质）等级。食品所执行的相应产品标准已明确规定质量（品质）等级的，应标示质量（品质）等级。

2. 非直接提供给消费者的预包装食品标签标示内容

非直接提供给消费者的预包装食品标签应按照上述直接向消费者提供的预包装食品标签标示内容下的相应要求标示食品名称、规格、净含量、生产日期、保质期和储存条件，其他内容如未在标签上标注，则应在说明书或合同中注明。

3. 标示内容的豁免

（1）下列预包装食品可以免除标示保质期：酒精度大于等于10%的饮料酒；食醋；食用盐；固态食糖；味精。

（2）当预包装食品包装物或包装容器的最大表面面积小于10 cm^{2}时（最大表面面积计算方法见附录A），可以只标示产品名称、净含量、生产者（或经销商）的名称和地址。

4. 推荐标示内容

（1）批号。根据产品需要，可以标示产品的批号。

（2）食用方法。根据产品需要，可以标示容器的开启方法、食用方法、烹调方法、复水再制方法等对消费者有帮助的说明。

（3）致敏物质。

①以下食品及其制品可能导致过敏反应，如果用作配料，宜在配料表中使用易辨识的名称，或在配料表邻近位置加以提示：

a. 含有麸质的谷物及其制品（如小麦、黑麦、大麦、燕麦、斯佩耳特小麦或它们的杂交品系）；

b. 甲壳纲类动物及其制品（如虾、龙虾、蟹等）；

c. 鱼类及其制品；

d. 蛋类及其制品；

e. 花生及其制品；

f. 大豆及其制品；

g. 乳及乳制品（包括乳糖）；

h. 坚果及其果仁类制品。

②如加工过程中可能带入上述食品或其制品，宜在配料表临近位置加以提示。

5. 其他

按国家相关规定需要特殊审批的食品，其标签标识按照相关规定执行。

二、食品营养标签

（一）食品营养标签的定义

根据《食品安全国家标准 预包装食品营养标签通则》（GB 28050—2011），食品营养标签的定义为预包装食品标签上向消费者提供食品营养信息和特性的说明，包括营养成分表、营养声称和营养成分功能声称。营养标签是预包装食品标签的一部分。

1. 营养成分表

营养成分表是指标有食品营养成分名称、含量和占营养素参考值（NRV）百分比的规范性表格。

2. 营养声称

营养声称是指对食品营养特性的描述和声明，如能量水平、蛋白质含量水平。营养声称包括含量声称和比较声称。含量声称是描述食品中能量或营养成分含量水平的声称，声称用语包括"含有""高""低"或"无"等；比较声称是与消费者熟知的同类食品的营养成分含量或能量值进行比较以后的声称，声称用语包括"增加"或"减少"等。

3. 营养成分功能声称

营养成分功能声称是指某营养成分可以维持人体正常生长、发育和正常生理功能等作用的声称。例如，钙是骨骼和牙齿的主要成分，并维持骨密度。

（二）食品营养标签的基本要求

（1）预包装食品营养标签标示的任何营养信息，应真实、客观，不得标示虚假信息，不得夸大产品的营养作用或其他作用。

（2）预包装食品营养标签应使用中文。如同时使用外文标示的，其内容应当与中文相对应，外文字号不得大于中文字号。

（3）营养成分表应以一个"方框表"的形式表示（特殊情况除外），方框可为任意尺寸，并与包装的基线垂直，表题为"营养成分表"。

（4）食品营养成分含量应以具体数值标示，数值可通过原料计算或产品检测获得。各营养成分的营养素参考值（NRV）见附录 D。

（5）营养标签的格式见附录 E，食品企业可根据食品的营养特性、包装面积的大小和形状等因素选择使用其中的一种格式。

（6）营养标签应标在向消费者提供的最小销售单元的包装上。

（三）强制标示内容

（1）所有预包装食品营养标签强制标示的内容包括能量、核心营养素的含量值及其占营养素参考值（NRV）的百分比。当标示其他成分时，应采取适当形式使能量和核心营养素的标示更加醒目。

（2）对除能量和核心营养素外的其他营养成分进行营养声称或营养成分功能声称时，在营养成分表中还应标示出该营养成分的含量及其占营养素参考值（NRV）的百分比。

（3）使用了营养强化剂的预包装食品，除上述（1）项的要求外，在营养成分表中还应标示强化后食品中该营养成分的含量值及其占营养素参考值（NRV）的百分比。

（4）食品配料含有或生产过程中使用了氢化和（或）部分氢化油脂时，在营养成分表中还应标示出反式脂肪（酸）的含量。

（5）上述未规定营养素参考值（NRV）的营养成分仅需标示含量。

（四）可选择标示内容

（1）除上述强制标示内容外，营养成分表中还可选择标示表3-4-4中的其他成分。

（2）当某营养成分含量标示值符合附录F中的表F.1的含量要求和限制性条件时，可对该成分进行含量声称，声称方式见表F.1。当某营养成分含量满足表F.3的要求和条件时，可对该成分进行比较声称，声称方式见表F.3。当某营养成分同时符合含量声称和比较声称的要求时，可以同时使用两种声称方式，或仅使用含量声称。含量声称和比较声称的同义语见表F.2和表F.4。

（3）当某营养成分的含量标示值符合含量声称或比较声称的要求和条件时，可使用附录G中相应的一条或多条营养成分功能声称标准用语。不应对功能声称用语进行任何形式的删改、添加和合并。

表3-4-4 能量和营养成分名称、顺序、表达单位、修约间隔和"0"界限值

能量和营养成分的名称和顺序	表达单位[a]	修约间隔	"0"界限值（每100 g或100 mL）[b]
能量	千焦（kJ）	1	≤17 kJ
蛋白质	克（g）	0.1	≤0.5 g
脂肪	克（g）	0.1	≤0.5 g
饱和脂肪（酸）	克（g）	0.1	≤0.1 g
反式脂肪（酸）	克（g）	0.1	≤0.3 g
单不饱和脂肪（酸）	克（g）	0.1	≤0.1 g
多不饱和脂肪（酸）	克（g）	0.1	≤0.1 g
胆固醇	毫克（mg）	1	≤5 mg
碳水化合物	克（g）	0.1	≤0.5 g
糖（乳糖[c]）	克（g）	0.1	≤0.5 g
膳食纤维（或单体成分，或可溶性、不可溶性膳食纤维）	克（g）	0.1	≤0.5 g
钠	毫克（mg）	1	≤5 mg
维生素A	微克视黄醇当量（mg RE）	1	≤8 mg RE
维生素D	微克（mg）	0.1	≤0.1 mg
维生素E	毫克a-生育酚当量（mg a-TE）	0.01	≤0.28 mg a-TE

能量和营养成分的名称和顺序	表达单位[a]	修约间隔	"0"界限值（每100 g或100 mL）[b]
维生素 K	微克（mg）	0.1	≤1.6 mg
维生素 B_1（硫胺素）	毫克（mg）	0.01	≤0.03 mg
维生素 B_2（核黄素）	毫克（mg）	0.01	≤0.03 mg
维生素 B_6	毫克（mg）	0.01	≤0.03 mg
维生素 B_{12}	微克（mg）	0.01	≤0.05 mg
维生素 C（抗坏血酸）	毫克（mg）	0.1	≤2.0 mg
烟酸（烟酰胺）	毫克（mg）	0.01	≤0.28 mg
叶酸	微克（mg）或微克叶酸当量（mg DFE）	1	≤8 mg
泛酸	毫克（mg）	0.01	≤0.10 mg
生物素	微克（mg）	0.1	≤0.6 mg
胆碱	毫克（mg）	0.1	≤9.0 mg
磷	毫克（mg）	1	≤14 mg
钾	毫克（mg）	1	≤20 mg
镁	毫克（mg）	1	≤6 mg
钙	毫克（mg）	1	≤8 mg
铁	毫克（mg）	0.1	≤0.3 mg
锌	毫克（mg）	0.01	≤0.30 mg
碘	微克（mg）	0.1	≤3.0 mg
硒	微克（mg）	0.1	≤1.0 mg
铜	毫克（mg）	0.01	≤0.03 mg
氟	毫克（mg）	0.01	≤0.02 mg
锰	毫克（mg）	0.01	≤0.06 mg

a. 营养成分的表达单位可选择表格中的中文或英文，也可以两者都使用。

b. 当某营养成分含量数值≤"0"界限值时，其含量应标示为"0"；使用"份"的计量单位时，也要同时符合每100 g或100 mL的"0"界限值的规定。

c. 在乳及乳制品的营养标签中可直接标示乳糖。

（五）营养成分的表达方式

（1）预包装食品中能量和营养成分的含量应以每100克（g）和（或）每100毫升（mL）和（或）每份食品可食部中的具体数值来标示。当用"份"标示时，应标明每份食品的量。份的大小可根据食品的特点或推荐量确定。

（2）营养成分表中强制标示和可选择性标示的营养成分的名称和顺序、标示单位、修约间隔、"0"界限值应符合表3-4-4的规定。当不标示某一营养成分时，依序上移。

（3）当标示《食品安全国家标准 食品营养强化剂使用标准》（GB 14880—2012）和卫计委公告中允许强化的除表3-4-4外的其他营养成分时，其排列顺序应位于表3-4-4所列营养素之后。

（4）在产品保质期内，能量和营养成分含量的允许误差范围应符合表3-4-5的规定。

表3-4-5 能量和营养成分含量的允许误差范围

能量和营养成分	允许误差范围
食品的蛋白质，多不饱和及单不饱和脂肪（酸），碳水化合物、糖（仅限乳糖），总的、可溶性或不溶性膳食纤维及其单体，维生素（不包括维生素D、维生素A），矿物质（不包括钠），强化的其他营养成分	≥80%标示值
食品中的能量以及脂肪、饱和脂肪（酸）、反式脂肪（酸），胆固醇，钠，糖（除外乳糖）	≤120%标示值
食品中的维生素A和维生素D	80%～180%标示值

（六）豁免强制标示营养标签的预包装食品

（1）下列预包装食品豁免强制标示营养标签：

①生鲜食品，如包装的生肉、生鱼、生蔬菜和水果、禽蛋等；

②乙醇含量≥0.5%的饮料酒类；

③包装总表面积≤100 cm^2 或最大表面面积≤20 cm^2 的食品；

④现制现售的食品；

⑤包装的饮用水；

⑥每日食用量≤10 g 或 10 mL 的预包装食品；

⑦其他法律法规标准规定可以不标示营养标签的预包装食品。

（2）豁免强制标示营养标签的预包装食品，如果在其包装上出现任何营养信息时，应按照上述营养标签的要求执行。

能力训练

1. 请挑选一款饮料，分别对这款饮料的营养声称、营养成分功能声称和营养成分表进行解读。

2. 经测定，某款饼干每100 g含有能量1 823 kJ、蛋白质9.0 g、脂肪12.7 g、碳水化合物70.6 g、钠204 mg、维生素A 126 μgRE、钙250 mg。请为这款饼干制作营养标签。

3. 调查几种你生活中常吃的预包装食品，根据预包装食品上标注的营养标签，对预包装食品的营养价值进行评价。

项目小结

根据《食品安全国家标准 预包装食品标签通则》（GB 7718—2011），食品标签的定义为食品包装上的文字、图形、符号及一切说明物。

　　食品标签的标示内容分为直接向消费者提供的预包装食品标签标示内容、非直接提供给消费者的预包装食品标签标示内容、标示内容的豁免、推荐标示内容和其他。

　　根据《食品安全国家标准 预包装食品营养标签通则》（GB 28050—2011），食品营养标签的定义为预包装食品标签上向消费者提供食品营养信息和特性的说明，包括营养成分表、营养声称和营养成分功能声称。营养标签是预包装食品标签的一部分。

　　食品营养标签的标示包括食品营养标签的基本要求、强制标示内容、可选择标示内容、营养成分的表达方式和豁免强制标示营养标签的预包装食品。

项目测试

模块四

特定人群营养

模块导入 ////

特定人群是指处于特殊生理时期或生理状态的人群，如孕妇、乳母、婴幼儿、老年人等。这类人群由于他们不同的生理特点，所以其对应的营养素需求与正常的成年人是有所区别的。在本模块的学习中，要掌握不同人群的生理特点，结合其相应的营养需求，为特定人群做膳食指导。

学习目标 ////

1. 知识目标
(1) 掌握不同人群的营养需求特点；
(2) 掌握不同人群的膳食指导原则；
(3) 掌握母乳喂养的优势及具体要求。
2. 技能目标
能针对不同案例中的个体情况分析个体营养状况和营养需求特点，并结合本模块知识内容给出专业的营养指导意见。

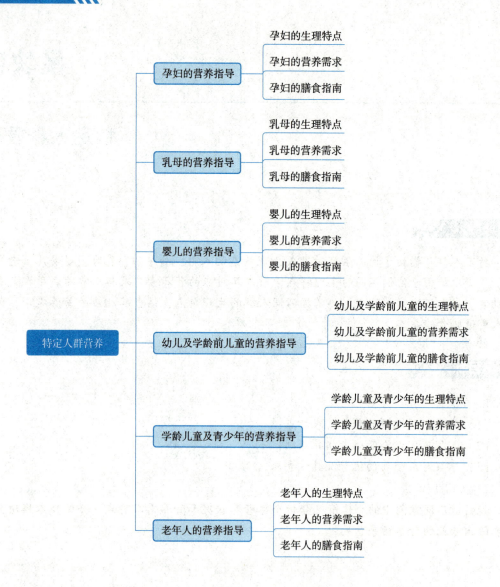

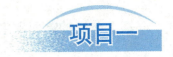

孕妇的营养指导

项目一

思考问题

1. 孕期有哪些生理特点？
2. 孕期与非孕期相比有哪些不同的营养需求？
3. 孕期的营养指导有哪些注意事项？

项目导读

孕妇是指处于妊娠状态中的人群，妊娠是一个过程，这个过程会将一个肉眼看不见的受精卵孕育成一个约 3.2 kg 重的新生儿，在这个过程中，胎儿必须完全依靠母体来获取营养素，这就要求孕妇不仅为了自身健康，还要为胎儿的正常发育保证摄入符合生理需要的营养成分，如提供充足的碳水化合物、蛋白质、维生素、矿物质和必需脂肪酸等。

一旦孕期营养不良，对妊娠结果和母体健康都会造成不利影响，调查表明对胎儿的影响主要包括：新生儿低出生体重发病率增加；胎儿先天性畸形发病率增加；围生期婴儿死亡率增加；影响胎儿的体格和智力发育。

可见孕期的合理膳食是保证胎儿和母体健康的最基本的前提条件，只有在怀孕期间做到各种营养素的均衡摄入，才能生下健康、聪明的宝宝。

一、孕妇的生理特点

（一）血液循环系统的改变

孕妇在孕期往往会出现生理性贫血的现象，这是因为在孕期，孕妇的血容量持续增加，而红细胞的增长速度赶不上血浆容量的增长速度，导致血液浓度被稀释，而引发的生理性贫血。

（二）消化系统的改变

在孕早期由于孕妇的消化液与消化酶分泌量减少，贲门括约肌松弛，导致孕妇在怀孕初期往往会出现妊娠反应，包括食欲下降、恶心呕吐等现象。肠蠕动减慢，食物在消化道内的滞留时间增加，容易便秘。

（三）内分泌系统的改变

孕期雌激素、黄体酮等激素大量增加，刺激子宫、乳腺、胎盘的增长。在上述激素的刺激下，孕妇体内的合成代谢增强，体重增加。

二、孕妇的营养需求

（一）能量

孕期的能量消耗与非孕期相比增加了母体生殖器官的发育与胎儿的生长发育所需要的能量，以及母体用于产后泌乳的脂肪储备。孕妇每日摄入的能量应该随胎龄的增加而逐渐增加。如果能量摄入不足会影响胎儿的生长发育，还会影响其他营养素的吸收利用，造成新生儿低体重出生的状况发生。但能量摄入过高，会造成孕妇体内脂肪沉积量过大而导致孕期肥胖，这是慢性高血压、糖尿病及妊娠高血压综合征最常见的原因，也有可能增加畸形儿和巨大儿的发生概率。因此，孕期应保证正常的体重增加，尽量避免摄入能量密度高的食物，孕中期开始应控制每周的体重增长为 500 g 左右。《中国居民膳食营养素参考摄入量（2013 版）》推荐孕中期以后的能量 RNI 在非孕期的基础上增加 200 kcal/日。

（二）蛋白质

从表 4-1-1 中可以很清晰地看出，孕期蛋白质的摄入量与前三个月的流产率和新生儿的健康率成正相关。孕妇摄入蛋白质的质量和数量直接影响胎儿的体格与智力发育。妊娠期间与胎儿生长发育相关的蛋白质共需 925 g，全部的蛋白质都需要母体来提供。考虑到蛋白质的利用率及个体的吸收差异，WHO 推荐孕期日增加蛋白质的量为 10 g。但是由于我国大部分地区的居民膳食蛋白质的主要来源是粮谷类食品，蛋白质的利用率通常较低，《中国居民膳食营养素参考摄入量（2013 版）》推荐孕早、中、晚期蛋白质的日增加值分别为 5 g、15 g、20 g。

表 4-1-1　孕期蛋白质摄入量与流产率和婴儿健康的关系

蛋白质摄入量/($g \cdot d^{-1}$)	生后健壮婴儿/%	前三个月流产率/%
低于 55	35.7	8.11
56~70	41.6	3.93
71~85	63.9	1.26
高于 85	72.9	0.00

（三）脂类

脂类作为一种人体必需的营养素，在胎儿的生长发育过程中起着至关重要的作用，研究表明必需脂肪酸 ARA、DHA 是参与细胞膜和线粒体合成磷脂的重要组成部分，也是婴儿神经系统发育和神经髓鞘形成所必需的物质，必需脂肪酸摄入不足会影响胎儿的智力发育。必需脂肪酸不能由人体自身合成，必须从食物中摄取，n-3 系的多不饱和脂肪酸 DHA 的母体是亚麻酸，亚麻酸仅存在于大豆油、亚麻籽油、低芥酸菜籽油等少数的油种中。n-6 系的多不饱和脂肪酸 ARA 的母体是亚油酸，亚油酸几乎存在于所有的植物油中。另外，整个孕期需要增加 3~4 kg 的脂肪储备以备产后泌乳。

《中国居民膳食营养素参考摄入量（2013 版）》建议孕期膳食脂肪供能应占总能量的 20%~30%。其中，饱和脂肪酸、单不饱和脂肪酸、多不饱和脂肪酸分别为 <10%、10%、10%。动物脂肪与植物脂肪的比例可按 1:4 至 1:3 搭配，但油脂在总热量中的百分比不宜高于 30%，以免超重或发胖。

126

(四) 矿物质

1. 钙

根据调查显示，我国孕期妇女绝大部分钙的摄入量不足。钙缺乏在孕妇中相当普遍，我国孕妇每日所摄入的钙平均在 400 ~ 600 mg，农村孕妇更低些。孕期钙摄入不足容易使母体的骨密度降低，增加母体患骨质疏松症等疾病的风险。对胎儿而言也会增加新生儿患佝偻病的风险。

一个成熟胎儿的体钙大约为 30 g，再加上维持母体钙代谢平衡所需要的量大约为 300 mg/日，考虑到食物中钙的吸收率约为 30%，《中国居民膳食营养素参考摄入量（2013 版）》推荐孕中期钙的摄入量为 1 000 mg/日、孕晚期钙的摄入量为 1 200 mg/日。摄入钙过多会导致孕妇便秘，影响其他营养素的吸收，所以钙的 UL 值为 2 000 mg/日。

小贴士

孕期缺钙将导致孕妇血钙降低，出现小腿痉挛、抽搐等现象，严重缺钙的还会引起骨质疏松和骨质软化症，极易发生骨折，肌肉酸痛。

2. 铁

铁缺乏在婴幼儿、青春期少年和孕妇中较为常见，我国中、晚期孕妇贫血患病率高达 50%。研究表明，孕妇缺铁与新生儿出生体重低和早产有关。

在整个孕期，胎儿生长发育需铁约为 300 mg，胎盘需铁约为 50 mg，孕妇自身血容量增量需铁约为 450 mg，连同日常丢失铁约为 200 mg，即妊娠期总共需铁约为 1 000 mg，因此，应鼓励孕妇多吃含铁高的食品。《中国居民膳食营养素参考摄入量（2013 版）》推荐孕妇每天铁的 AI 值为 25 mg，UL 值为 60 mg。

小贴士

孕期准妈妈缺铁会影响到胎儿体内血红蛋白的合成，所以孕妇缺铁的时候，胎儿的新陈代谢就会受到很大的影响，胎儿的生长发育就会比同龄的宝宝慢很多，甚至还会出现持续长时间不增长的情况。

3. 锌

孕妇锌缺乏会影响胎儿的正常脑发育，使胚胎畸形，生长发育迟缓，甚至导致生长停滞及新生儿出生体重低等。由于我国膳食结构以植物性食物为主，含锌较少，其组成成分中还含有大量的植酸、草酸、纤维素及若干铁、钙、镉等，这些都是抑制锌吸收和锌生物利用率的重要因素，所以孕期缺锌的状况在我国也比较常见。研究表明，妊娠期间停留在母体及胎儿体内的锌的总量约为 100 mg，考虑到食物中锌的吸收率为 20%，《中国居民膳食营养素参考摄入量（2013 版）》推荐孕妇每天锌的 RNI 值为孕中、后期 16.5 mg，UL 值为 35 mg。

4. 碘

碘对孕妇和胎儿极其重要，碘缺乏会导致孕妇甲状腺激素合成减少，甲状腺功能减退，降低母体的新陈代谢，减少母体对胎儿营养素的提供。孕妇缺碘还会导致胎儿的甲状腺激素合成不足，从而引起胎儿生长发育迟缓，智力低下。

《中国居民膳食营养素参考摄入量（2013 版）》推荐孕妇每天碘的 RNI 值为 200 μg，UL 值为 1 000 μg。

（五）维生素

1. 维生素 A

孕妇，尤其是晚期孕妇体内维生素 A 的储备量直接关系到胎儿维生素 A 的储存及出生后的健康，也与产后泌乳有关。在发展中国家约有 50% 孕妇维生素 A 摄入不足。我国孕妇尤其是孕后期人群维生素 A 缺乏的现象也比较普遍，应多吃富含维生素 A 的食品及富含胡萝卜素的橙黄、深绿色蔬菜、水果。但维生素 A 摄入也不能过多，大量的维生素 A 制剂也会导致胎儿中毒。《中国居民膳食营养素参考摄入量（2013 版）》推荐孕妇每天维生素 A 的 RNI 值为孕中、晚期 900 μg，UL 值为 2 400 μg。

2. 维生素 D

孕妇维生素 D 缺乏会导致母体与胎儿的钙代谢紊乱，包括新生儿低钙血症、婴儿牙釉质发育不良及母体抽筋、骨质软化症等疾病。大部分食物中维生素 D 的含量有限，但是维生素 D 可以由紫外线在皮下合成。在我国一些北方地区，尤其是冬季光照时间短，紫外线强度不高，很容易造成孕妇维生素 D 的缺乏，应注意补充维生素 D。《中国居民膳食营养素参考摄入量（2013 版）》推荐孕妇每天维生素 D 的 RNI 值为 10 μg，UL 值为 20 μg。

3. 维生素 B_1

维生素 B_1 的缺乏会影响孕妇正常的肠道功能，使早孕反应加重，引起孕妇营养不良，所以，在计划怀孕的阶段就应该注意维生素 B_1 的摄入。《中国居民膳食营养素参考摄入量（2013 版）》推荐孕妇每天维生素 B_1 的 RNI 值为 1.5 mg。

4. 维生素 B_6

维生素 B_6 可以有效减缓早孕反应，防止妊高征的发生。《中国居民膳食营养素参考摄入量（2013 版）》推荐孕妇每天维生素 B_6 的 AI 值为 1.9 mg。

5. 叶酸

叶酸缺乏对妊娠的影响包括新生儿神经管畸形、出生体重低和早产。叶酸缺乏还会引发孕妇营养性巨幼红细胞性贫血。我国每年都有 8 万 ~10 万神经管畸形的新生儿，其中北方高于南方，农村高于城市，夏秋季节出生的婴儿高于冬春季节出生的婴儿，神经管形成于胚胎发育的早期，所以，孕妇对叶酸的补充要从计划怀孕开始。《中国居民膳食营养素参考摄入量（2013 版）》推荐孕妇每天叶酸的 RNI 值为 600 μg。

表 4 - 1 - 2 为富含各种营养素的食物来源。

表 4 - 1 - 2   各种营养素的食物来源

营养素	来源
热能	55% ~65% 来自碳水化合物、20% ~30% 来自脂肪、10% ~15% 来自蛋白质
蛋白质	粮谷类、肉类、鱼类、蛋、豆类、奶类
脂类	各类植物油

营养素	来源
钙	奶类、虾皮、豆类、芝麻酱、骨粉等
铁	肝脏、动物血、蛋黄、蔬菜、豆类，孕期膳食铁不能满足需要时，可以适当补充铁制剂
锌	贝类、豆类、肉类和动物内脏、谷类等
碘	食盐、海带、紫菜等海产食物
维生素 A	动物肝脏、鱼肝油、鱼卵、全奶、奶油、禽蛋等
维生素 D	鱼肝油、日光照射、孕期宜补充维生素 D 制剂
叶酸	内脏类、绿叶蔬菜、水果、酵母、鸡蛋、肉类等
维生素 B_1	粗粮、豆类、肉类、干果及硬果、动物内脏等
维生素 B_6	豆类、动物内脏、鱼类、蛋类等

三、孕妇的膳食指南

整个孕期分为孕早期 1~3 个月、孕中期 4~6 个月、孕晚期 6~9 个月，由于孕期每个阶段对营养素的需求有所不同，书中将会针对每个阶段给出具体的营养指导。

（一）孕早期的营养与膳食指导

膳食要点：叶酸的补充。

减缓早孕反应的症状，避免营养不良：

（1）可以根据孕妇的喜好，选择孕妇想吃的食物。

（2）尽量选择容易消化的食物。

（3）少吃多餐，想吃就吃。

（4）当早孕反应使孕妇完全不能进食时，应当每天静脉补充至少 150 g 葡萄糖。

（5）避免体内酮体的产生。

（6）计划怀孕时就应该开始按规定补充叶酸。

（二）孕中期的营养与膳食指导

膳食要点：注意能量的补充；注意铁的补充；保证优质蛋白的摄入。

（1）孕中期胎儿生长开始逐渐加快，母体的子宫、胎盘也渐渐增大，应保证充足的能量摄入。

（2）孕中期胎儿的红细胞数量开始迅速增加，应每周进食一次动物血或动物内脏保证铁的摄入。

（3）每日吃豆制品 50~100 g；鱼、禽、瘦肉交替选用约 150 g；鸡蛋 1 个以保证优质蛋白的摄入。

（4）牛奶或酸奶 250 g。

（5）每周进食一次海产品。

（6）蔬菜 500 g、水果 200 g。

知识应用

请你根据孕中期的膳食要点设计一份一日食谱。

孕妇怀孕 25 周，无妊娠反应，食欲良好，孕妇身高 160 cm，体重 55 kg，轻体力劳动。

（三）孕晚期的营养与膳食指导

膳食要点：长链多不饱和脂肪酸的补充；注意钙的摄入；保证适宜的体重增长。

（1）每周 3 次鱼类（至少 1 次是海鱼）以保证长链多不饱和脂肪酸的摄入。

（2）每日饮奶至少 250 mL，并同时补充 300 mL 钙制剂。

（3）保证优质蛋白的摄入（鱼、禽、瘦肉每日合计 250 g）。

（4）每日 1 个鸡蛋。

（5）每周进食 1 次动物内脏、1 次动物血。

（6）保证粮谷类与豆制品的摄入量。

案例分析

项目小结与练习

项目小结

孕期的生理特点主要包括血液循环系统的改变、消化系统的改变与内分泌系统的改变。

怀孕期间孕妇对各个营养素的需求都有不同程度的增加，其中需要注意的是，并不是补充得越多就是越好，要根据孕妇的身体状况制定适合的饮食标准，如果需要可以在医生的指导下服用营养素补剂。

由于整个孕期孕妇的生理状态是不断变化的，所以孕妇的膳食指导也要分为孕早期、孕中期和孕晚期来有针对性地进行。注意每个阶段根据饮食要点来设计食谱。

项目测试

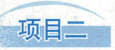

乳母的营养指导

思考问题

1. 哺乳期每天摄入多少食物合适？
2. 产褥期的饮食需要注意什么？

项目导读

产后，乳母一方面要逐步补偿妊娠和分娩时所消耗的营养储备，促进器官和各系统功能的恢复；另一方面要分泌乳汁哺育婴儿，因此乳母需要的能量及营养素要高于一般的妇女。乳母的营养是乳汁分泌的物质基础，乳母的膳食是乳母营养的来源与保证，当母体内的营养不均衡或出现营养缺乏病的时候，就会严重影响母体的自身健康及乳汁的质与量，对婴儿及哺乳期妇女造成极大的危害，所以我们要了解乳母的营养需求，并具备膳食指导的能力。

一、乳母的生理特点

正常情况下，新生儿在出生 8 h 后就应该得到来自妈妈的喂养，因此，一名产妇从孕妇到乳母的过程是很短暂的。产后的第一个月称为产褥期，这段时期乳母的卧床时间很多，活动量很少，腹肌和盆底肌松弛，易发生便秘与产后肥胖。另外，产后产妇的激素水平波动明显，雌激素与孕激素都会恢复到正常水平，而催乳素的分泌量增加。除此之外，产妇在哺乳期的生理变化还包括以下几项。

（一）基础代谢率增高

在哺乳期，母乳喂养的妈妈们基础代谢率较正常水平增加20%，以保证哺乳的顺利完成，为了保证足量优质的母乳分泌，母体对各个营养素的需求都有所增加。

（二）血中激素水平急剧降低

胎盘生乳素在 1 天之内，雌激素、孕激素在 1 周之内降到妊娠之前正常水平。

（三）泌乳量

母体在产后第二天应分泌 100 mL 左右的母乳，第二周增加到 500 mL 左右，正常每日乳汁分泌量为 750~850 mL。泌乳量不足是母亲营养不良的一个指征，可以将婴儿体重增长率作为奶量是否足够的指标。

二、乳母的营养需求

（一）能量

由于每升乳汁含热量为 700 kacl，乳母膳食热能转化为乳汁热能的转化率为 80%，加上乳母的基础代谢率比非乳妇女高 20%，相当于增加热能消耗 250~300 kcal，故合成 1 L 乳汁需热能 900 kcal 左右。产后母乳的每日产乳量大概在 750~850 mL，这就需要乳母在非孕龄需能的基础上每日增加 675 kcal 的热量，其中的 1/3 由产前的脂肪储备提供，剩余的 2/3 则由乳母的日常膳食提供。故《中国居民膳食营养素参考摄入量（2013 版）》推荐乳母能量 RNI 是在非孕龄妇女的基础上每日增加 500 kcal。其中，碳水化合物供能 55%~60%、脂肪供能 20%~30%、蛋白质供能 13%~15%。

知识拓展

母乳喂养的好处

（二）蛋白质

根据劳动强度不同，中国营养学会推荐成年女性蛋白质的需要量为 70~90 g/d，而母乳中蛋白质的平均含量为 12 g/L，正常情况下母乳的每日泌乳量为 800 mL 左右，大概含蛋白质 9 g，考虑到膳食蛋白质转变乳汁蛋白质转换率为 70%，故需消耗膳食蛋白质 13 g。但因为中国膳食蛋白质主要来源是粮谷类食品，转化为乳汁蛋白的效率不高，所以《中国居民膳食营养素参考摄入量（2013 版）》推荐乳母蛋白质供给量较非孕妇女每日增加 20 g，并尽量选用优质蛋白。

（三）脂肪

母乳中的脂肪含量与膳食中的脂肪摄入量有关，而脂类与婴儿的生长发育密切相关，尤其是其中的不饱和脂肪酸 DHA、ARA 是合成磷脂的基础物质，直接关系到婴儿的智力与中枢神经系统的发育。因此，乳母膳食中必须有适量脂肪。《中国居民膳食营养素参考摄入量（2013 版）》推荐乳母脂肪供能占总能量的 20%~30%。

（四）矿物质

1. 钙

无论乳母膳食中的钙摄入是否充足，乳汁中钙的含量都基本稳定，所以，正常情况下母乳喂养的婴儿不会缺钙，但是哺乳期膳食钙摄入量不足会导致母体骨钙流失而引发相关疾病，并增加以后骨质疏松症的患病概率。

正常母乳中钙含量约为 34 mg/100 mL，考虑到钙在人体内的吸收效率及转化为乳汁中的钙的能力，《中国居民膳食营养素参考摄入量（2013 版）》推荐乳母每日钙的摄入量 AI 为 1 200 mg，UL 值为每日 2 000 mg。

2. 铁

铁很难通过乳腺进入乳汁，一般情况下，乳母也没有经期失血的情况，但是乳母仍然需要注意铁的补充，因为孕期妇女会丢失大量的铁（胎儿的铁储备和产时出血），易患缺铁性贫血，所以在哺乳期要注意多吃富含铁的食品，也可以在医生的指导下补充一些铁制剂来预防缺铁性贫血。《中国居民膳食营养素参考摄入量（2013 版）》推荐乳母铁的 AI 为每日 25 mg，UL 为每日 50 mg。

（五）维生素

1. 维生素 A

维生素 A 在婴儿体内的水平直接影响胎儿的生长发育和健康状况，维生素 A 可以通过胎盘进入乳汁中，所以，乳母膳食中的维生素 A 的含量会直接影响乳汁中维生素 A 的含量，哺乳期妇女应多食富含维生素 A 的食物，但是维生素 A 为脂溶性维生素，容易在体内富集而产生毒性，最好不要大量食用维生素 A 制剂，应遵医嘱。《中国居民膳食营养素参考摄入量（2013 版）》推荐乳母维生素 A 的适宜摄入量 RNI 为每日 1 200 μg，最大可耐受摄入量 UL 值为每日 3 000 μg。

2. 维生素 D

维生素 D 几乎不能通过乳腺进入到乳汁中，乳汁中维生素 D 的含量很低，但是由于天然食物中维生素 D 的含量普遍不高，所以哺乳期的妇女很容易缺乏维生素 D，建议乳母应该多做户外运动来补充维生素 D，以免发生由于维生素 D 缺乏导致的缺钙现象，中国北方一些日照时间短、紫外线强度不高的地区，可以适当补充维生素 D 制剂，避免维生素 D 的缺乏。《中国居民膳食营养素参考摄入量（2013 版）》推荐乳母维生素 D 的适宜摄入量 RNI 为每日 10 μg，最大可耐受摄入量 UL 值为每日 50 μg。

3. 水溶性维生素

水溶性维生素大部分可以通过乳腺进入到乳汁中，研究表明维生素 B_1 可以改善乳母的食欲并促进乳汁分泌，可以有效预防婴儿维生素 B_1 缺乏症。《中国居民膳食营养素参考摄入量（2013 版）》推荐乳母维生素 B_1 的 RNI 为每日 1.8 mg，维生素 B_2 的 RNI 为每日 1.7 mg，维生素 C 的适宜摄入量 RNI 为每日 130 mg，维生素 C 的最大可耐受摄入量 UL 值为每日 1 000 mg。

三、乳母的膳食指南

（一）产褥期膳食

孕妇正常分娩以后身体虚弱，失血过多，可能出现肛门括约肌撕裂的情况，在这个阶段应该注意产妇营养物质的补充，但是为了避免肛门括约肌再次撕裂，在术后 24 h 以内应给予流质或半流质食物（忌食用胀气食品），之后再给予普通食品。

产妇出院以后家人应该注意产妇身体的恢复，多吃富含铁、富含优质蛋白的食品，如鸡蛋、鱼、禽、瘦肉等动物性食品，可以加速产妇的身体恢复和伤口愈合，但是也不能只强调动物性食品的摄入而忽视了植物性食品，这样容易造成维生素 C 和膳食纤维的缺乏而引起便秘等症状。

（二）哺乳期膳食

1. 食物种类齐全

食物种类齐全是哺乳期膳食的最基本的要点，只有乳母膳食种类齐全才能保证乳汁中营养素种类齐全，乳母挑食会造成乳汁中营养素种类不全，乳汁质量下降。如现代人很少吃粗粮，但粗粮中含有很丰富的营养物质，应该与细粮混合食用。

2. 保证充足的优质蛋白的摄入量

动物性食品可以提供优质蛋白，如果经济条件有限，可以多食大豆及其制品来提供优质蛋白，推荐每天食用 200 ~ 250 g。

3. 多吃含钙高的食品

哺乳期的妇女很容易缺钙，增加日后患骨质疏松症的概率，所以，哺乳期的妇女应注意钙的摄入。乳类及其制品钙的含量高，吸收效果好，哺乳期妇女应该每天坚持喝 300 mL 牛奶或其制品。另外，虾皮、豆制品、小鱼等也可以提供一定数量的钙质。

4. 多吃含铁高的食品

铁虽然不能通过乳腺进入乳汁，但是哺乳期的妇女要注意铁的摄入，以补偿孕期铁的损失，避免缺铁性贫血。

5. 多吃新鲜的蔬菜水果

保证每天摄入蔬菜至少达到 500 g，水果摄入至少达到 200 g，保证整个哺乳期营养充足和均衡以持续进行母乳喂养。

6. 注意使用正确的烹调方法

哺乳期妇女建议使用煮、炖这样的烹调方法，不但可以最大限度地保证营养素不流失，还可以有很多的汤汁，有利于下奶。尽量不要使用煎烤、油炸的方法烹调食物，尽量避免辛辣、刺激性的食物。

知识应用

请你根据哺乳期的膳食要点设计一份一日食谱。

乳母 35 岁，分娩 4 个月，二胎，身高 165 cm，体重 70 kg，在家喂养，无工作，基本没有体力劳动，食欲良好，泌乳量正常。

案例分析

项目小结与练习

项目小结

乳母的生理特点主要包括激素水平的明显变化，基础代谢率增加，对营养素的需求增加来保证足量、优质的乳汁分泌。母体在产后第二天应分泌 100 mL 左右的母乳，第二周增加到 500 mL 左右，正常乳汁每日分泌量为 750 ~ 850 mL。

哺乳阶段母乳对各种营养素的需求增加，但是也不能过量食用，避免产后过度肥胖。

项目测试

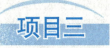

项目三

婴儿的营养指导

1. 婴儿有哪些生理特点?
2. 婴儿有哪些不同的营养需求?
3. 婴儿的营养指导有哪些注意事项?

项目导读

　　婴儿期摄入良好的营养是成年后体格和智力发育的基础,也是预防成年后某些慢性疾病的保证。出生后的第一年是婴儿一生中生长最快的阶段,在这个时期,婴儿的体重是出生时的 3 倍,身长是出生时的 1.5 倍,只有良好充足的营养才能保证婴儿快速健康地成长。幼儿期的生长速度较婴儿期有所下降,但仍然需要大量的营养物质保证机体发育,是孩子饮食习惯养成的重要时期。

一、婴儿的生理特点

(一) 消化系统发育

　　婴儿消化系统尚未发育成熟,胃容量小,各种消化酶活性较低,消化功能较弱,其消化功能与成人相比明显不同。若喂养不当,易发生腹泻而导致营养素丢失。

(二) 大脑和神经系统发育

　　婴儿出生时的脑质量约为 370 g,占体重的 1/8 左右,6 个月时脑质量为 600~700 g。大脑的发育尤其是大脑皮层细胞的增殖、增大和分化主要是在孕后期和出生后一年内,尤其出生后前 6 个月内,是大脑和智力发育的关键时期。

二、婴儿的营养需求

(一) 能量

　　能量本身并不是一种营养素,是各种营养素 (蛋白质、脂肪、碳水化合物) 燃烧而产生的。婴儿的基础代谢、体力活动、食物的特殊动力作用及生长发育都离不开能量。《中国居民膳食营养素参考摄入量 (2013 版)》推荐 0~12 个月的婴儿每日需要能量为 95 kcal。

(二) 蛋白质

　　蛋白质对婴儿的重要性是众所周知的,它是婴儿生长发育所必须的营养物质,是构成机体的主要成分。婴儿生长迅速，需要大量的蛋白质，而且由于婴儿的肝脏还没有发育完全，所需必需氨基酸的比例大于成人，除已知的八种必需氨基酸外，还需要组氨酸、半胱氨酸及牛磺酸等氨基酸。只有数量充足、比例合适的优质蛋白才能满足婴儿的生长发育所需。

人乳中必需氨基酸的比例最适合婴儿的生长发育所需。《中国居民膳食营养素参考摄入量（2013 版）》推荐婴儿蛋白质的需要量因喂养方式不同而不同，母乳喂养的婴儿每日需蛋白质 2.0 g，牛乳喂养的婴儿由于蛋白质的利用率较母乳低，每日需要蛋白质 3.5 g。

（三）脂肪

《中国居民膳食营养素参考摄入量（2013 版）》推荐婴儿脂肪供能占总能量的比例为 0~5 个月 45%~50%，6~12 个月为 35%~40%。按婴儿每日摄入 800 mL 母乳计则可以满足婴儿对脂肪的需求。

（四）碳水化合物

刚出生的婴儿消化器官功能不健全，没有牙齿，胃肠肌肉松弛，消化酶数量少，胃液酸度低，消化淀粉的能力尚未成熟，但是乳糖酶的活性却很高，4 个月以后的婴儿开始可以逐渐消化淀粉。母乳中的碳水化合物以乳糖为主，婴儿消化率高，不易引起腹泻。《中国居民膳食营养素参考摄入量（2013 版）》推荐婴儿每日摄入碳水化合物 12 g/kg 体重。

（五）矿物质

婴儿必需而又容易缺乏的矿物质包括钙、铁、锌、碘。

1. 钙

钙是婴儿骨骼与牙齿发育所必需的一种矿物质，维持很多重要的生理功能。《中国居民膳食营养素参考摄入量（2013 版）》推荐婴儿 0~6 个月每日需钙 300 mg，6~12 个月每日需钙 400 mg。

牛乳中钙的含量是人乳的 2~3 倍，但是吸收率不高，平均吸收率只有 20%，母乳中的钙磷比适合婴儿吸收，钙的吸收利用率较高，所以，母乳喂养的婴儿一般不会缺钙。

2. 铁

铁是血红蛋白细胞的组成成分，是婴儿维持生命所必需的营养素，足月的新生儿体内有约 300 mg 左右的铁储备，可以保证婴儿前 4 个月不缺铁，母乳及牛乳中铁的含量均较低，所以，母乳或牛乳喂养的婴儿在 4 个月以后应该适当地从膳食中补充铁，避免婴儿由于缺铁造成贫血。《中国居民膳食营养素参考摄入量（2013 版）》推荐婴儿 0~6 个月每日需铁 0.3 mg，6~12 个月每日需铁 10 mg。

3. 锌

母乳中锌的含量相对不足，1 L 母乳中大约含锌 1.18 mg。足月的新生儿体内有一定的锌储备，一般在 4 个月以前不易缺锌，4 个月以后应适当从膳食中补充一定的锌，如婴儿配方奶粉、肝泥、蛋黄等。《中国居民膳食营养素参考摄入量（2013 版）》推荐婴儿 0~6 个月每日需锌 1.5 mg，6~12 个月每日需锌 8 mg。

4. 碘

婴儿缺碘会造成由于甲状腺激素缺乏而导致的智力低下、生长发育迟缓。碘可以通过乳腺进入到乳汁中，所以只要乳母膳食中不缺碘，一般婴儿不会发生碘缺乏的症状，《中国居民膳食营养素参考摄入量（2013 版）》推荐婴儿每日摄入碘 50 μg。乳母应定量食用碘强化食品。

（六）维生素

1. 维生素 A

维生素 A 可以通过乳腺进入乳汁，所以一般母乳喂养的婴儿不会出现维生素 A 缺乏的现象，盲目补充维生素 A 制剂可能发生维生素 A 中毒的情况，牛乳中维生素 A 的含量是母乳中的一半，吸收率不高，牛乳喂养的婴儿可以遵医嘱适当补充维生素 A 制剂。《中国居民膳食营养素参考摄入量（2013 版)》推荐婴儿每日摄入维生素 A 400 μg。

2. 维生素 D

维生素 D 不能通过乳腺进入乳汁中，所以，人乳及牛乳中的维生素 D 含量都很低，维生素 D 可以通过紫外线在皮下合成，婴儿可以通过户外运动来补充维生素 D，中国北方一些日照时间短、紫外线强度不高的地区可以给婴儿添加适当的维生素 D 制剂。《中国居民膳食营养素参考摄入量（2013 版)》推荐婴儿每日摄入维生素 D 10 μg。

3. 水溶性维生素

水溶性维生素都可以通过乳腺进入到乳汁中，只要乳母保证正常的饮食，母乳喂养的孩子很少缺乏水溶性维生素。

三、婴儿的膳食指南

（一）母乳喂养

近年来，世界卫生组织已将保护、促进和支持母乳喂养作为妇幼卫生工作的一个重要内容。研究表明，相对于其他的喂养方式，母乳喂养具有无比的优越性，母乳中含有绝大部分婴儿生长发育所需的营养物质（只有铁、维生素 D 的含量较少），而且吸收利用率也高于其他食品。母乳中还含有其他食品中所没有的免疫活性物质，可以有效降低婴儿患病的概率。下面将对母乳喂养的优势做详细阐述。

1. 营养素种类齐全、利用率高

母乳中含有婴儿所需的大部分营养素，营养素之间的配比最适合婴儿消化和吸收，是婴儿最理想的食品。

2. 丰富的免疫活性物质

母乳含有丰富的免疫活性物质，能保护婴儿少得疾病，减少成年以后许多慢性病的发病率。研究表明，母乳中含有巨噬细胞、溶菌酶、乳铁蛋白、TB 淋巴细胞、抗葡萄球菌因子、嗜中性粒细胞、补体及双歧因子等免疫活性物质，能增加婴儿抵御外界污染的能力，又不易引起过敏。

3. 增进母子感情，有利于婴儿智力发展

通过婴儿的吮吸，乳母会有一种母亲的敏感性，使之从孕期状态向非孕期状态过渡。通过母子之间的接触、抚摸、目光的交流、语言等增加母子之间的亲密程度，有助于婴儿的情绪稳定，有利于婴儿的智力发展。

小贴士

母乳喂养判断宝宝是否吃饱主要根据是宝宝吃奶的时候有无明显吞咽行为，有无喉部吞

咽的声音，以及吃奶后宝宝是否能够安静地入睡。如果都是正常的就认为宝宝奶量是摄入足够的。母乳喂养的宝宝一般吃奶 10 min 左右就可以吃饱了，不建议超过 20 min。如果宝宝吃奶时间过长及生长发育不好，就需要考虑是否存在奶量摄入不足的情况。

4. 经济利益

产后母乳喂养可以为家庭节约配置人工喂养品的费用，而且由于母乳喂养的婴儿不易患病，可以减少医疗咨询、药物等费用。母乳喂养经济方便，母亲随时随地能给婴儿提供温度适宜的乳汁，也不存在食用过度的问题。

（二）人工喂养

由于各种原因不能实现母乳喂养的情况下，可以采用其他的代替食品喂养婴儿，称为人工喂养。现阶段普遍采用的母乳代替品为婴幼儿配方奶粉。大部分的婴幼儿配方奶粉是在牛奶的基础上，尽量向母乳的成分靠近，如降低蛋白质的含量，减轻婴儿肾脏的负担；增加乳清蛋白的比例，减少酪蛋白的比例；去除多余的饱和脂肪，用不饱和脂肪酸替代，增加 DHA、ARA 的含量；调整钙磷比，增加铁、锌、维生素 A、维生素 D 的含量等。另有乳糖不耐受的婴儿可以使用豆制代乳粉来进行人工喂养。

（三）婴儿辅食的添加

营养良好的母乳可以满足 0~6 个月内婴儿的全面营养需求，6 个月以上的婴儿热能需求增加，而这个阶段孕期储存的铁、锌等营养素也已经用尽，必须添加辅助食品。合理添加辅助食品可以补充乳类营养素的不足，以满足生长发育的需要，使婴儿的食物从流质向半流质和固体食物转变，为断奶做好准备。

1. 辅食添加的原则

（1）逐步适应：1 种辅食应经过 5~7 天的适应期，等婴儿完全适应了这种食物再开始添加下一种辅食。

（2）由稀到稠：刚开始添加辅食的时候可以制作得稀一点，使婴儿方便吞咽，当婴儿适应以后可以逐步变稠。

（3）量由少到多、质地由软到硬：刚开始添加时可以只添加 1 勺，渐渐增多。食物的质地刚开始要以泥或汁为主，便于吞咽。乳牙萌出以后可以添加一些稍微硬一点的食物。

2. 辅食添加顺序

3 个月开始可以添加一些鱼肝油，以保证维生素 A、维生素 D 的摄入。

4~6 个月先添加一些米粉、麦粉、粥等淀粉类食物，婴儿适应了之后可以逐步添加一些蛋黄、鱼泥、肝泥、果蔬汁、果蔬泥等食品。

7~9 个月可添加烂粥、稀饭、面包、馒头及鱼、碎肉、全蛋、大豆制品、果蔬汁、果蔬泥等。

10~12 个月婴儿的乳牙基本长出，可以吃一些稀粥、面条、馒头等主食，以及鱼、肉、全蛋、大豆制品，稍大一点的婴儿也可以开始吃一些软的水果和蔬菜。

知识应用

11 个月的男宝小地瓜，身长为 75 cm，体重为 8.5 kg，BMI 显示小地瓜体重偏轻。小地瓜妈妈很困惑，那么精心喂养，小地瓜的指标怎么老是上不去呢？

小地瓜的一日饮食安排

时间	喂养情况	食物的蛋白质含量
6：00	配方奶 100 mL	约 1.5 g
8：00	一碗鸡蛋羹（一个鸡蛋约 50 g）	4～5 g
12：00	米粥 100 mL（约 10 g 大米）、蔬菜适量	1～1.5 g
15：00	配方奶 100 mL	约 1.5 g
19：00	面片汤（约 10 g 面粉）、蔬菜适量	1～1.5 g

请你分析小地瓜的喂养情况有什么问题，为什么他的指标总是上不去？

案例分析

项目小结与练习

项目小结

　　婴儿是指从出生至一周岁的孩子，这段时期是人一生中生长发育最快的一年，由于消化能力与生长发育的特点，决定了其对各种营养素的需求，母乳是婴儿唯一理想的均衡食物，而且独具免疫物质，有利于婴儿的正常生长发育。由于各种原因不能实现母乳喂养的情况下，可以采用其他的代替食品喂养婴儿，称为人工喂养。

　　在婴儿生长发育的不同阶段，应遵循辅食的添加顺序与添加原则为婴儿添加辅食。

项目测试

项目四

幼儿及学龄前儿童的营养指导

思考问题

1. 幼儿及学龄前儿童有哪些生理特点？
2. 幼儿及学龄前儿童有哪些不同的营养需求？
3. 幼儿及学龄前儿童的营养指导有哪些注意事项？

项目导读

幼儿及学龄前儿童的生长速度较婴儿期有所下降，但仍然需要大量的营养物质保证机体发育，是孩子饮食习惯养成的重要时期。幼儿期乳齿生长和胃容量加大使幼儿对食物的可接受性提高，此时，孩子们的日常活动加强，体力消耗增大，饮食也逐步过渡到基本上由自己的消化器官来摄取营养素的过程。这一时期营养不良会导致幼儿及学龄前儿童生长发育迟缓，增加成年期慢性疾病的发病率。

一、幼儿及学龄前儿童的生理特点

幼儿及学龄前的儿童体格发育速度减慢，但仍然稳定增长，体重稳定在每年增长 2 kg 左右，身高稳定增长在每年 5 ~ 7 cm。与婴儿时期相比食欲会稍微下降，身体各项机能逐步完善，神经、心理发展迅速，语言记忆及思维能力逐渐增强，好模仿，对外界环境产生好奇心，会表达自己的想法，情感呈现多元化，易产生信任感、同情感、荣誉感。

二、幼儿及学龄前儿童的营养需求

（一）能量

幼儿及学龄前儿童的新陈代谢较成人旺盛，生长发育速率仍然很高，加上平时的日常活动增加，体力消耗加大，在这个阶段必须摄入大量的能量。《中国居民膳食营养素参考摄入量（2013版）》推荐这个阶段的儿童每日摄入能量1岁、2岁、3岁分别为男孩 1 100kcal、1 200 kcal、1 350 kcal；女孩 1 050 kcal、1 150 kcal、1 300 kcal。其中，蛋白质供能占总能量的12% ~ 15%，脂肪供能占总能量的30% ~ 35%，碳水化合物供能占总能量的 50% ~ 58%。

（二）蛋白质

蛋白质用于幼儿及学龄前儿童的新陈代谢、各个器官的成熟及生长发育，也是免疫抗体、激素、消化酶等物质不可缺少的重要组成部分。这个阶段的儿童对蛋白质的需求不但用量按比例高于成人，而且质量要求也比成人高，在幼儿及学龄前儿童摄入的蛋白质中要求一半以上是优质蛋白。如果缺乏蛋白质，不仅影响大脑发育，也会使得体重和身高增加缓慢，肌肉松弛，抵抗力下降，严重会引起营养不良性水肿。但是过量的蛋白质也是有害的，可能会导致腹泻、酸中毒、高渗性脱水、发热、血清尿素和氨升高等症状。

《中国居民膳食营养素参考摄入量（2013 版）》推荐幼儿每日摄入蛋白质的 RNI 为 1 岁、2 岁、3 岁分别为 35 g、40 g、45 g，推荐学龄前儿童蛋白质的参考摄入量 RNI 为每日 45～60 g。蛋白质供能比为总能量的 14%～15%。

（三）脂类

脂类是细胞膜和细胞核的重要组成部分，也是身体热量的主要来源，它可以有效维持体温、保护脏器、促进脂溶性维生素吸收。《中国居民膳食营养素参考摄入量（2013 版）》推荐这个阶段的儿童脂肪供给的热量占总热量的 30%～35%，其中必需脂肪酸提供的热量不应低于总热量的 1%～3%。

（四）矿物质

1. 钙

钙是骨骼和牙齿的主要成分，如果供应不足或钙的吸收不良均会使幼儿及学龄前儿童患佝偻病，严重者发生抽风、肌肉震颤或心跳停止的现象。奶和奶制品是膳食钙质良好的来源。但也不能盲目补钙，大量钙质摄入会造成肾脏的负担，影响其他营养素的吸收。《中国居民膳食营养素参考摄入量（2013 版）》推荐这个阶段的儿童每日钙的适宜摄入量 AI 为 600 mg。

2. 铁

铁是人体血红蛋白和肌红蛋白的重要原料，铁摄入不足，就会发生缺铁性贫血而影响氧气的运输，影响生长发育。由于我国的膳食铁来源是以植物性铁为主，吸收率较低，所以我国还是幼儿期出现缺铁性贫血较为常见的国家。膳食铁最好的食物来源是动物肝脏和动物血。《中国居民膳食营养素参考摄入量（2013 版）》推荐每日铁的 AI 为 12 mg。

3. 锌

锌在人体内可构成 50 多种酶，促进蛋白质合成和生长发育，缺锌会导致生长发育阶段的儿童生长发育迟缓、贫血、厌食、伤口不易愈合、免疫力低下等症状。《中国居民膳食营养素参考摄入量（2013 版）》推荐每日锌的 AI 为 9 mg。膳食锌的主要来源是贝类、动物内脏。

4. 碘

碘能维持甲状腺的正常生理功能，是甲状腺激素合成必需的组成部分，缺乏时会导致甲状腺功能低下，影响幼儿的生长发育。《中国居民膳食营养素参考摄入量（2013 版）》推荐幼儿每日碘的 RNI 为 50 μg。

（五）维生素

维生素在生长发育阶段起着至关重要的作用，是在这个阶段儿童的膳食中必须注意补充的，但是也不能盲目地添加大剂量的维生素制剂。尤其是脂溶性维生素，不易代谢，易在体内堆积而产生毒性。《中国居民膳食营养素参考摄入量（2013 版）》推荐每日维生素 A 的摄入量为 500 μg，维生素 D 的摄入量为 10 μg，维生素 B_1 的摄入量为 0.6 mg，维生素 B_2 的摄入量为 0.6 mg，维生素 C 的摄入量为 60 mg。

三、幼儿及学龄前儿童的膳食指南

（一）种类齐全、搭配合理

为了保证幼儿及学龄前儿童在生长发育过程中全部营养素的均衡摄入，膳食的首要原则就是要做到种类齐全、搭配合理。首先，粮谷类食品要逐渐成为孩子的主食，粮谷类食品是碳水化合物和维生素 B_1 的良好来源，也是蛋白质及其他营养素的重要来源。鱼、禽、瘦肉、蛋等动物性食品是膳食蛋白质的良好来源，要保证每日摄入的蛋白质有一半是来自动物性食品。动物性食品同时也是维生素 A、维生素 D、B 族维生素和许多矿物质的主要来源。奶类及其制品是钙的良好来源，应坚持每日饮奶，保证钙的足量摄入。蔬菜水果能提供丰富的维生素 C、β - 胡萝卜素和膳食纤维，还含有一些矿物质和维生素。新鲜的蔬菜水果可以激发食欲，防止便秘。总之，种类齐全、搭配合理是合理膳食的基础。

（二）选用合理的烹调方法

幼儿及学龄前儿童的食物应该尽量单独制作，选用一些质地软、容易烂的食材，避免刺激性强和油腻的食物。在加工烹调过程中应尽量避免营养素的流失，如淘米的次数不宜过多，蔬菜、水果应先洗后切，大火急炒、慎用碱等。食物烹调后尽量保证良好的色、香、味，尽量引起幼儿的食欲。

（三）合理安排就餐时间

幼儿及学龄前儿童的胃容量还比较小，加上活泼好动，容易饥饿，所以，在安排就餐时间上推荐安排三餐二点，也就是每天进食 4 ~ 5 次，在正常三餐的基础上增加午点和晚点。

案例分析

（四）养成良好的饮食习惯

幼儿及学龄前是孩子饮食习惯养成的重要时期，应尽量给孩子创造安静、舒适、卫生的饮食环境，使孩子可以专心吃饭。不偏食、不挑食、少吃零食、进食时不看书和电视、不吃不干净的食物、餐前便后要洗手。

———————— 项目小结与练习 ————————

项目小结

幼儿及学龄前儿童的生长发育速度虽然相比婴儿期有所下降，但是依旧处在高速生长发育阶段，对营养素的需求量大，同时这个阶段是儿童培养良好饮食行为和习惯最重要的阶段。

项目测试

学龄儿童及青少年的营养指导

思考问题

1. 学龄儿童及青少年有哪些生理特点？
2. 学龄儿童及青少年有哪些不同的营养需求？
3. 学龄儿童及青少年的营养指导有哪些注意事项？

项目导读

学龄儿童与青少年时期是由婴幼儿发育到成年人的过渡时期，生长发育较快，体内合成代谢旺盛，是体格和智力发育的关键时期，所需的能量和各种营养素都要比成人高，尤其是能量、蛋白质、钙、铁和锌等营养素。

一、学龄儿童及青少年的生理特点

（一）生长发育的特点

学龄儿童处于身高和体重的快速增长阶段，在这个时期每年身高增长 4~7.5 cm，体重增加 2~2.5 kg。

青少年时期是人生的第二个生长高峰，身体内分泌活跃，代谢旺盛。研究显示，青春期少年体重平均增加 20~30 kg，身高平均增加 28~30 cm，有的人还要更多些。在这个阶段各种营养素的供给是否充足、搭配是否合理是保证青少年健康快速成长的基础。

（二）肌肉骨骼发育特点

学龄儿童及青少年的孩子骨骼中的钙质不断沉积，骨骼坚硬度不断增加，如果在这个时期缺钙将会影响骨骼中钙质的沉积，甚至影响身高的增长。膳食中钙质摄入不足也会影响恒牙的发育。

（三）神经系统发育特点

神经系统发育基本完成，大脑细胞数量与成年人相比基本相同，但是较脆弱，过多过久的脑力活动易疲劳。

（四）第二性征的发育

在青少年阶段，由于不同激素的分泌量增加，男女开始出现第二性征的区别，男性方面表现为：身体肌肉发达，骨骼变硬，身体迅速增长，胡须变黑，出现喉结。女性表现为：皮肤光泽，体态开始丰满，臀部变圆，来月经。

二、学龄儿童及青少年的营养需求

（一）能量

学龄儿童能量需要量差异很大，一般需要量在 1 300～1 700 kcal/d。其中，基础代谢消耗的能量约占 60%。男孩一般比女孩多 50～100 kcal/d。青少年对能量的需要与生长速度是成正比的，生长发育需要的能量为总量供给的 25%～30%，一般来说，青少年期的能量需要超过从事体力劳动的成人，推荐的能量供给为每日 2 300～2 800 kcal。

（二）蛋白质

学龄儿童生长发育每增加 1 kg 体重约需要 160 g 的蛋白质。《中国居民膳食营养素参考摄入量（2013 版）》推荐学龄儿童蛋白质的参考摄入量 RNI 为每日 45～60 g。蛋白质供能比为总能量的 14%～15%，其中，优质蛋白要占摄入总蛋白的 50% 以上。经济条件差的农村地区要充分利用大豆蛋白所含的优质蛋白质来预防蛋白质摄入不足引起的体重过低和生长发育迟缓的现象。青少年时期体重增加约 30 kg，其中 16% 是蛋白质，蛋白质是体重增加的物质基础。青少年摄入蛋白质的目的是合成自身的蛋白质以满足迅速生长发育的需要。因此，蛋白质供能应占总能量供给的 13%～15%，为每日 75～90 g。

（三）脂肪

学龄儿童生长发育所需要的能量、免疫功能的维持、脑的发育和神经髓鞘的形成都需要脂肪，尤其是必需脂肪酸。学龄儿童脂肪的需要量为每千克体重 4～6 g/d，脂肪的供能比高于成人，为 30%～35%，其中亚油酸供能不低于总能量的 3%，亚麻酸供能不低于总能量的 0.5%。

（四）碳水化合物

学龄儿童已经完成了饮食从奶及奶制品向碳水化合物的转变。碳水化合物变成了学龄儿童能量的主要来源。在这个阶段，儿童应以含有复杂碳水化合物的谷类食物为主食，尽量避免过度的糖和甜食。碳水化合物的供能比为 50%～60%。

（五）矿物质

1. 钙

钙是儿童骨骼正常生长发育的物质基础之一，学龄儿童平均每日钙的储留量为 100～150 mg，考虑到钙的平均吸收率为 35%，《中国居民膳食营养素参考摄入量（2013 版）》推荐学龄儿童钙的 RNI 每日为 800 mg，接近成人水平。学龄儿童应坚持每日饮奶以保证钙的摄入，但饮奶量不宜超过 600 mL，以免增加肾脏的负担，影响其他营养素的吸收，钙的每日 UL 值为 2 000 mg。为满足骨骼迅速生长发育的需要，青少年每日要储备 200 mg 左右的钙。《中国居民膳食营养素参考摄入量（2013 版）》推荐青少年每日钙的供给量为 1 000～1 200 mg。

2. 铁

铁缺乏引起的缺铁性贫血是儿童期最常见的疾病。《中国居民膳食营养素参考摄入量（2013 版）》建议学龄儿童每日铁的 AI 为 12 mg，UL 值为 30 mg。动物性食品中的血红素铁吸收率高于植物中的非血红素铁。动物肝脏、动物血、瘦肉是铁的良好来源，膳食中丰富的维生素 C 可以促进铁的吸收。女性青少年膳食铁的推荐摄入量为每日 20 mg，男性为 15 mg。

3. 锌

儿童锌缺乏常出现味觉下降、厌食甚至异食癖、嗜睡、面色苍白、抵抗力差等症状，严重的还会影响儿童的生长发育。《中国居民膳食营养素参考摄入量（2013 版）》提出，学龄前儿童锌的 RNI 为每日 12 mg。膳食锌的良好来源除贝类、海鱼外，还包括鱼、禽、蛋、肉等食物。青少年锌的推荐供给量为每日 15 mg。

4. 碘

儿童是对缺碘比较敏感的人群，儿童缺碘会造成生长发育障碍。《中国居民膳食营养素参考摄入量（2013 版）》提出学龄前儿童每日碘的 RNI 为 50 μg，UL 值为 800 μg。

含碘较高的食物主要是海产品，如海带、紫菜、海鱼、虾、贝类。为保证这一摄入水平，除必需使用碘强化食盐烹调食物外，还建议每周膳食至少安排 1 次海产食品。

（六）维生素

1. 维生素 A

维生素 A 在学龄儿童中缺乏的现象在发展中国家广泛存在，调查表明，中国作为一个发展中大国，也应强调学龄儿童阶段维生素 A 的摄入。维生素 A 对学龄儿童的生长发育、视觉功能、机体免疫力等都起着重要的作用。《中国居民膳食营养素参考摄入量（2013 版）》提出学龄儿童每日维生素 A 的 RNI 为 500 ~ 600 μg，UL 值为 2 000 μg。专家建议每周膳食安排 1 次富含维生素 A 的动物肝脏，每天摄入一定量蛋黄、牛奶，或在医生指导下适当补充鱼肝油，获得可直接利用的视黄醇，也可每日摄入一定量的深绿色或黄红色蔬菜补充维生素 A 原，即胡萝卜素。青少年维生素 A 的需要量基本和成年人一样。

2. B 族维生素

维生素 B_1、维生素 B_2 和烟酸在保证儿童体内正常的能量代谢及促进生长发育方面都有重要的作用。这 3 种 B 族维生素常协同发挥作用，缺乏症可能混合出现。膳食中维生素 B_1 主要来源于非精制的粮谷类、坚果、鲜豆、瘦肉和动物内脏等食物；维生素 B_2 主要来源于瘦肉、蛋类、奶类。《中国居民膳食营养素参考摄入量（2013 版）》提出学龄前儿童每日维生素 B_1 的 RNI 是 0.7 g，维生素 B_2 的 RNI 也是 0.7 g。

3. 维生素 C

典型的维生素 C 缺乏症目前已不常见，但亚临床缺乏对健康的潜在影响已受到特别的关注，如免疫能力降低、患慢性病的危险增加等。维生素 C 主要来源于新鲜的蔬菜和水果，尤其是鲜枣类、柑橘类水果和有色蔬菜，如青椒、油菜、韭菜、白菜、菜花等。《中国居民膳食营养素参考摄入量（2013 版）》提出学龄前儿童每日维生素 C 的 RNI 为 3 岁 60 mg，4 ~ 6 岁 70 mg。青少年维生素 C 的需要量基本和成年人一样。

三、学龄儿童及青少年的膳食指南

（一）学龄儿童食物选择原则及特点

1. 食物选择原则

学龄儿童的膳食组成应多样化，以满足儿童对各种营养素的需求。这个时期儿童的膳食应注意食物品种的选择和变换，如荤素菜的合理搭配，粗粮、细粮的交替食用，食物的软硬应适中，温度要适宜，香味要能引起儿童的兴趣，以促进食欲，并与其消化能力相适应。

2. 学龄儿童食物选择

（1）粮谷类食品是儿童每日能量的主要来源，250～300 g 面粉、大米可为孩子提供 55%～60% 的能量。但是精加工碾磨的谷类在加工过程中损失了绝大部分维生素、矿物质和膳食纤维，每周用一部分粗粮代替精米精面，将有利于维生素 B_1、膳食纤维及矿物质的补充。高脂食品如炸土豆片，高糖和高油的风味小吃和点心应加以限制。

（2）适量的鱼、禽、蛋、肉、奶等动物性食物能提供优质蛋白质、维生素、矿物质。鱼类软滑细嫩，易于消化，鱼类脂肪中还含有 DHA，有利于儿童智力发展。蛋类可提供优质易于消化的蛋白质、维生素 A、维生素 B_2 以及卵磷脂。鱼、禽、肉每日供给总量约 100～125 g，各种类可交替食用。蛋 1 个，约 50 g。奶类及其制品可提供优质的蛋白质、维生素 A，维生素 B_2 及丰富的优质的钙。建议奶的每日参考摄入量为 250～400 mL，不要超过 600～700 mL。

（3）大豆蛋白质富含赖氨酸，属优质蛋白质。大豆脂肪含有必需脂肪酸、亚油酸和 α–亚麻酸，能在体内分别合成 ARA 和 DHA。因此，每日应至少供给相当于 15～20 g 大豆的制品。特别是在经济条件不好的农村地区，更应该保证豆制品的摄入来解决儿童蛋白质营养不良的问题。

（4）蔬菜和水果是维生素、矿物质和膳食纤维的主要来源。每日参考摄入量为 200～250 g，可供选择的蔬菜主要包括椰菜、菜花、小白菜、芹菜、胡萝卜、黄瓜、西红柿、鲜豌豆、绿色和黄红色辣椒。可供选择的水果不限。

（二）学龄儿童膳食指导原则

1. 满足儿童膳食营养素需要量

儿童膳食应满足儿童需要的能量、蛋白质、脂肪及各种矿物质和维生素。不仅品种要多样，而且数量要充足。膳食既要满足儿童需要，又要防止过量，并注意易缺营养素，如钙、铁、锌等的供给。

2. 各营养素之间的比例要适宜

膳食中的能量来源及其在各餐中的分配比例要合理。要保证膳食蛋白质中优质蛋白质的比例。要以植物油作为油脂的主要来源，同时，还要保证碳水化合物的摄入，各矿物质之间也要配比适当。

3. 食物的搭配要合理

注意主食与副食、杂粮与精粮、荤食与素食的平衡搭配。食物的品种宜丰富多样，一周内菜式、点心尽可能不重复。每日膳食应由适宜数量的谷类、乳类、肉类（或蛋、鱼类）、蔬菜和水果类四大类食物组成。在各类食物的数量相对恒定的前提下，同类中的各种食物可轮流选用，做到膳食多样化，从而发挥出各种食物在营养上的互补作用，使其营养全面平衡。食物尽可能自然、清淡少盐。

4. 三餐分配要合理

学龄儿童生长发育快，活泼好动，容易饥饿，应适当增加餐次以适应学龄期儿童的消化能力。以三餐二点制为宜，每餐供能分配原则如下：早餐、早点共30%。午餐宜丰盛，午点低能量，以避免影响晚餐，午餐加午点40%左右。晚餐较清淡，以避免影响睡眠，晚餐30%左右。

（三）青少年膳食指南

1. 种类齐全，饮食多样

按营养学要求，青少年一日的膳食应该有主食、副食，有荤、有素，尽量做到多样化。根据营养学家建议，在主食中可掺食玉米、小米、荞麦、高粱米、甘薯等杂粮。早餐除吃面粉类点心外，还要坚持饮牛奶或豆浆。

2. 安排好一日三餐

注重早餐摄入足够的能量，以保证上午的学习活动。午餐既要补充上午的能量消耗，又要为下午的消耗做储备，因此，午餐食品要有丰富的蛋白质和脂肪。至于晚餐则不宜食用过多的蛋白质和脂肪，以免引起消化不良和影响睡眠。晚餐以吃五谷类的食品和清淡的蔬菜为宜。

案例分析

3. 参加体力活动，避免盲目节食

青少年应合理控制饮食，少吃高能量食物，同时增加体力活动，使能量摄入低于能量消耗，保持适宜体重。

项目小结与练习

项目小结

学龄儿童与青少年时期是由婴幼儿、学龄前儿童发育到成年人的过渡时期，对营养素的需求要满足生长发育的要求，但是又要注意食用过量而导致的青少年肥胖。在为学龄儿童及青少年做营养指导的时候要以中国居民平衡膳食指南为基础，结合食材选择原则、营养素需求量、餐次比进行综合评价与指导。

项目测试

老年人的营养指导

思考问题

1. 老年人有哪些生理特点？
2. 老年人有哪些不同的营养需求？
3. 老年人的营养指导有哪些注意事项？

项目导读

　　随着社会和经济的发展，世界人口老龄化问题已日趋明显，我国也将进入老龄化社会。由于老年人生理功能和代谢已经明显不同于成年人，对许多慢性病和非传染性疾病的敏感性增加。合理营养是老年人保健、延缓衰老、防治各种慢性病、提高生命质量的必要条件。

一、老年人的生理特点

（一）代谢功能降低

　　老年人与中年人相比代谢功能降低 15%～20%，这与代谢速率减慢、代谢量减少有关。再者老年人的合成代谢降低，分解代谢增高，合成与分解代谢失去平衡，引起细胞功能下降。

（二）机体成分改变

　　老年人体内的脂肪组织会随年龄的增长而增长，相反，脂肪以外的组织则随年龄增长而减少，具体表现为：细胞量下降，突出表现为肌肉组织的重量减少，肌肉出现萎缩变形的现象；身体水分减少；骨组织矿物质减少，尤其是钙减少，导致骨密度降低，易发生骨质疏松症及骨折。

（三）器官功能改变

　　器官功能的改变首先表现为消化系统，老年人的消化液、消化酶及胃酸分泌量均减少，胃扩张能力减弱，肠蠕动及排空速度减慢，影响正常的消化功能，易发生便秘。再者，器官功能的改变表现为心脏功能降低，心率减慢，心搏输出量减少，导致血管逐渐硬化。最后，器官功能的改变还会致使老年人的脑功能、肾功能及肝代谢能力均随年龄增高而有不同程度的下降。

二、老年人的营养需求

（一）能量

老年人基础代谢比青壮年时期下降 10%～20%，加上日常活动量减少，因而总能量摄入不宜过多，否则容易由于能量摄入超过消耗而引起超重、肥胖，而肥胖则是很多慢性疾病的致病因素。除限制总能量摄入外，老年人还要经常做适量的活动。运动量、运动方式及时间要因人而异，以达到能量平衡，维持适宜的体重为目的。《中国居民膳食营养素参考摄入量（2013版）》推荐老年人每日摄入能量男性为 1 900 kcal，女性为 1 800 kcal。

（二）蛋白质

蛋白质是人体正常生命活动的第一要素，老年人体内蛋白质分解代谢往往高于合成代谢，因此，蛋白质的需求量更多，尤其是对蛋氨酸、赖氨酸的需求。《中国居民膳食营养素参考摄入量（2013版）》推荐老年人每日摄入蛋白质的 RNI 为男性 75 g，女性 65 g，其中优质蛋白的摄入量要在一半以上。蛋白质提供的能量要占总能量的 12%～18%，这个比例高于成人，所以，老年人更应该注意优质蛋白的摄入。但是富含优质蛋白的鱼、肉、蛋、奶内的脂肪酸往往以饱和脂肪酸为主，而且脂肪含量偏高，容易造成老年人心脑血管的负担。专家推荐老年人应多吃大豆及其制品，大豆及其制品中蛋白质含量约为 30%，且为优质蛋白，脂肪含量除大豆外一般在 1% 左右，并以不饱和脂肪酸为主，很适合老年人食用。

小贴士

如何判断老年人是否存在蛋白质摄入不足的情况？

体重减轻可能是最佳的单一指标，当身体质量指数小于 20 时就应该小心，是否是蛋白质摄入不足造成的。当老年人出现蛋白质严重缺乏时，通常会伴有水肿、抵抗力下降和贫血，血液中某些生理生化指标也会出现变化，如白蛋白降低和淋巴球减少，而皮层厚度的测量则没有太大的诊断价值。

（三）脂类

脂类是一种人体必需的营养素，有给机体提供各种必需脂肪酸、构成机体组织、维持体温、增进食欲等功能。但是由于老年人消化脂肪能力下降，体内脂肪分解代谢迟缓，不宜高脂肪、高胆固醇膳食。《中国居民膳食营养素参考摄入量（2013版）》推荐老年人每日摄入的脂肪供能占全日总能量的 20%～30%，大约为 450 kcal，并应减少动物脂肪的摄入，饱和脂肪酸、单不饱和脂肪酸与多不饱和脂肪酸的比例以 1∶1∶1 为宜。食物中的胆固醇每天摄入量不应超过 300 mg。

（四）碳水化合物

碳水化合物是老年人膳食能量的主要来源，占膳食总能量的 50%～60%。老年人脂肪摄入量减少，相应的碳水化合物的摄入量增加。碳水化合物摄入应以多糖为主，减少蔗糖的摄入量。谷类、薯类在提供多糖的同时还能提供蛋白质、膳食纤维、矿物质及 B 族维生素，老年人应多食谷薯类食物，还可因地制宜地选择食粗、杂粮，做到粗细搭配。

（五）矿物质

1. 钙

老年人日常膳食中，最容易因摄入不足而缺乏的微量元素就是钙。老年人对钙的吸收能力下降，吸收率一般只有 20% 左右。钙的吸收不足会使老年人呈现钙的负平衡，体力活动减少又会增加骨钙的流失，以至于在老年人中骨质疏松症的患者很常见，尤其是老年妇女。《中国居民膳食营养素参考摄入量（2013 版)》推荐老年人每日钙的摄入量 RNI 为 1 000mg，UL 为 2 000 mg。

知识应用

骨质疏松症在老年人群中发病很广泛，尤其是在女性中多发，《中国居民膳食营养素参考摄入量（2013 版)》推荐老年人每日钙的摄入量 RNI 为 1 000 mg。

请你为 65 周岁，男，轻体力，体重为 75 kg，身高为 170 cm 的骨质疏松症老人设计一份一日食谱，要求保证钙的摄入量满足要求。

2. 铁

研究显示，老年人群中易出现缺铁性贫血，原因是老年人对铁的吸收能力下降，造血功能减退，还可能与蛋白质合成减少，维生素 B_6、维生素 B_{12}、叶酸缺乏有关系，故老年人群铁的摄入量要保持充足。《中国居民膳食营养素参考摄入量（2013 版)》推荐老年人每日铁的摄入量 RNI 为 12 mg。维生素 C 和一些单糖有促进非血红素铁吸收的作用。

（六）维生素

1. 维生素 A

维生素 A 的主要生理功能是维持正常视力，维持上皮组织健康和增强免疫功能。老年人由于食量减少，生理功能减退，易出现维生素 A 缺乏的现象。因此，饮食中除部分维生素 A 由动物性食品提供外，还应多食用黄绿色蔬菜，来提供丰富的胡萝卜素。《中国居民膳食营养素参考摄入量（2013 版)》推荐老年人每日维生素 A 的摄入量 RNI 为 800 µg。

2. 维生素 D

维生素 D 有利于钙的吸收和骨质钙化，并能维持正常的血钙平衡。老年人因户外活动减少，体内合成维生素 D 的量相应减少，且肝肾功能减退，易出现维生素 D 缺乏的现象，直接影响钙、磷的吸收及骨骼矿物化，导致钙缺乏，出现腰腿疼痛及骨质疏松。《中国居民膳食营养素参考摄入量（2013 版)》推荐老年人每日维生素 D 的摄入量 RNI 为 10 µg，高于正常成年人。维生素 D 主要存在于海水鱼、肝、蛋黄等动物性食物及鱼肝油制剂中。

3. 维生素 C

维生素 C 可促进组织胶原蛋白合成，保持毛细血管弹性，减少脆性，防止老年血管硬化，并可扩张冠状动脉，降低血浆胆固醇浓度及增强机体免疫功能。同时，维生素 C 又有抗氧化作用，可防止自由基损害。因此，老年人饮食应充分供应维生素 C。《中国居民膳食营养素参考摄入量（2013 版)》推荐老年人每日维生素 C 的摄入量 RNI 为 130 mg，高于正常成年人。维生素 C 主要存在于新鲜的蔬菜和水果中。

三、老年人的膳食指南

（一）三多三少、平衡膳食

三多是指优质蛋白、维生素和膳食纤维；三少是指脂肪、糖和食盐。具体地说，适当食用富含优质蛋白质的鱼、禽肉、奶、豆制品，多吃绿色蔬菜、水果和粗杂粮，少吃甜食、动物脂肪，宜清淡少盐，每日钠盐的摄入量控制在 5 g 以内。

（二）粗细间隔、荤素搭配

一般来说，细粮的消化吸收率要高于粗粮，而粗粮中维生素、矿物质、膳食纤维的量又比细粮多。荤菜中优质蛋白质、动物脂肪、维生素 A、维生素 D 的含量较多；而素菜中B 族维生素和维生素 C 含量较多，其中大量的膳食纤维更能预防老年人便秘。所以，老年人膳食要做到粗细搭配、荤素搭配，合理膳食。

（三）合理烹饪、饮食有节

烹饪就是加热，其目的是把经过洗切的各种原料加热变成人们食用的熟食，使食材当中的某些营养素更利于身体的吸收。在烹饪过程中应选用合理的烹饪方式，尽量避免营养素的流失，例如，米不宜多次淘洗以免水溶性维生素流失；做主食忌加苏打或碱以免破坏粮食中的维生素，米面加工多用蒸、煮、炖的方式以减少营养素的丢失。

（四）多食瓜果、适当进补

瓜果酸甜可口，水分充足，营养丰富，是人人都喜爱的食品。老年人一般食欲不振，消化功能减退，容易缺乏水分，且无机盐和维生素需要量相对增多，这些问题最宜由瓜果协助解决。另外，老年人营养素储备减少及组织器官功能减退，抗病力减弱，因此，适当补充一些具有增强老年人抵抗力的补品可以有效预防疾病，提高老年人的生活质量。

案例分析

———————— 项目小结与练习 ————————

项目小结

本项目具体介绍了老年人群的生理特点，包括代谢功能的改变、机体成分的改变与器官功能的改变。为了适应老年人群的生理特点，本项目还介绍了老年人的营养素需求，并给出了膳食指南建议，包括三多三少、平衡膳食，粗细间隔、荤素搭配，合理烹饪、饮食有节，多食瓜果、适当进补。

项目测试

模块五

膳食营养与常见慢性病

模块导入 ///

　　科学合理的饮食对于保持身体健康是非常重要的。越来越多的研究表明，一些常见非传染性慢性疾病与膳食因素关系密切。

　　在本模块将了解肥胖、高血压、糖尿病、高脂血症、痛风、肿瘤这些常见的慢性非传染性疾病与膳食营养的关系及这些慢性疾病人群的膳食指导。

学习目标 ///

　　1. 知识目标

（1）了解常见慢性疾病病理知识；

（2）掌握常见慢性疾病人群的营养需求与营养原则；

（3）掌握常见慢性疾病人群的膳食指南。

　　2. 技能目标

综合运用营养知识，对常见慢性疾病人群进行营养指导。

膳食营养与常见慢性病

- 膳食营养与肥胖
  - 肥胖的判定方法
  - 肥胖的分类
  - 肥胖的原因
  - 减肥人群膳食原则
  - 减肥人群膳食指南

- 膳食营养与高血压
  - 高血压的定义与分类
  - 高血压的表现
  - 高血压人群的膳食原则
  - 高血压人群的膳食指南

- 膳食营养与血脂异常
  - 血浆脂蛋白分类和功能
  - 高脂血症的诊断
  - 高脂血症的分类
  - 膳食营养因素对血脂代谢的影响
  - 高脂血症患者的膳食指南

- 膳食营养与糖尿病
  - 糖尿病分型
  - 糖尿病的诊断标准
  - 糖尿病的表现
  - 糖尿病患者膳食原则
  - 糖尿病患者膳食指南

- 膳食营养与痛风
  - 痛风的表现
  - 痛风患者的膳食营养治疗

- 膳食营养与癌症
  - 膳食营养成分与癌症的关系
  - 酒精与癌症
  - 食物中有抗癌症作用的非营养成分
  - 癌症患者的膳食原则
  - 癌症患者的膳食指南
  - 癌症的膳食预防措施

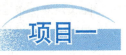

项目一

膳食营养与肥胖

1. 肥胖是疾病吗?
2. 肥胖对健康危害有多大?

项目导读

随着经济水平的不断发展,超重与肥胖已经成为全社会流行的健康问题。根据最新发布的《中国居民营养与慢性病状况报告（2020年）》数据显示,中国成年人中已经有超过一半的人存在超重或肥胖,成年居民（≥18岁）超重率为 34.3%,肥胖率为 16.4%,按照绝对人口来计算,全国已经有 6 亿人超重和肥胖,这已经成为我国最严重的公共卫生问题。

肥胖症是能量摄入超过能量消耗而导致体内脂肪积聚过多达到危害程度的一种慢性代谢性疾病。肥胖目前在全球范围内广泛流行,在欧洲、美国和澳大利亚等发达地区,肥胖的患病率高。在我国,肥胖人数日益增多。

肥胖患者往往容易出现肥胖综合征,如肥胖性心肺功能不全综合征（匹克威克综合征）、睡眠呼吸暂停综合征、心血管疾病、糖尿病、胆囊疾病等。肥胖已经成为不可忽视的严重威胁国民健康的危险因素。

一、肥胖的判定方法

1. 体质指数（BMI）

体质指数法是国际统一使用的肥胖判断方法。

$$BMI = 体重(kg)/身高(m)^2$$

国际标准:18.5~24.9 为正常,25~29.9 为超重,>30 为肥胖。

中国标准:18.5~23.9 为正常,≥24 为超重,≥28 为肥胖。

体质指数考虑了身高和体重两个因素,常用来对成人体重过低、体重超重和肥胖进行分类,且不受性别影响,并且简便、实用,但是对于某些特殊人群如运动员等,BMI 就不能准确反映超重和肥胖的程度。

2. 肥胖度

$$肥胖度 = [(实际体重 - 标准体重)/标准体重] \times 100\%$$

我国常用的成年人标准体重公式为 Broca 改良公式。

即：标准体重 = 身高（cm）－105

肥胖度 > 标准体重 10% 为过重，肥胖度 > 20% 为肥胖，具体判断见表 5 - 1 - 1。

表 5 - 1 - 1　依据标准体重判断成人体型对照表

超出标准体重	≥10%	≥20%	≥20%~30%	≥30%~50%	≥50%	≥100%
诊断	超重	肥胖	轻度肥胖	中度肥胖	重度肥胖	病态肥胖

3. 腰围（WC）

腰围用来测定腹部脂肪的分布。测量方法是：双脚分开 25~30 cm，取髂前上棘和第十二肋下缘连线的中点，水平位绕腹一周，皮尺应紧贴软组织，但不压迫，测量值精确到 0.1 cm。

腰围与身高无关，但与 BMI 和腰臀比紧密相关，是腹内脂肪量和总体脂的一个近似指标。

WHO 建议标准：男性 > 94 cm，女性 > 80 cm，作为肥胖的标准。

4. 腰臀比（WHR）

臀部最隆起的部位测得的身体水平周径为臀围，腰围与臀围之比称为腰臀比。男性 > 0.9 或女性 > 0.8 可诊断为中心性肥胖，但其分界值随年龄、性别、人种不同而不同。目前，有用腰围代替腰臀比来预测向心性肥胖的倾向。

5. 皮褶厚度

皮褶厚度是衡量个体营养状况和肥胖程度较好的指标。测定部位有上臂肱三头肌、肩胛下角部、髂嵴上部等。测量皮下脂肪厚度可在一定程度上反映身体内的脂肪含量。

二、肥胖的分类

1. 根据肥胖起因分类

单纯性肥胖，又称"中年性肥胖"，占 95%；继发性肥胖，占 5%，继发于多种疾病。

2. 根据脂肪细胞的变化形式分类

脂肪细胞增殖型肥胖（儿童多见）；脂肪细胞增大型肥胖（成人多见）；脂肪细胞增殖增大型（重度肥胖多见）。

3. 根据肥胖者的体型分类

向心性肥胖（又称为腹性肥胖、苹果性肥胖、阳性肥胖、男性肥胖）；外周性肥胖（洋梨性肥胖、阴性肥胖、女性肥胖）；均匀性肥胖（多见婴幼儿）。

三、肥胖的原因

肥胖可由遗传、药物、疾病等原因造成，但目前绝大部分人的超重和肥胖是由于生活方式错误造成的。主要包括以下几个方面的因素。

1. 饮食因素

摄食过多，膳食结构不合理，脂肪摄入过多，致使摄入的能量超过身体需要，则多余的能量以脂肪的形式储存，而导致超重和肥胖。

2. 运动不足

运动不足易导致肌肉力量下降，基础代谢降低，能量消耗减少，所以即便饮食未过量，也容易导致缓慢的体重增加。

3. 不良的进食习惯

饮食不定时定量、暴饮暴食、不吃早餐、贪吃消夜、过量零食、饮料代水等习惯，都容易导致肥胖。

四、减肥人群膳食原则

1. 控制总能量的摄入

肥胖的根本原因是机体能量的摄入大于消耗，因此，对于肥胖人群来说，控制总能量的摄入是基本原则，每日膳食总能量的摄入要低于机体消耗的能量，可以促使以脂肪形式积存在体内的能量被消耗掉，长久坚持即可使体重恢复至正常水平。

对能量的控制，一定要循序渐进，逐步降低，并适可而止，切忌骤然猛降或降至最低安全水平以下。

应与适当的体力活动相结合，以增加其能量消耗。万不可盲目过于苛求控制饮食，以免导致神经性厌食的发生。

2. 产能营养素分配比例适当

在减肥过程中，三大产能营养素的分配是至关重要的。蛋白质是人体代谢所需要的重要营养素，因此，降低能量摄入应以降低脂肪和碳水化合物的摄入量为主。肥胖人群膳食三大产能营养素的分配原则是：脂肪占总能量的20% ~25%，蛋白质占15% ~20%，碳水化合物占50% ~55%。在蛋白质的选择中，优质蛋白占50%。

3. 保证维生素和矿物质的供应

节食减肥需要长期限制饮食量，在较低能量供给水平上保证充足的维生素、矿物质的供应，对维持健康状态和减肥成功非常重要。因此，在节食减肥过程中必须注意合理选择和搭配食物。新鲜蔬菜、水果、豆类、动物内脏、牛奶等是维生素和矿物质的主要来源。

另外，还可以在医生的指导下，适当服用多种维生素和矿物质制剂。

4. 增加膳食纤维

膳食纤维，尤其是可溶性膳食纤维具有延缓胃排空的作用，因此能够产生饱腹感而减少能量的摄入，从而达到控制体重的作用。膳食纤维的适宜摄入量为25 ~35 g/d，可多选择富含膳食纤维的粗粮、豆类、薯类等。

5. 养成良好的饮食习惯

纠正不良的饮食习惯是减肥成功的关键之一。制定严格的饮食制度，定时定量；晚餐不宜过饱；少吃零食、甜食、含糖饮料；吃饭时细嚼慢咽；少饮或不饮酒。

五、减肥人群膳食指南

1. 能量供给

在实际操作过程中，一般规定年轻男性每天能量的摄入低限为6 690 kJ（1 600 kcal），年轻女性为5 860 kJ（1 400 kcal），最低不能低于5 024 kJ（1 200 kcal）。

2. 脂肪供给

脂肪的供给占总能量的 20% ~ 25% 为宜，避免油腻食品，尽量选择低脂肪食材，但需要保证充足的必需脂肪酸，胆固醇摄入量需控制在 300 mg/d。

3. 碳水化合物供给

碳水化合物的供给占总能量的 50% ~ 55% 为宜。应多选择富含膳食纤维的主食，如粗杂粮、豆类、薯类等，既能提高饱腹感，又能提供更多的 B 族维生素和钾、钙、镁等矿物质，还有助于缓解便秘。最好能保证每天膳食纤维的摄入量为 30 g 左右，相当于 500 ~ 750 g 绿叶蔬菜和 100 g 粗杂粮中的膳食纤维。

严格限制含精制糖的食品，如糖果、蜜饯、甜饮料。

4. 蛋白质供给

蛋白质供给占总能量的 15% ~ 20% 为宜。应优先选择脂肪含量低的食材，如鱼、虾、鸡肉、里脊肉、蛋类、豆制品（油炸豆制品除外）等。

5. 饮食清淡

烹制食材时，减少油、盐、糖和其他增鲜调味料的使用，每日烹调用油不超过 25 g，盐不超过 6 g。多用白灼、焯拌、清蒸、炖煮等烹调方法。

6. 定时定量进餐

减肥人群应定时定量进餐，以三餐为基础，在总能量不变的前提下可增加至 4 ~ 5 餐。脂肪含量较多的动物性食物应在早餐和午餐吃，晚餐宜清淡，每餐七分饱，晚餐更不宜饱。

7. 适量运动

除饮食调整外，配合适当的运动，可使得减肥事半功倍。各项运动消耗热量情况见表 5 – 1 – 2。

表 5 – 1 – 2　30 min 各项运动消耗热量表

运动项目	运动强度	66 kg 男性消耗热量/kcal	56 kg 女性消耗热量/kcal
步行	慢速	82.5	69.9
	中速	115.5	98.1
	快速	132	111.9
跑步	走跑结合	198	168
	慢跑	231	195.9
	快跑	264	224.1
自行车	12 ~ 16 km/h	132	111.9
篮球	一般	198	168
	比赛	231	195.9
羽毛球	一般	148.5	126
	比赛	231	195.9

续表

运动项目	运动强度	66 kg男性消耗热量/ kcal	56 kg女性消耗热量/ kcal
足球	一般	231	195.9
	比赛	330	279.9
跳绳	慢速	264	224.1
	中速	330	279.9
游泳	自由泳、仰泳	264	224.1
	蛙泳	330	279.9
	蝶	363	308.1
俯卧撑	中	148.5	126
瑜伽	中	132	111.9

小贴士

危机四伏的减肥法

一、不吃主食的减肥法

时下流行的减肥方法是只吃鸡蛋、瘦肉和几种蔬菜、水果，如番茄、苹果等，而不吃主食，这样的减肥饮食对吗？答案是：当然不对！

不吃主食在短时间内可使体重有效下降，但是会带来大脑血糖供应不足、记忆力下降、工作效率降低、月经延迟甚至暴饮暴食等一系列"副作用"。

除此之外，不吃主食还有如下危害。

1. 增加患心脏病风险

美国一项有4万多女性参与的观察试验结果显示：富含碳水化合物的主食吃得相对越少，肉蛋等富含蛋白质的食物吃得相对越多，心肌梗死和脑卒中的发病风险就越高，可达其他正常吃主食女性的1.6倍。

2. 增加患肠癌风险

碳水化合物供给不足，身体所需要的能量就由蛋白质分解提供，蛋白质分解供能产生大量废物，增加肝脏和肾脏的负担，促进大肠的腐败菌增殖，容易导致肠癌。

3. 易导致大脑退化

碳水化合物摄入如果不够满足人体需要，就会导致体内重要物质的匮乏，例如，葡萄糖减少就会导致大脑思维活动受影响。

据研究，大脑每天需要约130 g淀粉主食提供能量，若不足，可产生精神不振、注意力不集中、思维迟钝、焦虑不安等，严重影响大脑思维。

4. 加速衰老

减少主食供应之后，一是机体并不能用额外增加的蛋白质食物来提供本应由主食来供应的 1 000 kcal 热量；二是消耗自身的蛋白质来提供能量。这样，多数人会出现肌肉流失、皮肤变坏、脱发严重、体力下降、抵抗力降低。那些原本肌肉薄弱、消化较弱、身体营养储备不足的女生，就很容易出现月经紊乱甚至闭经的情况。

5. 易导致低血糖

如果长期不食用主食，容易导致低血糖，使人出现心慌、头晕、精神萎靡等症状，严重危害人的身体健康。尤其是糖尿病患者，更不能选择不吃主食控糖。

二、高蛋白质减肥餐

用高蛋白质减肥餐来减肥的人们以肉类作为主食，并且拒绝摄取含有碳水化合物的食物。以肉类为主食会使人容易感觉饱足，从而减少对其他食物的摄取。对一部分减肥者来说，高蛋白质减肥餐在短期能有一定的效果。但是，高蛋白质减肥餐会导致身体缺乏均衡的营养。

肉类含有大量的饱和脂肪，长久摄取将会增加罹患冠心病、糖尿病、中风及某些癌症的风险。高蛋白质减肥餐忽略了摄取碳水化合物和植物性食物的重要性与均衡性。植物性食物能降低人体胆固醇。

高蛋白质食物无法提供人体所需的维生素、矿物质、纤维及其他的营养成分。

高蛋白质减肥法通常不能提供足够的碳水化合物，而碳水化合物是人体主要的能量来源。采用此减肥法时，人体会分解食物中的脂肪或身体的脂肪以获得热量，这个代谢过程被称为酮症（Ketosis）。酮症与受损的精神功能、恶心、疲劳、低血压（异常低的血压）和口臭等症状都有关。在酮症发生的过程中，身体会产生酸性物质酮。酮透过尿液排出体外，会对肾脏造成额外的负担。

高蛋白质的减肥餐会促使身体产生大量尿酸，高尿酸是导致痛风（关节肿胀疼痛）和肾结石的主要诱因。

三、水果减肥法

水果减肥法是指除水果外，什么东西都不吃，全日只吃水果直到吃饱为止。

只吃水果不能补足身体所需的营养。身体若长期处于缺乏营养的状态，便会导致免疫力下降，从而导致疾病的产生。

一些水果如香蕉、榴莲、芒果、荔枝、龙眼等含有高糖分及高热量，对减肥没有帮助。

四、减肥药

许多减肥药通过抑制食欲来达到减肥效果，但它们的效果只是暂时性的，因为药物不能真正改变饮食习惯，一旦停止服用这些药物，体重就会回升。

减肥药属于药物的一种。任何药物都含有一定的副作用，减肥药也不例外。研究人员发现长期服用减肥药会带来诸多不良反应。减肥药中可能含有的咖啡因、麻黄、利尿剂和泻药等成分，会威胁到减肥药使用者的健康。许多减肥药的副作用包括造成心律不正常、器官衰竭等问题，这些副作用都与减肥药中的成分息息相关。

案例分析

减肥并非一朝一夕的事，想要既安全健康又长久有效地管理体重，就要改变自身的饮食习惯和保持规律的运动量。

———————— 项目小结与练习 ————————

项目小结

　　肥胖可以通过体质指数、肥胖度、腰围和腰臀比等指标来判断；根据起因可分为单纯性肥胖和继发性肥胖；根据体型可分为腹型肥胖和均匀性肥胖；引起肥胖的原因主要有饮食因素、运动不足和不良的饮食习惯；减肥人群的膳食要注意：控制总能量，适当减少碳水化合物的比例，多选择富含膳食纤维的粗粮、豆类及薯类，适当提高蛋白质的比例，选择低脂肪动物性食物，饮食要清淡，少油少盐，定时定量。

项目测试

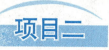

项目二

膳食营养与高血压

思考问题

1. 什么因素导致高血压的患病率逐年升高？
2. 除了遗传因素，高血压还与哪些因素有关？

项目导读

据全国统计资料显示，我国现有高血压患者已达 2.45 亿，每年新增 300 万以上。

为提高广大群众对高血压危害健康严重性的认识，引起各级政府、各个部门和社会各界对高血压工作的重视，动员全社会都来参与高血压预防和控制工作，普及高血压防治知识，增强全民的自我保健意识，前卫生部决定自 1998 年起，将每年的 10 月 8 日定为全国高血压日。

高血压病是一种世界性的常见病、多发病，严重威胁着人类健康。为此，1978 年 4 月 7 日，世界卫生组织和国际心脏病学会联合会决定将每年的 5 月 17 日定为"世界高血压日"，旨在引起人们对防治高血压的重视。

一、高血压的定义与分类

1. 高血压定义

高血压是指以体循环动脉收缩期和（或）舒张期血压持续增高为主要特征的一种常见临床综合征。按国际标准，当收缩压≥140 mmHg 和（或）舒张压≥90 mmHg，即可诊断为高血压。

高血压是一种常见病、多发病，近年来发病率逐年增高，40~50 岁的中年人多见。高血压是脑血管病和心血管病的危险因素，应当引起足够重视。

高血压的发病原因与遗传因素、长期精神紧张、摄入食盐过多、过量食用肥甘厚味、活动过少等有一定关系。

2. 高血压分类

临床上常见高血压有两类：第一类是原发性高血压，是以血压升高为主要症状而病因未明确的独立疾病，占所有高血压病人的 80%~90%，多与遗传因素有关；第二类是继发性高血压，是指继发于某些疾病（如糖尿病、肾炎、肾病综合征、肾功能衰竭、痛风等），作为症状之一而出现的高血压，占高血压的 10%~20%。

18 岁以上成年人的血压按不同水平分类见表 5-2-1。

表 5 – 2 – 1　血压水平的定义和分类

类别	收缩压/mmHg	舒张压/mmHg
理想血压	<120	<80
正常血压	<130	<85
正常高值	130～139	85～89
1 级高血压（轻度）	140～159	90～99
亚组：临界高血压	140～149	90～94
2 级高血压（中度）	160～179	100～109
3 级高血压（重度）	≥180	≥110
单纯收缩期高血压	≥140	<90
亚组：临界收缩期高血压	140～149	<90

二、高血压的表现

高血压病早期可无症状，中晚期临床上常见头晕、头痛、耳鸣、失眠、健忘、心慌等症状。出现症状时通常表示已发生较严重的并发症。

主要并发症：一是心脏：高血压性心脏病，左心室肥厚、劳损，严重者可见左心衰；二是肾脏：由于肾动脉硬化，使肾脏功能逐渐减退，有时还发展为肾功能衰竭（尿毒症）；三是脑：由于脑血管硬化或痉挛，致使脑组织缺血缺氧，轻者见头晕头痛、耳鸣眼花、肢体麻木，重者引起脑卒中，如脑出血、脑梗死、脑血栓形成；四是眼底：眼底动脉硬化，有时可见出血或视盘水肿。

三、高血压人群的膳食原则

膳食治疗的目的是控制体重，纠正肥胖，尽可能地使血压稳定在接近生理水平的范围内，从而预防或延缓心、脑、肾并发症的发生。

高血压膳食的基本原则是控制总能量，调整矿物质平衡，减少钠的摄入量，增加钾、钙、镁元素的摄入，控制膳食脂肪，限制饮酒。

肥胖人群中有接近一半是高血压患者，特别是中心性肥胖的人群常常伴有高血压，有调查表明，超重和肥胖者体重减少后，血压随之显著下降。

四、高血压人群的膳食指南

1. 控制总热量

高血压患者常合并有肥胖或超重。肥胖和高血压均可使心脏的工作负荷增加。有研究表明，多数患者的血压常随体重的减轻而下降，而增加体重会升高血压，体重每增加 1%，收缩压升高 6.5 mmHg，说明肥胖与血压呈正相关关系。所以控制能量摄入，使体重维持在正常范围内，对高血压防治十分重要。

肥胖者应节食减肥，体重减轻以每周 1~2 kg 为宜。建议每公斤理想体重供给 25~30 kcal 能量。

2. 控制脂肪和胆固醇摄入量

脂肪的摄入量占总能量的 25% 以下，胆固醇控制在 300 mg 以下。

由于高血压是动脉硬化的主要因素之一，因此，应适当控制食物中胆固醇的摄入量和饱和脂肪酸的摄入，同时增加多不饱和脂肪酸的比例，使用富含单不饱和脂肪酸和 ω-3 脂肪酸的植物性油脂烹饪，如橄榄油、亚麻籽油、麦胚油等。

3. 供给适量的蛋白质

以前强调低蛋白饮食，但目前认为，除合并有肾功能不全者，一般不必严格限制蛋白质的摄入量。

高血压患者的蛋白质摄入量以每公斤体重 1 g 为宜，其中 1/2 以上应来自植物性蛋白质，可经常食用各种豆制品。鱼肉类的摄入量在每日 75 g 以下，少食用红色肉类。

如高血压合并肾功能不全时，应限制蛋白质的摄入。

4. 选用富含膳食纤维的粗杂粮

膳食纤维含量丰富的粗杂粮（如糙米、玉米、小米、全麦粉、燕麦）可促进肠蠕动，加速胆固醇排出，有利于高血压、动脉硬化的防治。

碳水化合物供应中尽量减少含精制糖和糖浆的食品，不吃甜食、不饮甜饮料。

5. 控制钠盐的摄入

大量流行病学资料表明，吃盐多的地区高血压发病率明显高于吃盐少的地区。适当减少食盐的摄入有助于降低血压。

高血压患者每日食盐摄入量应控制在 3 g 以下。调味时用低钠盐和低钠酱油，尽量不食用各种腌渍食品、蜜饯、咸蛋、松花蛋和加工肉制品等。尽量少食用焙烤食品、膨化食品，不喝甜饮料，因其中均含有钠。

6. 供给充足的钾、钙、镁元素

钾、钙、镁元素可以帮助调节血压。应摄入充足的薯类、蔬菜、水果，如土豆、红薯、蘑菇、紫菜、香蕉、柑橘等。

7. 严格限制饮酒

高血压患者应严格限制饮酒，也不宜饮用浓茶、咖啡，可饮淡茶或花果茶。

案例分析

──────── 项目小结与练习 ────────

项目小结

收缩压 ≥140 mmHg 和（或）舒张压 ≥90 mmHg，即可诊断为高血压；原发性高血压占所有高血压病人的 80%~90%，多与遗传因素有关；高血压常见头晕、头痛、耳鸣、失眠、健忘、心慌等症状；高血压人群膳食应控制热量的摄入，控制脂肪和胆固醇的摄入，供给适量的蛋白质，选用富含膳食纤维的粗杂粮，控制食盐的摄入量，限制饮酒。

项目测试

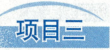

项目三

膳食营养与血脂异常

思考问题

1. 血脂指的是哪些成分？
2. 体检报告中的低密度脂蛋白和高密度脂蛋白是什么，其数值高低有何意义？

项目导读

国家心血管病中心统计显示，我国35岁以上人群中，血脂异常患病率达34.7%，知晓率、治疗率和控制率分别仅为16.1%、7.8%和4%。

血脂异常是导致心脑血管疾病的重要危险因素，与高血压、糖尿病等多种慢性病危险因素一样，会引发冠心病、心肌梗死、卒中等心脑血管疾病。

血脂异常不仅是老年人群的专属疾病，患者群逐渐年轻化，成为30～50岁年龄段人群的"第一杀手"。血脂管理目前是我国国民心脑血管疾病防控的重点。

一、血浆脂蛋白分类和功能

血脂是血浆中的中性脂肪（甘油三酯）和类脂（磷脂、糖脂、固醇、类固醇）的总称，广泛存在于人体中。一般来说，血脂中的主要成分是甘油三酯和胆固醇。

甘油三酯和胆固醇是疏水性物质，不能直接在血液中被转运，也不能直接进入组织细胞。它们必须与特殊的蛋白质和极性类脂（如磷脂）一起组成一个亲水性的球状大分子——脂蛋白，才能在血液中被运输，并进入组织细胞。脂蛋白主要由胆固醇、甘油三酯、磷脂和蛋白质组成，绝大多数是在肝脏和小肠合成，并主要经肝脏分解代谢。

血浆脂蛋白可分为乳糜微粒（CM）、极低密度脂蛋白（VLDL）、中密度脂蛋白（IDL）、低密度脂蛋白（LDL）和高密度脂蛋白（HDL）5大类。不同的脂蛋白其组成、密度、来源均不同，在致动脉硬化中的作用也不同。

1. 乳糜微粒（CM）

CM来源于膳食脂肪，高脂肪膳食可增加CM合成，CM含外源性甘油三酯90%左右，其生理功能是将食物来源的甘油三酯从小肠运输到肝外组织中被利用。正常人空腹12 h后，血浆中CM已完全被清除。

2. 极低密度脂蛋白（VLDL）

VLDL和CM都是以甘油三酯为主，因此被统称为富含甘油三酯的脂蛋白。但VLDL与CM不同的是，VLDL的甘油三酯主要由肝脏合成，其最重要的底物是游离脂肪酸。流经肝脏的血液中游离脂肪酸含量增加可加速肝脏合成和分泌 VLDL。

目前多数学者认为，血浆 VLDL 水平升高是冠心病的危险因素，VLDL 浓度升高，可影响其他脂蛋白的浓度和结构；VLDL 升高伴有血浆 HDL 水平降低，使抗动脉硬化的因素减弱；VLDL 增高常与其他的冠心病危险因素相伴随，如胰岛素抵抗、肥胖、糖尿病等。

3. 中密度脂蛋白（IDL）

IDL 是 VLDL 向 LDL 转化过程中的中间产物，与 VLDL 相比，胆固醇含量明显增加。正常情况下，IDL 在体内的分解代谢迅速，因此正常情况下血浆中 IDL 浓度很低。IDL 一直被认为具有致动脉粥样硬化作用。

4. 低密度脂蛋白（LDL）

LDL 是由 IDL 在肝脏内转化而来的，肝脏也可直接合成，分泌少量。LDL 是血浆中胆固醇含量最多的一种脂蛋白，胆固醇含量大约在一半以上，65% 的血浆胆固醇存在于 LDL 中，是所有血浆脂蛋白中首要的致动脉粥样硬化性脂蛋白。

5. 高密度脂蛋白（HDL）

HDL 颗粒最小，脂质和蛋白质各占一半。HDL 主要由肝脏和小肠合成，是一种抗动脉粥样硬化的血浆脂蛋白，能将周围组织中包括动脉壁内的胆固醇转运到肝脏进行代谢，还具有抗 LDL 氧化的作用，并能促进损伤内皮细胞修复，因此是冠心病的保护因子。

二、高脂血症的诊断

高脂血症是指血中脂类物质浓度增高，超出正常范围的一种病症。由于血液中脂类都与蛋白质相结合，以脂蛋白的形式存在，故高脂血症常反映于高脂蛋白血症。

高脂血症的诊断主要根据血浆（清）总胆固醇（TC）、甘油三酯（TG）水平和低密度脂蛋白胆固醇（LDL－C）浓度进行诊断。我国高血脂的诊断标准见表 5－3－1。

表 5－3－1　我国高脂血症诊断标准

判断	血浆 TC		血浆 TG	
	mmol/L	mg/L	mmol/L	mg/L
合适水平	<5.2	<2 000	<2.3	<2 000
临界高值	5.2~5.7	2 000~2 200	2.3~4.5	2 000~4 000
高脂血症	>5.7	>2 200	>4.5	>4 000
低 HDL－C 血症	<0.91	<350		

三、高脂血症的分类

目前高脂血症的分类较为繁杂，为了指导治疗，提出了简易分型方法，将高脂血症分为 3 种类型，即高胆固醇血症、高甘油三酯血症、混合型高脂血症。各型的特点见表 5－3－2。

表 5-3-2　高脂血症分型特点

分型	TC	TG
高胆固醇血症	↑↑	
高甘油三酯血症		↑↑
混合型高脂血症	↑↑	↑↑

四、膳食营养因素对血脂代谢的影响

1. 膳食脂肪和脂肪酸

（1）饱和脂肪酸（SFA）。SFA 可以显著升高血浆 TC 和 LDL-C 的水平，但是不同长度碳链的 SFA 对血脂的作用不同。碳原子少于 12、大于或等于 18 的饱和脂肪酸对血清 TC 无影响，而含 12~16 个碳原子的饱和脂肪酸，如月桂酸（C12：0）、肉豆蔻酸（C14：0）、软脂酸（即棕榈酸，C16：0）可明显升高血清 TC、LDL-C 水平，含 18 个碳的硬脂酸（C18：0）不升高血清 TC、LDL-C。

最近美国膳食推荐量建议，SFA 应占 7%~8%/总能量。中国营养学会推荐 SFA<10%/总能量。

（2）单不饱和脂肪酸（MUFA）。单不饱和脂肪酸有降低血清 TC 和 LDL-C 水平的作用，同时可升高血清 HDL-C。膳食中单不饱和脂肪酸主要是油酸（C18：1），橄榄油中油酸含量达 84%。花生油、玉米油、芝麻油中油酸的含量也很丰富，分别为 56%、49%、45%，茶油中油酸含量达 80% 左右。

（3）多不饱和脂肪酸（PUFA）。PUFA 包括 n-6 的亚油酸和 n-3 的 α-亚麻酸及长链的二十碳五烯酸（EPA）和二十二碳六烯酸（DHA）。用亚油酸和亚麻酸替代膳食中饱和脂肪酸，可使血清中 TC、LDL-C 水平显著降低，并且不会升高 TG。低 SFA、高 PUFA（占总能量的 16%~20.7%）的膳食使血浆胆固醇降低 17.6%~20.0%（与基础水平相比），更重要的是胆固醇的降低与心血管疾病发病率降低（降低 16%~34%）有关。

（4）反式脂肪酸（TFA）。反式脂肪酸是在氢化油脂中产生的，如人造黄油。我国传统的膳食中反式脂肪酸的含量较低。反式脂肪酸可使 LDL-C 水平升高，HDL-C 降低，使 TC/HDL-C 比值增高，LDL-C/HDL-C 比值增加，以及脂蛋白（a）升高，明显增加心血管疾病危险性，反式脂肪酸致动脉粥样硬化的作用比 SFA 更强。

膳食中反式脂肪酸大多数来自氢化的植物油，目前认为反式脂肪酸应 <1%/总能量。

2. 膳食碳水化合物

进食大量糖类，使糖代谢加强，细胞内 ATP 增加，使脂肪合成增加。过多摄入碳水化合物，特别是能量密度高、缺乏纤维素的双糖或单糖类，可使血清 VLDL-C、TG、TC、LDL-C 水平升高。高碳水化合物还可使血清 HDL-C 下降。

3. 膳食纤维

膳食纤维有调节血脂的作用，可降低血清 TC、LDLD-C 水平。可溶性膳食纤维比不溶性膳食纤维的作用更强，前者主要存在于大麦、燕麦、豆类、水果中。

4. 微量元素

镁对心血管系统有保护作用，具有降低胆固醇、降低冠状动脉张力、增加冠状动脉血流量等作用。

缺钙会引起血 TC 和 TG 升高，补钙后，可使血脂恢复正常。

缺锌会引起血脂代谢异常，血清锌含量与 TC、LDL－C 呈负相关，而与 HDL－C 呈正相关。

铬是葡萄糖耐量因子的组成成分，是葡萄糖和脂质代谢的必需微量元素。缺铬可使血清 TC 增高，并使 HDL－C 下降。补充铬后，使血清 HDL－C 升高，TC 和 TG 水平降低，血清铬与 HDL－C 水平呈明显正相关。

5. 维生素

对血脂代谢有影响的维生素主要是维生素 C 和维生素 E。

（1）维生素 C 对血脂的影响可能通过以下机制实现：促进胆固醇降解、转变为胆汁酸，从而降低血清 TC 水平；增加脂蛋白脂酶活性，加速血清 VLDL－C、TG 降解。维生素 C 在体内参加胶原的合成，使血管韧性增加，脆性降低，可防止血管出血。同时，维生素 C 还具有抗氧化作用，防止脂质的过氧化反应。

（2）维生素 E 是脂溶性抗氧化剂，可抑制细胞膜脂类的过氧化反应，增加 LDL－C 的抗氧化能力，减少 OX－LDL（氧化型 LDL－C）的产生。维生素 E 能影响参与胆固醇分解代谢的酶的活性，有利于胆固醇的转运和排泄，对血脂水平起调节作用。

五、高脂血症患者的膳食指南

无论何种类型的高脂血症，合理营养、控制饮食和改善生活方式是血脂异常治疗的基础措施。良好的生活方式包括坚持健康饮食、规律运动、远离烟草和保持理想体重。

生活方式干预是一种最节约成本、低风险的治疗措施（表 5－3－3）。

表 5－3－3　生活方式改变基本要素

要素	建议
限制使 LDL－C 升高的膳食成分： 　　饱和脂肪酸 　　膳食胆固醇	 <总能量的 7% <300 mg/d
增加降低 LDL－C 的膳食成分： 　　植物固醇 　　水溶性膳食纤维	 2~3 g/d 10~25 g/d
总能量	调节到能够保持理想体重或减轻体重的水平
身体活动	保持中等强度锻炼，每天至少消耗 200 kcal 能量

即使在进行药物降脂治疗时，饮食疗法也要同时进行。饮食疗法能使血浆胆固醇降低，提高降脂药物的疗效，还具有改善糖耐量、恢复胰岛功能，减轻体重等多方面作用。

单纯血脂异常的饮食建议如下。

1. 控制体重，维持或接近理想体重

维持健康体重（BMI：$18.5~23.9 \text{ kg/m}^2$）和控制腰围（男性 <85 cm，女性 <80 cm），有利于血脂控制。超重或肥胖者（血脂代谢紊乱）的能量摄入应低于身体能量消耗，以控制体重增长，并争取逐渐减少体重至理想状态。

建议每日减少食物总能量300～500 kcal，改善饮食结构，根据自己的情况，选择适宜的运动，可使超重和肥胖者体重减少10%以上。

2. 限制饱和脂肪摄入

建议在满足每日必需营养和总能量需要的基础上，当摄入饱和脂肪酸和反式脂肪酸的总量超过规定上限时，应该用不饱和脂肪酸来替代。

每日摄入胆固醇小于300 mg，尤其是动脉粥样硬化性心血管疾病等高危患者，摄入脂肪不应超过总能量的20%～30%。

一般人群摄入饱和脂肪酸应小于总能量的10%；而高胆固醇血症者饱和脂肪酸摄入量应小于总能量的7%，反式脂肪酸摄入量应小于总能量的1%。

高甘油三酯血症者更应尽可能减少每日摄入脂肪总量，每日烹调油应少于30 g。脂肪摄入应优先选择富含n-3多不饱和脂肪酸的食物（如深海鱼、鱼油、植物油）。

高胆固醇食物含量表见表5-3-4。

表5-3-4　高胆固醇食物含量表（以100 g可食部计）

食物名称	含量/mg	食物名称	含量/mg
鸡蛋黄粉	2 850	鸭肝	341
猪脑	2 571	羊肺	319
牛脑	2 447	鱼片（干）	317
鸡蛋粉	2 251	墨鱼干	316
羊脑	2 004	猪皮	304
鹅蛋黄	1 696	牛肝	297
鸭蛋黄	1 576	黄油	296
鸡蛋黄	1 510	鸭肫	295
鸡蛋	1 338	火鸡肝	294
猪胆肝	1 017	羊肾	289
鱿鱼干	871	猪肝	288
鹅蛋	704	鹅肝	285
咸鸡蛋	647	明虾	273
松花蛋（鸭蛋）	608	乌贼	268
松花蛋（鸡蛋）	595	河蟹	267
鸡蛋	585	虾脑酱	249
鸭蛋	565	乌龟蛋	243
虾米（海米）	525	鲍鱼（杂色）	242
鹌鹑蛋	515	河虾	240
贻贝（干）	493	酥油	227
鸡肝	476	墨鱼	226
蛏干	469	扒鸡	211
卤猪肝	469	奶油	209
虾皮	428	卤猪杂	208
丁香鱼	379	蝎子	207

续表

食物名称	含量/mg	食物名称	含量/mg
银鱼	361	石螺	198
鸡肝	356	肯德基炸鸡	198
猪肾	354	鸡心	194
羊肝	349	对虾	193
扇贝（干）	348	猪蹄	192
火鸡腿	342		

3. 保证适量的蛋白质

蛋白质摄入占总能量的 13% ~ 15% 为宜。可以选择优质蛋白质：禽类、鱼、蛋、奶、大豆及豆制品。

4. 主食多样化，增加粗杂粮

每日摄入碳水化合物占总能量的 50% ~ 65%。选择使用富含膳食纤维和低升糖指数的碳水化合物（如薯类、豆类、燕麦、荞麦、黑米等）替代饱和脂肪酸，每日饮食应包含 25 ~ 40 g 膳食纤维（其中 7 ~ 13 g 为水溶性膳食纤维）。

碳水化合物摄入以谷类、薯类和全谷物为主，其中添加糖（如红糖、白糖、蜜糖）摄入不应超过总能量的 10%（对于肥胖和高 TG 血症者要求比例更低）。

食物添加剂如植物固醇/烷醇（2 ~ 3 g/d），水溶性/黏性膳食纤维（10 ~ 25 g/d）有利于血脂控制，但应长期监测其安全性。

5. 多吃新鲜蔬菜，水果适量

每天应最少摄入 500 g 的蔬菜、瓜类、菌类；摄入水果 300 ~ 400 g。保证充足的维生素、矿物质和膳食纤维的摄入量。其中，膳食纤维能够增强饱腹感，减少摄入热量，也有助于降低血脂。

6. 选择适宜的运动

建议每周 5 ~ 7 天、每次 30 min 中等强度代谢运动。对于动脉粥样硬化性心血管疾病患者应先进行运动负荷试验，充分评估其安全性后，再进行身体活动。

7. 戒烟

完全戒烟及有效避免吸入二手烟。

8. 限制饮酒

提倡限制饮酒，中等量饮酒（男性每天 20 ~ 30 g 乙醇，女性每天 10 ~ 20 g 乙醇）能升高 HDL – C 水平。但即使少量饮酒也可使高甘油三酯血症患者甘油三酯水平进一步升高。

小贴士

高脂血症患者能吃鸡蛋吗？

我们身边有不少人患有高脂血症，一些人因为血脂高不敢进食鸡蛋，也不乏一些血脂正常的人因为听到相关节目宣传鸡蛋黄里富含胆固醇可以使血脂升高而非常谨慎。那么，高脂血症人群到底能不能吃鸡蛋呢？

诚然，蛋黄里确实含有较高的胆固醇（1个中等大小的鸡蛋黄里约含有225 mg胆固醇）。《中国居民膳食指南（2022）》建议：每日摄入的膳食胆固醇不宜超过300 mg；如果是高脂血症者则应限制每日膳食量中胆固醇应不超过200 mg。换而言之，血脂高的人群每日进食1个鸡蛋，胆固醇摄入量将会超标。但问题是，高脂血症真是吃鸡蛋引起的吗？

事实上，外源性胆固醇并非是导致人们患高脂血症的主要因素，因为人体肝脏制造的胆固醇约占血液中胆固醇总量的2/3以上，而通过食物摄取的胆固醇只占1/3不到。身体健康的人一般每顿饭吃1~2只鸡蛋，对血脂升高基本无影响。即使已经被医院确诊为高脂血症的患者，每天吃一只鸡蛋对血脂也没有影响。

营养学家还指出：吃鸡蛋不吃蛋黄大错特错，因为鸡蛋蛋白里仅含有蛋白质，而蛋黄则是"营养宝库"。蛋黄里含有丰富的营养物质，如卵磷脂、胆碱、VB_{12}、VB_6、VA、VE、VD、铁、锌、硒、磷等微量元素，以及叶黄素和$\omega-3$脂肪酸等。更重要的是，鸡蛋蛋黄里的卵磷脂含有极高比例的"磷脂酰丝氨酸"，这种物质能增强记忆力和预防老年痴呆症。

案例分析

项目小结与练习

项目小结

血浆脂蛋白主要有乳糜微粒、极低密度脂蛋白、中密度脂蛋白、低密度脂蛋白、高密度脂蛋白。其中，低密度脂蛋白是首要的致动脉粥样硬化性脂蛋白。

血浆总胆固醇浓度 >5.7 mmol/L（200 mg/dl）可定为高胆固醇血症，血浆甘油三酯浓度 >2.3 mmol/L（200 mg/dl）为高甘油三酯血症。

高脂血症人群应控制体重，限制饱和脂肪酸的摄入，选择脂肪含量低的优质蛋白，主食应多选择膳食纤维含量高的全谷物，多吃蔬菜、水果，增加运动量，戒烟限酒。

项目测试

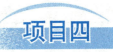

膳食营养与糖尿病

思考问题

1. 糖尿病是摄入过多的糖引起的吗？
2. 糖尿病患者注射胰岛素后就可以不限制饮食了吗？

项目导读

糖尿病有现代文明病之称，是一种由于胰岛素分泌和作用缺陷所导致的碳水化合物、脂肪、蛋白质等代谢紊乱，而以长期高血糖为主要表现的综合征。典型的糖尿病症是"三多一少"，即多尿、多饮、多食、消瘦。糖尿病是终身性疾病，目前尚不能根治，只能控制。

糖尿病已经成为发达国家继心血管疾病和恶性肿瘤之后的第三大非传染性疾病，患者人数众多。我国糖尿病的发病率增加速度惊人。据统计，我国糖尿病患者数约为 3 600 万人，城市高于农村，东部高于西部，经济发达地区高于经济落后地区。糖尿病多发生在40～60 岁的人群中，肥胖者更多见。WHO 预测，到 2025 年，全球糖尿病患者可能会达到3 亿人。

一、糖尿病分型

糖尿病可分为胰岛素依赖型（Ⅰ型）和非胰岛素依赖型（Ⅱ型）。Ⅰ型糖尿病在我国糖尿病患者中约占 5%，儿童、青少年发病较多，有遗传倾向，其他年龄也可发病，需用胰岛素治疗才能维持生命。Ⅱ型糖尿病多发于中老年人，占我国糖尿病患者的 90% ～95%，起病缓慢、隐匿，体态常肥胖，尤以腹型肥胖或超重多见。可采用控制饮食及口服降糖药控制病情，但目前认为，使用胰岛素治疗，效果更好。遗传因素在本型中较 Ⅰ型更为明显重要。

另外，还有妊娠糖尿病和其他类型糖尿病。妊娠糖尿病一般在妊娠后期发生，占妊娠妇女的 2% ～3%。发病与妊娠期进食过多，以及胎盘分泌的激素抵抗胰岛素的作用有关，大部分病人分娩后可恢复正常。其他类型糖尿病是指某些内分泌疾病、化学物品、感染及其他少见的遗传、免疫综合征所致的糖尿病，国内非常少见。

二、糖尿病的诊断标准

糖尿病的诊断标准见表 5 - 4 - 1。

表5-4-1 糖尿病、糖耐量减退和空腹血糖调节受损的诊断标准

项目	静脉血糖/(mmol·L⁻¹)	
	空腹	餐后2小时或口服葡萄糖75 g
正常人	<6.1	<7.8
糖尿病	≥7.0	≥11.1（或随机血糖）
糖耐量减退（IGT）	<7.0	7.8~11.1
空腹血糖调节受损（IFG）	6.1~7.0	<7.8

三、糖尿病的表现

糖尿病的典型表现为"三多一少"，即多饮、多食、多尿和体重减轻。Ⅰ型糖尿病患者"三多一少"症状明显。Ⅱ型糖尿病患者起病缓慢，症状相对较轻，有的仅表现为乏力，有的出现并发症后促使其就诊，如视物模糊、牙周炎、皮肤感染等。

糖尿病的并发症主要分为急性与慢性两大类。急性并发症包括感染、酮症酸中毒、非酮症高渗性昏迷、乳酸性酸中毒等；慢性并发症主要为微血管病变，包括视网膜、肾脏、肢端微循环、皮肤及心肌病变等。

四、糖尿病患者膳食原则

饮食治疗适用于各种类型的糖尿病。

控制总热能，维持理想体重；合理选择碳水化合物类食物；补充膳食纤维、矿物质和维生素；清淡少盐，少油腻；少量多餐，合理分配餐次，定时定量，规律进食，均衡营养，终生饮食治疗。

五、糖尿病患者膳食指南

在"糖尿病治疗的五驾马车"（即饮食、运动、药物、自我监测与教育）中，饮食治疗是最基本和最重要的措施，糖尿病患者营养水平决定病情的发展。我国的《中国糖尿病膳食指南》中给出了糖尿病防治的建议。

1. 吃动平衡，合理用药，控制血糖，达到或维持健康体重

合理控制能量的摄入是糖尿病治疗的基础。根据标准体重计算一日能量的需求，标准体重(kg) = 身高(cm) - 105，成年人每日每公斤标准体重需要的能量见表5-4-2。

表5-4-2 成年糖尿病患者能量供给量标准　　　　　　　　　　　kcal/kg

体型	卧床	轻体力劳动	中体力劳动	重体力劳动
消瘦	20~25	35	40	45~50
正常	15~20	30	35	40
肥胖	15	20~25	30	35

注：年龄超过50岁者，每增加10岁，能量减少10%左右。

体育运动能降低糖化血红蛋白水平，增强胰岛素敏感度，降低Ⅱ型糖尿病患者心血管

疾病死亡的风险，为了达到治疗和预防的效果，每周至少运动3天以上，而且不要连续两天以上不进行运动。

2. 限制碳水化合物摄入

合理控制碳水化合物的摄入是糖尿病治疗的关键。碳水化合物摄入的总量与类型都很重要。糖尿病人碳水化合物的摄入量占总热量的45%~60%，但最少不宜低于130 g/d。

提倡多食用粗杂粮，全谷物、杂豆类应占每日主食的1/3。杂豆品种有赤豆、芸豆、绿豆、豌豆、鹰嘴豆、蚕豆等；稻米、燕麦、荞麦、黑米、黑麦、玉米、高粱、黄米、薏米等，如果加工得当是全谷物的良好来源。富含植物纤维的粗杂粮和豆类食物食用后吸收慢，血糖升高缓慢。

严格控制单、双糖及其制品，如各种糖果、巧克力、糕点、饼干、冰激凌、蜂蜜、含糖软饮料等。若吃水果，应减去相应能量的主食，并在两餐之间食用。

建议参考血糖生成指数和血糖负荷两个指标指导碳水化合物的选择，有助于控制血糖。

血糖生成指数（GI）表示某种食物升高血糖效应与标准食品（通常为葡萄糖）升高血糖效应之比，指的是人体食用一定食物后会引起多大的血糖反应。它通常反映了一种食物能够引起人体血糖升高多少的能力。通常把葡萄糖的血糖生成指数（GI）定为100，含碳水化合物的食物可根据GI值进行分类。一般GI值小于55为低GI食物，如大麦、黑麦、荞麦、玉米糁、高纤维面包、绿豆、红豆等杂豆、乳类、苹果、桃、李子、樱桃、猕猴桃、柚子、橘等；GI值55~70为中GI食物，如全麦粉面包、玉米面、荞麦粉、二合面窝头、甘薯、山药、芒果、菠萝等；GI值大于70为高GI食物，如各种精制谷类食物及其制品、精白粉面包、饼干及蜂蜜、麦芽糖、马铃薯泥、南瓜、胡萝卜、西瓜等。糖尿病患者应选用低GI食物。

常见食物的血糖生成指数见表5-4-3。

表5-4-3 常见食物的血糖生成指数

食物名称	GI值	食物名称	GI值	食物名称	GI值
馒头（富强粉）	88	南瓜	75	西瓜	72
白面包	106	胡萝卜	71	菠萝	66
大米饭	83	山药	51	葡萄（淡黄）	56
烙饼	80	绿笋	<15	芒果	55
油条	75	绿菜花	<15	香蕉	52
小米饭	71	芹菜	<15	猕猴桃	52
大米粥	70	黄瓜	<15	柑	43
小米粥	62	茄子	<15	葡萄	43
玉米糁粥	52	鲜青豆	<15	苹果	36
混合谷物面包	45	莴笋	<15	梨	36
面条（小麦粉，湿）	82	生菜	<15	桃	28
荞麦面条	59	青椒	<15	柚	25
土豆（煮）	66	西红柿	<15	李子	24
马铃薯泥	73	菠菜	<15	樱桃	22

3. 控制脂肪和胆固醇的摄入

脂肪供能占总能量的 20% ~30% 较为合适。减少饱和脂肪酸的摄入，饱和脂肪酸摄入量不应超过总能量的 7%，少吃动物脂肪，如猪油、牛油、羊油、鸡皮、奶油等。适当增加不饱和脂肪酸的摄入，单不饱和脂肪酸供能占 10% ~15%，选用植物油进行烹调。

糖尿病患者容易并发动脉粥样硬化，所以应限制饮食中胆固醇含量，控制在 300 mg/d 以内。少吃动物内脏、肥肉、蛋黄、鱼子、蟹黄等，另外，尽量不吃反式脂肪酸含量高的食品，如糕点、油炸食品等。

4. 蛋白质供给充足

糖尿病患者蛋白质消耗量比较大，易发生负氮平衡，所以蛋白质供给要充足，蛋白质以占总能量的 15% ~20% 为宜，其中优质蛋白应占总蛋白摄入量的 40% ~50%。

蛋白质的供给以鱼禽为宜，蛋类和畜肉应适量，限制腌制、烘烤、烟熏、酱卤等加工肉类制品的摄入。鸡蛋每周不超过 4 个，或每两天一个鸡蛋，不弃蛋黄。

保证每日 300 g 液态奶或相当量的奶制品的摄入。

5. 增加膳食纤维

膳食纤维具有降低血糖、改善糖耐量的作用，还能调节血脂、产生饱腹感、减少能量摄入，糖尿病患者应增加摄入。蔬菜、麦麸、豆类及整谷均含有大量膳食纤维，膳食纤维摄入也不宜过多，以免影响蛋白质、矿物质和维生素的吸收。膳食纤维的推荐摄入量为 25 ~ 30 g/d，或 10 ~14 g/1 000 kcal。

6. 保证维生素和无机盐的摄入

B 族维生素以辅酶形式参与糖代谢，充足的维生素对调节机体物质代谢有重要作用，尤其是维生素 B_1、维生素 B_6、维生素 B_{12}。各种不同的矿物质对糖尿病患者来说具有特殊意义，铬能改善糖耐量，降低血清胆固醇和血脂；锌与胰岛素的合成分泌有关；钒能增强心室收缩力，也影响胰岛素的分泌；镁对防止糖尿病视网膜病变、高脂血有一定作用。还要保证供给充足的钙，防止牙齿脱落和骨质疏松。同时控制盐的摄入，防止高血压的发生。

7. 足量饮水，限制饮酒

推荐饮用白开水，每天饮水量达到 1 500 ~1 700 ml。

饮酒后易出现低血糖，乙醇在体内代谢可减少来自糖原异生途径的糖量，还会抑制升糖激素释放；饮酒时常减少正常饮食摄入，酒精吸收快，不能较长时间维持血糖水平；饮酒还可使糖负荷后胰岛素分泌增加，对用胰岛素、降糖药物治疗的糖尿病患者，更易发生低血糖。

8. 进餐定时定量

在总能量不变的前提下，少食多餐有利于控制血糖稳定。改变进餐顺序，先吃蔬菜再吃肉类，最后吃主食，细嚼慢咽。

小贴士

糖尿病人群如何选择水果?

很多人认为水果很甜，其中的单糖含量较高，因此糖尿病人群为了维持血糖稳定，是不能吃水果的，其实，这是认识的误区。

从表 5-4-3 中可以看到，很多水果的血糖生成指数比一些主食如米饭、馒头等都低，其实水果中碳水化合物的含量相对是不多的，所以水果引起的血糖波动要比主食低。在保证一日碳水化合物总量不变的前提下，两餐中间摄入适量的水果（200 g 左右）不会对稳定血糖水平造成不利影响。相反，水果中含有丰富的膳食纤维和多种抗氧化物质，对改善糖尿病人的代谢紊乱状况是有益的。

糖尿病人群应选择含糖量低的水果，如苹果、小番茄、柚子、猕猴桃、蓝莓等，而像鲜枣、葡萄、龙眼等含糖量高的水果要慎用。

案例分析

项目小结与练习

项目小结

空腹血糖值≥7.0 mmol/L，餐后血糖值≥11.1 mmol/L，即为糖尿病。糖尿病的典型表现为"三多一少"，即多饮、多食、多尿和体重减轻。糖尿病可并发很多症状，如酮症酸中毒、非酮症高渗性昏迷、乳酸性酸中毒、微血管病变，包括视网膜、肾脏、肢端微循环、皮肤及心肌病变等，对健康危害严重。要通过饮食、运动、药物、自我监测和教育进行糖尿病的综合防治。

项目测试

项目五

膳食营养与痛风

1. 痛风有哪些症状？
2. 痛风与哪些膳食因素有关？

项目导读

1948 年我国有文献记载的痛风仅为 2 例，到 1958 年，有记载的痛风也仅为 25 例。如今，根据《2016 年中国痛风诊疗指南》估计，我国痛风患病人数在 1 400 万 ~4 200 万，而且这个数字还在不断上涨。另外，国家风湿数据中心数据显示，我国痛风患者平均年龄为 48.28 岁，正呈现年轻化趋势。如今，痛风更成为我国仅次于糖尿病的第二大代谢类疾病。

痛风是人体内嘌呤代谢障碍，血尿酸增高伴组织损伤的一组代谢性疾病。血液中尿酸长期增高是痛风发生的关键原因。血尿酸浓度过高时，尿酸以尿酸盐的形式沉积在关节、皮下组织及肾脏等部位，引起关节炎、痛风石、肾脏结石或痛风性肾病等一系列临床表现。

痛风是一种世界流行的代谢病，可发生于不同国家及不同种族的人群，其发病与遗传、性别、年龄、生活方式、饮食习惯、治疗药物、其他疾病等诸多因素有关。痛风好发于高蛋白膳食、营养过剩、酗酒、体型肥胖的中老年男性和绝经期后女性，常被称为"富贵病"。

一、痛风的表现

1. 痛风性关节炎

痛风性关节炎是痛风最常见的首发症状，60% ~70% 首发于第一跖趾关节，反复发作并逐渐影响到踝、跟、膝、腕、指、肘等多个关节。通常出现在夜间或清晨，起病急骤，常在几小时内达到顶峰，受累关节红肿热痛、功能障碍。痛风发作通常会持续数天，可自行缓解。缓解期可达数月、数年乃至终生，但多数在一年内再次发作，诱因常为受寒、劳累、剧烈运动、酗酒、高蛋白饮食、感染、创伤及降压药、利尿剂、阿司匹林、胰岛素等药物。

2. 慢性痛风性关节炎

慢性痛风性关节炎多由急性痛风性关节炎反复发作迁延而来，多关节受累，发作频繁，间歇期缩短，疼痛加重，甚至发作过后疼痛也不能完全缓解。痛风石是本期最常见的特征性损害，由尿酸沉积于软骨、滑液膜、肌腱和软组织等结缔组织处形成。常见于耳轮、指间、掌指、足趾、肘、膝等处，呈黄白色大小不一的隆起，小如芝麻，大如鸡蛋。初起质软，随着纤维增生渐硬如石，导致关节僵直、畸形、活动受限。

3. 痛风性肾病

20%～40%的痛风患者会出现尿酸盐性肾脏病变，是尿酸盐在肾间质沉积所致。患者可有间歇性蛋白尿、高血压、血尿素氮升高，晚期可发展为肾功能不全。

4. 泌尿系尿酸盐结石

结石在高尿酸血症期即可出现，其发生率与血尿酸水平及尿酸排出量呈正相关，绝大多数为纯尿酸结石。泥沙样结石常无症状，结石较大的患者可有肾绞痛、血尿等表现。

5. 伴发症

痛风患者常见伴发症为肥胖、高脂血症、糖尿病、高血压病、冠心病、脑梗死、脂肪肝等。

二、痛风患者的膳食营养治疗

营养治疗的目的是尽快终止急性症状，预防急性关节炎的复发，减少并发症的产生或逆转并发症。

营养治疗的原则是减少外源性和内源性尿酸的生成，促进人体内尿酸的排泄。目前，已知限制膳食的做法不仅可限制对外源性嘌呤的摄入，而且可减少内源性嘌呤的生成，从而使血尿酸下降，对痛风的各个阶段各种病变均有辅助防治作用。

1. 限制膳食中嘌呤的摄入量，减少外源性尿酸生成

正常人每天的嘌呤摄入量为 600～1 000 mg，痛风病人应长期限制膳食中嘌呤的摄入量。急性痛风患者应选用极低嘌呤膳食，膳食中的嘌呤含量应控制在每日 150 mg 以下，缓解期可适当放开，但高嘌呤食物仍属禁忌。动物的内脏如肝脏、肾脏、肺脏等，其他如鲭鱼、沙丁鱼、小虾、肉汁、肉汤中也含有较高的嘌呤，应严格限制食用。蔬菜中的豆荚类，如扁豆、青蚕豆、鲜豌豆、豆制品等，因其含较高的嘌呤也应限制食用。食物中的嘌呤含量见表 5-5-1。

表 5-5-1　食物中的嘌呤含量

嘌呤含量	食物名称
高嘌呤食物（150 mg/100 g 以上）	鱼子、动物肝脏、胰脏、肾脏、肚、脑等，沙丁鱼、凤尾鱼、浓肉汤、久煮火锅汤、鸡精、肉精等
中高嘌呤食物（75～150 mg/100 g）	大部分淡水鱼肉、鳗鱼、鳝鱼、贝类、猪肉、牛肉、羊肉、鸭、鹅、鹌鹑、火鸡、牛舌、黄豆、扁豆、其他干豆类
低嘌呤食物（30～75 mg/100 g）	芦笋、青豆、鲜豌豆、各种嫩豆荚、黄豆芽、菜花、菠菜等绿叶菜、蘑菇等菌类、鲑鱼、金枪鱼、龙虾、鸡肉、花生、发酵面食品等
极低嘌呤食物（30 mg/100 g 以下）	奶类、蛋类、豆腐、豆腐干、豆浆、精白大米、精白面粉、玉米、除鲜豆类外的各种浅色蔬菜、薯类、各种水果

2. 限制总能量

痛风患者多伴有肥胖、糖尿病、高血压、高脂血症等，故肥胖者应限制膳食热能以减低体重，以接近或稍低于理想体重为目标。需要注意的是，减重应循序渐进，以免引起体脂分解，产生大量酮体，抑制尿酸排泄，从而诱发痛风急性发作。热能供给一般每天不超过 25 ~ 30 kcal/kg 体重。

3. 适量限制蛋白质摄入量

蛋白质应占总能量的 10% ~ 15%，摄入量每天每千克体重不超过 1 g。急性痛风发作时，蛋白质可按每天每千克体重 0.8 g 供给。以植物蛋白为主，动物蛋白可选用牛奶、奶酪和鸡蛋。尽量不食用肉类、禽类和鱼类的内脏。由于嘌呤易溶于汤中，各种肉汤的嘌呤含量很高，因此可将少量瘦肉、禽类在水中煮沸，弃汤后食用。

4. 适量的碳水化合物

碳水化合物应占总能量的 55% ~ 65%，这样可减少脂肪分解产生的酮体，以利于尿酸盐排出。要严格限制蔗糖和果糖，如蜂蜜、果汁等食品，因其含果糖较高，果糖会增加血尿酸水平。

5. 限制脂肪摄入量

脂肪有阻碍肾脏排泄尿酸的作用，在痛风急性发作期更应限制脂肪的摄入。每日脂肪应控制在 50 g 以内，选用植物油烹调，动物性食物应选择脂肪含量少的。

6. 避免刺激性食物

酒精可使体内乳酸增多，抑制尿酸排出，促进嘌呤分解，使血尿酸增高，诱使痛风发作，应禁用各种酒类。

一些具有刺激性的调味料如辣椒、咖喱、胡椒、花椒、芥末、生姜等能兴奋自主神经，诱使痛风发作，应尽量少吃。

7. 多摄入蔬菜、水果

蔬菜和水果含有较多的钠、钾、钙、镁等元素，可降低血液和尿液的酸度，并可使尿液碱性化，从而增加尿酸盐在尿中的可溶性，以利于尿酸排泄。蔬菜和水果中还含有丰富的维生素，特别是维生素 C，能促进组织内尿酸盐的溶解。西瓜和冬瓜还具有明显的利尿作用，故对痛风患者十分有利。

8. 多饮水

应多饮用白开水、淡茶水等饮料，以维持一定的尿量，促进尿酸排泄，防止结石生成。尽量避免饮用浓茶水、咖啡、可可等饮料，这些饮料虽不使体内尿酸产生增加，也不在痛风石里沉积，但有兴奋自主神经系统的作用，并可能会引起痛风发作。

9. 合理烹调食物

合理的烹调方法可以减少食物中嘌呤的含量，如将肉类食物先煮弃汤后再行烹调。

10. 建立良好的生活习惯

忌暴饮暴食或一餐中进食大量肉类；不应随意漏餐，造成饥饿。

案例分析

项目小结与练习

项目小结

　　痛风是与遗传有关的嘌呤代谢紊乱所致的疾病，多发生于肥胖者、嗜酒者。痛风的营养治疗原则是减少外源性和内源性尿酸的生成，促进人体内尿酸的排泄。限制嘌呤的摄入量，限制总能量，限制脂肪的摄入，适当控制蛋白质的摄入，多摄入蔬菜、水果，多饮水，养成良好的生活习惯。

项目测试

项目六

膳食营养与癌症

思考问题

1. 癌症与膳食营养有关吗？
2. 什么样的饮食习惯有助于预防癌症？

项目导读

癌症的发病原因中膳食营养因素约占35%，膳食的成分、膳食习惯、营养素的摄入不足、过剩或营养素间的摄入不平衡都可能与癌症发病有关。膳食营养在癌变的启动、促进和进展任一阶段均起着作用。在各个阶段，用科学的营养支持疗法补充各种必要的营养素，在加强患者的营养，增强免疫力，坚持放疗、化疗等治疗，减少并发症，改善恶病质，提高患者生活质量，延长生命等方面有积极的作用。

一、膳食营养成分与癌症的关系

1. 脂肪与癌症

高脂肪膳食与结肠癌、直肠癌、睾丸癌、子宫内膜癌、肺癌、前列腺癌等发生有关，高脂肪膳食可导致肥胖，而肥胖又可增加患子宫内膜癌、乳腺癌、肾癌的危险性，因此可间接导致癌症的发生。

膳食高脂肪促使癌症形成的机制因癌症类型而异。目前认为高脂肪膳食促使肝脏胆汁分泌增多，胆汁中初级胆汁酸在肠道厌氧菌的作用下转变为脱氧胆酸和石胆酸，脱氧胆酸和石胆酸是促癌物质，可能诱发肠癌。

高脂肪膳食可以影响雌激素的合成代谢，促使雌激素生成增加，雌激素中的雌酮和雌二酮有致乳腺癌的作用。

2. 蛋白质与癌症

蛋白质不足或过量均是不利因素。动物蛋白及总蛋白摄入量与乳腺癌、结肠癌、胰腺癌和子宫内膜癌呈正相关，而与肝癌和食管癌呈负相关。

在儿童时期即开始不吃或少吃动物蛋白及脂肪，其消化功能可能出现早衰，消化酶分泌下降，可导致胃癌发病率升高。

因此，在供给适量蛋白质的同时，还应注意动物性蛋白质与植物性蛋白质之间的比例要适当。

3. 膳食纤维与癌症

膳食纤维有较强的吸水性，可吸收有害、有毒及致癌物质，促进肠蠕动，缩短有害物质在肠道停留时间，降低癌症的发病危险。

有研究表明，摄入的膳食纤维减少，将使食物在肠道的滞留时间延长，厌氧菌的作用增加，使致癌物或致癌物前体产生，大肠癌的发病率增加。但膳食纤维摄入过多容易造成食道及胃的机械性刺激和营养缺乏，导致食道癌和胃癌的发生。

4. 维生素与癌症

维生素 A 可清除自由基，保护细胞膜和线粒体膜免受脂质过氧化和致癌物的损伤；摄入足量的维生素 A 能防止细胞异常分化，避免癌症的发生；维生素 A 可增强 NK 细胞活性，增强细胞介导的细胞毒作用，促进白介素 II 的产生，从而提高机体免疫力；维生素 A 还可以抑制癌基因的表达。维生素 E 缺乏时，与肺癌、结肠癌、直肠癌的发病有关。

维生素 C 可降低一些癌症的危险性，其中对胃癌的影响力最大。维生素 C 含量高的膳食还可降低食管癌、肺癌、子宫颈癌、喉癌、结肠癌、直肠癌、乳腺癌和膀胱癌的危险性。

维生素 E 含量高的膳食可能降低肺癌、子宫颈癌的危险性。临床研究证实，维生素 E 与某些抗癌药物合作可增强疗效，同时，还可减轻化疗的毒性反应。

以偶氮染料诱发大鼠肝癌的试验表明，维生素 B_1 缺乏可促进肝癌的发生。流行病学研究证实，食管癌高发区主食中维生素 B_2 及烟酸常缺乏。维生素 B_6、叶酸和维生素 PP 缺乏可促进肿瘤的发生，维生素 B_{12} 缺乏可增加胃癌和白血病的发病率，但过量可促使病情恶化。

有报道认为，膳食钙与维生素 D 可防止结肠癌。

5. 矿物质与癌症

硒有抗肿瘤作用。研究发现，硒与结肠、直肠、胰腺、乳腺、卵巢、前列腺、乳腺、胆囊、肺和皮肤等部位的肿瘤和白血病的发生呈负相关。

膳食铁摄入过多或特发性血红蛋白沉着而引起的铁过多，与肝癌、胃癌、结肠癌、直肠癌危险性增高有关。

碘缺乏与过量都会增加甲状腺肿瘤的发病率。日本人食用海产品较多，乳腺癌的发病率低。缺碘也容易造成子宫内膜癌和卵巢癌的发病增加。

锗可诱导机体产生干扰素，从而抑制癌症细胞的生长。

二、酒精与癌症

研究表明，长期大量饮酒会增加肝脏对酒精分解代谢的负担，使肝细胞易发生炎症、坏死，最终导致肝硬化；也可使脂肪在肝脏内沉积而引起脂肪肝，使肝脏丧失正常功能，增加诱发肝癌的可能性。饮酒还可引起口腔癌、咽癌、食管癌、胃癌、结肠癌、乳腺癌、甲状腺癌及皮肤癌。

三、食物中有抗癌症作用的非营养成分

近年来，食物中的一些非营养素成分的作用受到广泛关注，这些非营养素成分在相当程度上有防癌、抑癌的功效，这些成分包括类黄酮、葱属化合物、二硫醇硫酮、异硫氰酸盐、多酚类、皂苷类、萜类化合物、植物固醇、香豆素等，它们大多存在于植物性食物内，统称植物化学物质。

葱属类化合物存在于葱属蔬菜中，包括洋葱、大蒜、大葱和韭菜；类黄酮是一类多酚类化合物，存在于蔬菜、水果、干果、茶、咖啡、大豆中；二硫醇硫酮、异硫氰酸盐及萝卜硫素主要存在于十字花科蔬菜中；皂苷等广泛分布在谷类、豆类及其他植物中。

四、癌症患者的膳食原则

恶性肿瘤患者会出现一系列代谢紊乱，其营养不良的发生率高达40%～80%，导致机体免疫力下降，还会影响化疗、放疗、手术的效果。

恶性肿瘤患者要维持良好的营养状态，预防发生营养不良，其膳食的基本原则是：满足患者的营养需要；保持患者良好的营养状态，以保证抗癌治疗的进行。

五、癌症患者的膳食指南

各种抗癌治疗都可能使患者发生恶心、呕吐、食欲减退和无食欲等症状，需调整食物以改善其进食状况。

1. 急性消化道症状

可服用清淡流质、低脂肪食品，如牛奶、乳酪、肉汤、米汤、藕粉、蔬菜汤、水果汁，也可以用银耳汤、白萝卜汁、红枣汤等。

2. 食欲不好

可用健脾开胃、助消化、提高食欲的食物，如山楂、谷芽、麦芽、山药、白萝卜、扁豆等，也可用南瓜子、牛奶、豆浆等。

3. 口腔干燥

可用流质饮食，如茶水、柠檬水、蔬菜汤、葡萄糖液、西瓜汁、橙汁、乌梅汤、梨汁等。

4. 腹泻

应食用低脂清淡食物，如生姜汁粳米粥、扁豆粥、藕粉、苋菜汤等。

5. 味觉异常

用常规食物及多种冰冻食物、水果类、乳制品、巧克力、茶水、咖啡等。

六、癌症的膳食预防措施

美国癌症研究所和世界癌症基金研究会组织了著名营养学、流行病学专家和癌症学专家撰写了《食物、营养与癌症预防》一书。该书提出了预防癌症的14条膳食准则，具体如下：

（1）食用营养丰富的并以植物性食物为主的多样化膳食：选择富含各种果菜、豆类的植物性膳食，但并不意味着必须素食，但是，应该让植物性食物占饭菜的三分之二以上。

（2）保持适宜的体重：避免体重过低或过高，并将整个成人期的体重增加限制在5 kg以内。

（3）坚持体力活动：假如从事轻型或中等体力活动的职业，则每天应进行约1 h的快步走或类似的运动，每星期还要安排至少1 h的较剧烈出汗运动。

（4）鼓励全年多吃蔬菜和水果：使其提供的热能达到总热能的7%，全年每日吃多种蔬菜和水果，每日达到400～800 g。

（5）选用富含淀粉和蛋白质的植物性主食：应占总热能的 45%～60%，精制糖提供的总热能应限制在 10% 以内。个体每日摄入的淀粉类食物应达到 600～800 g，还应尽量食用粗加工的食物。

（6）不要饮酒：尤其不应该过度饮酒。假如要饮酒，男性应限制在 2 杯，女性在 1 杯以内。孕妇、儿童及青少年不应饮酒。

（7）控制肉类食品：在肉类食品中的红肉（指牛、羊、猪肉及其制品）的摄取量应低于总热能的 10%，每日应少于 80 g，最好选择鱼和禽类。

（8）控制脂肪、油类：总脂肪和油类提供的热能应占总热能的 15%～30%，限制脂肪含量较多的食物，植物油也应适量，且应选择含单不饱和脂肪酸并且氢化程度较低的植物油。

（9）限制食盐：成人每日从各种来源摄入的食盐不应超过 6 g，其中也包括盐腌制的各种食品。

（10）尽量减少真菌对食品的污染：应避免食用受真菌毒素污染或在室温下长期贮藏的食物。

（11）食品保藏：易腐败的食品在购买时和在家中都应冷藏或用其他适当方法保藏。

（12）减少食品添加剂使用：对食品的添加剂及各种化学污染物应留意其安全用量，乱用或使用不当可能影响健康。

（13）营养补充剂：补充剂不能减少患癌症的危险概率，大多数人应从饮食中获取各种营养成分，而不是营养补充剂。

（14）食物烹调：在吃肉和鱼时用较低的温度烹调，不要食用烧焦的肉和鱼，也不要经常食用烧烤、熏制的鱼和肉。

世界癌症研究基金会除对膳食提出 14 条建议外，还建议人们不要吸烟。

————————— 项目小结与练习 —————————

项目小结

膳食中的营养成分与癌症的发生有一定的关系，保持各种营养成分的适宜摄入量尤为重要。植物性食物中含有较多抗癌、抑癌成分，如类黄酮、葱属化合物、二硫醇硫酮、异硫氰酸盐、多酚类、皂苷类、萜类化合物、植物固醇、香豆素等。科学合理安排膳食有助于防癌。

项目测试

模块六

食品污染及其预防

食品在生产、加工、储存、运输和销售的过程中可能会受到多方面的污染，受到污染的食物被人食用后可能引起急性的食源性疾病或慢性长期的健康危害。在本模块将了解到容易引起食品污染的常见因素、带来的危害及如何去做可以有效地预防和减少食品污染带来的危害。

学习目标

1. 知识目标

（1）掌握食品生物性污染的来源、危害及预防方法；

（2）掌握食品化学性污染的来源、危害及预防方法；

（3）掌握食品物理性及其他污染的来源、危害及预防方法。

2. 技能目标

（1）能分析判断食品污染事件的原因；

（2）能提出相应的预防食品污染的措施和解决办法。

知识结构图

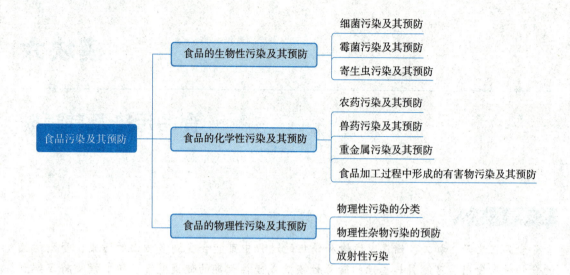

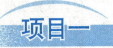

食品的生物性污染及其预防

项目一

思考问题

1. 食品中的生物性污染包括哪些因素？
2. 易被黄曲霉菌污染的食物有哪些？黄曲霉毒素有哪些危害？

项目导读

2020 年酸汤子中毒事件

据央视新闻报道，2020 年 10 月 5 日早上，黑龙江鸡西某家庭成员亲属共 12 人参加了聚餐，家里长辈 9 人全部食用了酸汤子，3 个年轻人因不喜欢这种口味没有食用。到了中午，9 位食用了酸汤子的长辈陆续出现身体不适。至 10 月 19 日，黑龙江鸡西"酸汤子"中毒事件的 9 名中毒者全部死亡。

酸汤子是用玉米水磨发酵后做成的一种粗面条。经当地警方调查，该酸汤子食材为该家庭成员自制，且在冰箱中冷冻近一年，公安机关刑事技术部门现场提取物检测，排除人为投毒可能。

该事件定性是由椰毒假单胞菌污染产生高浓度米酵菌酸引起的食物中毒。

米酵菌酸本身就是一种毒素，正常情况下不会被人体摄入。但在食物制备过程中，椰毒假单胞菌附着在食物上繁殖代谢，会产生这样一种毒素。

经济不发达时期，很多地区流行"粗粮细作"的食品加工方式，通过将粗粮泡发、磨面、发酵、过滤、晾干等流程制备传统食品，这个过程中，如果环境中的椰毒假单胞菌污染了食物，就会带来类似风险。

一、细菌污染及其预防

（一）分类

食品中的细菌按其致病性大致可分为致病菌、条件致病菌和非致病菌三大类。

（1）致病菌。致病菌是指可引起人类疾病的细菌。食品中的致病菌主要有沙门氏菌、金黄色葡萄球菌、副溶血弧菌、单核细胞增生李斯特菌、肉毒梭菌等。

（2）条件致病菌。条件致病菌是指通常情况下不致病，但在一定的特殊条件下（机体抵抗力低下时）才有致病力的细菌。常见的有葡萄球菌、链球菌、变形杆菌、韦氏梭菌、蜡样芽孢杆菌等，能在一定条件下引起食物中毒。

（3）非致病菌。非致病菌是指那些非直接引起疾病的细菌。在自然界分布极广，在土壤、水体、食物中更为多见。食物中的细菌绝大多数都是非致病菌，这些非致病菌中，有许多都与食品腐败变质有关。能引起食品腐败变质的细菌，称为腐败菌，是非致病菌中最多的一类。

（二）食品细菌污染指标

评价食品卫生质量的细菌污染指标常用菌落总数、大肠菌群表示。

（1）菌落总数。菌落总数是指被检测样品单位质量（g）、单位容积（mL）或单位表面积（cm²）内，所含能在严格规定的条件下（培养基、pH 值、培养温度与时间、计数方法等）培养所生长的细菌菌落总数。

食品中细菌主要来自食品生产、运输、储存、销售各环节的外界污染。菌落总数反映食品卫生质量的优劣及食品卫生措施和管理情况，是判断食品清洁状态和预测食品的耐保藏性的标志。食品中细菌在繁殖过程中可分解食物成分，所以，食品中细菌数量越多，食品腐败变质的速度就越快。

（2）大肠菌群。大肠菌群包括肠杆菌科的埃希菌属、柠檬酸杆菌属和克雷伯菌属。这些菌属的细菌，直接或间接来自人和温血动物肠道。大肠菌群现已被多数国家，包括我国用作食品卫生质量鉴定指标。食品中检测出大肠菌群，表明食品曾受到人和动物粪便的污染。由于大肠菌群是嗜中温菌，5℃以下基本不能生长，所以对低温菌占优势的水产品，特别是冷冻食品未必适用。近年来也用肠球菌作为粪便污染的指示菌。

（三）预防措施

（1）加强防止食品污染的宣传教育，规范生产操作过程，防止细菌及其毒素对食品的污染；

（2）生熟分开，工具、容器彻底消毒，避免交叉污染及二次污染；

（3）合理贮藏食品，适当低温，储存时间不宜过长，抑制细菌生长繁殖及毒素的产生；

（4）采用合理的烹调方法，食用前彻底杀灭细菌，破坏毒素。

二、霉菌污染及其预防

霉菌是丝状体比较发达的小型真菌，在自然界分布很广，种类繁多。有些霉菌污染食品后能迅速繁殖，导致食品腐败变质。有些霉菌在一定条件下产生毒素，使人和畜中毒。霉菌与细菌不同，它一般只在食物中产生毒素，而不会在人体内产生毒素，故霉菌致病受外界环境影响，有一定的季节性和地区性，无传染性，不会流行。霉菌毒素中毒的临床症状表现多种多样，较为复杂。有因短时间内摄入大量霉菌毒素引起的急性中毒，也有因长期少量摄入含有霉菌毒素的食品而引起的慢性中毒，表现为诱发肿瘤，造成胎儿畸形和引起体内的遗传物质发生突变等。

目前已知的霉菌毒素有两百多种，比较重要的有黄曲霉毒素、展青霉素等。其中，黄曲霉毒素尤为重要。

（一）黄曲霉及其毒素

1. 黄曲霉毒素的性质

黄曲霉毒素是由黄曲霉和寄生曲霉产生的代谢产物，它们是结构相似的一类化合物，具有极强的毒性和致癌性。目前已分离鉴定出 20 余种黄曲霉毒素。其中黄曲霉毒素 B_1 毒性最大，致癌性最强，在食品卫生监测中常以黄曲霉毒素 B_1 作为污染指标（表 6-1-1）。

黄曲霉产生黄曲霉毒素所需的最低相对湿度为 80% 左右，温度为 12 ℃~42 ℃，最适温度为 25 ℃~32 ℃。黄曲霉毒素能够溶解于氯仿、甲醇及乙醇等，但不溶解于水、己烷、石油醚和乙醚中。黄曲霉毒素耐热，在一般的烹调加工温度下，不被破坏。在 280 ℃时发生裂解，其毒性被破坏。在加氢氧化钠的碱性条件下，黄曲霉毒素结构发生变化，变得能溶于水，故可通过水洗予以去除。但如碱处理不够或时间不足，酸化将使反应逆转形成原来的黄曲霉毒素。

黄曲霉在自然界中分布很广泛，土壤、空气、粮食、油料作物及种子中均会存在，但只有某些菌种在适宜的条件下才能产生毒素。最适宜的食物主要有玉米、花生和大米。另外，小麦、麸皮、花生油、白薯等也易受污染。污染的主要原因是食品中水分控制不利（如粮食及其制品），没有降至安全水分以下且通风不畅，造成霉菌大量繁殖发生霉变并产生毒素。

表 6-1-1　食品中黄曲霉毒素 B_1 的限量指标

食品类别（名称）	限量 μg/kg
谷物及其制品：	
玉米、玉米面（渣、片）及玉米制品	20
稻谷、糙米、大米	10
小麦、大麦、其他谷物	5.0
小麦粉、麦片、其他去壳谷物	5.0
豆类及其制品：	
发酵豆制品	5.0
坚果及籽类：	
花生及其制品	20
其他熟制坚果及籽类	5.0
油脂及其制品：	
植物油脂（花生油、玉米油除外）	10
花生油、玉米油	20

2. 黄曲霉毒素

（1）毒性。黄曲霉毒素有很强的急性毒性，也有显著的慢性毒性。人摄入大剂量的黄曲霉毒素后可出现肝实质细胞坏死、胆管上皮细胞增生、肝脂肪浸润及肝出血等急性病变，前期症状为发烧、呕吐、厌食、黄疸，继而出现腹水，下肢浮肿并很快死亡。慢性毒性表现为生长障碍，肝脏出现亚急性或慢性损伤，体重减轻，诱发肝癌等。

（2）致癌性。黄曲霉毒素是一种剧毒的致肝癌物质，其中黄曲霉毒素 B_1 可引起细胞错误地修复 DNA，导致严重的 DNA 诱变，还可抑制 DNA 和 RNA 的合成，从而抑制蛋白质的合成。从我国肝癌流行病学调查研究中发现，某些地区人群膳食中黄曲霉毒素的污染水平与原发性肝癌的发生率呈正相关。专家对其他肝癌发病率高的地区进行调查，也得出相同结论。乙型肝炎病毒和黄曲霉毒素 B_1 是我国诱发肝癌的两大主要危险因素，有关肿瘤研究专家通过建立乙肝病毒和黄曲霉毒素 B_1 致肝癌机理的试验模型，利用这些模型发现单独存在的乙肝病毒基因并不能诱发小鼠肝癌，但乙肝病毒基因可增强黄曲霉毒素 B_1 的致癌效应，两者均可使肝细胞处于较活跃的增殖状态，在致肝癌过程中具有明显的协同作用。

3. 防霉及去毒措施

食品防霉以避免霉菌毒素污染，是预防黄曲霉毒素危害人类健康最根本的措施，还可以采用物理、化学或生物学方法将毒素去除，或者采用各种方法来破坏毒素，包括控制霉菌生长条件（温度、湿度、空气），粮食收获后及时晾晒、风干和烘干，保持粮谷颗粒完整，贮藏环境应保持通风，相对湿度＜70%，贮藏温度＜10℃，安全水分为12%～14%；也可采用化学熏蒸剂或 γ 射线照射防霉。当食品受到耐热的黄曲霉毒素污染时，一般烹调加工温度不能将其去除，因此必须采取剔除霉粒，碾压加工去掉米糠、谷皮，搓洗去毒，植物油中加碱去毒或加入活性炭、活性白陶土等吸附剂去毒，微生物解毒，紫外线照射，高温高压处理等多种方法进行去毒处理。

（二）展青霉素

1. 展青霉素的性质

展青霉素又称展青霉毒素、棒曲霉素、珊瑚青霉毒素，是由曲霉和青霉等真菌产生的一种次级代谢产物，展青霉素具有广谱的抗生素特点。然而，由于它的毒性作用，对胃具有刺激作用，导致反胃和呕吐，研究人员已不再继续其作为治疗用途药物的研究。

毒理学试验表明，展青霉素具有影响生育、免疫和致癌等毒理作用，同时也是一种神经毒素。展青霉素具有致畸性，对人体的危害很大，导致呼吸和泌尿等系统的损害，使人神经麻痹、肺水肿、肾功能衰竭。展青霉素首先在霉烂苹果和苹果汁中发现，广泛存在于各种霉变水果和青贮饲料中。

2. 展青霉素的防治

展青霉素防治的首要措施仍然是防霉，并制定食品限量标准。我国现行的《食品安全国家标准 食品中真菌毒素限量》（GB 2761—2017）将苹果和山楂制品中展青霉素的最大限量定位 50 μg/kg。

在餐饮行业中，应加强食品的贮藏管理，将食品的水分活度维持在0.7以下并保持低于5 ℃的低温是限制霉菌生长、防止霉菌毒素产生的有效措施。在加工制作食品时，应当尽量去除霉变颗粒，注意粮谷类食物的加工和烹调方法，改变不良卫生习惯。

（三）与食品污染有关的其他霉菌毒素

1. 玉米赤霉烯酮

玉米赤霉烯酮主要由禾谷镰刀菌、黄色镰刀菌、木贼镰刀菌等产生。因有类雌激素样作用，可表现出生殖系统毒性作用。该毒素主要污染玉米，其次是小麦、大麦、大米等粮食作物。

2. 伏马菌素

伏马菌素主要由串珠镰刀菌产生，可分为伏马菌素 B_1（FB_1）和伏马菌素 B_2（FB_2）两类。食品中以 FB_2 污染为主，主要污染玉米和玉米制品。

3. 单端孢霉烯族化合物

单端孢霉烯族化合物主要是镰刀菌的某些菌种所产生的生物活性和化学结构相似的有

毒代谢产物。该化合物化学性质稳定，在实验室条件下可以长期储存，在烹调过程中不易被破坏。毒性表现为强烈的细胞毒性、免疫抑制、致畸作用，有的有弱致癌性。

4. 3 – 硝基丙酸

3 – 硝基丙酸是曲霉属和青霉属等少数菌种产生的有毒代谢产物。该化合物对多种动物具有毒性作用，表现为神经系统、肝、肾和肺损伤。节菱孢霉在 15 ℃ ~ 18 ℃ 时产生大量 3 – 硝基丙酸。一般含有大量蔗糖和淀粉的食物，如甘蔗等未成熟收割，且储存管理不良，即温度较高、潮湿、通风不良、储存期过长，易被节菱孢霉污染而发生霉变。除此之外，还有相关的真菌发酵制品等也易受污染。

三、寄生虫污染及其预防

案例

56 岁的田女士来自黑龙江省逊克县，早年饮食以猎获的野生动物为主，由于当时条件有限，很多时候都会食用七分熟食物。最近半年来，田女士发现自己的右臂上方有一个肿块，经医生手术治疗后，发现该肿块其实为囊虫。

寄生虫是一种重要的食源性生物污染，世界上有几千种寄生虫，只有约20%的寄生虫能在食物或水中生存，目前所知的通过食品或水感染人类的寄生虫不到100 种。这些寄生虫主要有线虫、绦虫、吸（血）虫和原生动物。这些寄生虫大小不同，外形各异，多数需借助显微镜才能看见。寄生于食用动物中（包括家畜及鱼贝类）的寄生虫，可通过食物传染给人，有的虽不直接传染给人，但由于其存在于食物中，使消费者对此产生厌恶感。

（一）畜肉类中常见寄生虫

1. 囊尾蚴

囊尾蚴是绦虫的幼虫，寄生在宿主肌肉及结缔组织中白色、结绿豆大小的包囊里，是牲畜囊虫病病原体，在肉用动物内寄生。囊尾蚴有多种，其中最常见的是猪囊尾蚴，被感染的猪肉俗称"米猪肉"和"痘猪肉"。人食用这样的猪肉后，囊尾蚴在肠道内发育为成虫并长期寄生在肠道内，引起人的绦虫病。在感染绦虫病时，人往往会出现贫血、消瘦、消化不良、腹泻等症状。绦虫排出的节片和虫卵可经粪便污染环境。

2. 旋毛虫

旋毛虫幼虫主要寄生在动物的膈肌、舌肌和心肌，形成包囊，为肉眼难辨的细小线虫。当人或动物吃了含幼虫包囊的食物后，幼虫由囊内逸出并在肠道发育为成虫，并产生大量新幼虫进入肠壁，承受血液循环被带到宿主全身肌肉内。人感染旋毛虫病后会出现头晕、头痛、腹痛、腹泻、发烧等症状，轻者出现肌肉酸痛、眼睑和下肢浮肿，重者出现呼吸、咀嚼及语言障碍。猪肉是带有旋毛虫的最常见食品。

3. 弓形虫

弓形虫是一种原虫，可寄生于多种动物和人体内。猪患弓形虫病最常见。由患病动物传染给人是弓形虫的主要传播方式。人患弓形虫病多见于胎盘感染，造成胎儿早产、死产、小头症、脑水肿、脑脊髓炎、运动障碍等；成人发病者极少，一般表现为无症状。

（二）鱼贝类中常见寄生虫

1. 华支睾吸虫

华支睾吸虫又称肝吸虫，虫体狭长，呈乳白色，主要损害胆管、肝、脾。成虫寄生于人体的肝胆管内，可引起华支睾吸虫病，又称肝吸虫病。人体感染后出现腹部膨胀疼痛、腹泻、水肿、肝大、阻塞性黄疸、胆绞痛，以致出现贫血、肝硬化等症状。

2. 猫后睾吸虫

猫后睾吸虫主要损害胆囊和肝脏，患者症状主要为胃和肝脏疼痛、肝脏增大、胆囊绞痛和胆囊炎。重症患者表现为食欲不振，颜面和四肢水肿，有时发生腹水。淡水鱼是猫后睾吸虫的第二中间宿主，其预防措施：不出售生鱼或半生不熟的鱼及没有腌透、熏熟的鱼；对该病流行区域内所捕获的鱼，应放在 $-12\ ℃$ 低温冰箱内冷藏 $5\sim6$ 天，或用 $15\%\sim20\%$ 盐溶液腌渍 3 天以上，才能食用。

3. 肺吸虫

肺吸虫也称"卫氏并殖吸虫"，隐孔吸虫科。体呈卵圆形，背面隆起，体表多小棘，长为 $7\sim15\ mm$，宽为 $3\sim8\ mm$，红褐色，半透明，口吸盘和腹吸盘大小相等，寄生在人的肺脏内，也可异位寄生在脑等部位。第一中间宿主是川卷螺，第二中间宿主是溪蟹、蝲蛄（寄生在鳃、肌肉等处）等。人因食生醉和未煮熟的蟹或蝲蛄而受感染，引起肺吸虫病。发病时伴有寒战、发热、顽固性咳嗽、咯血、肺部疼痛等症状。在脑内的虫体可导致抽风、幼儿麻痹、脑出血、脑膜炎等症状。

（三）其他食品的寄生虫污染

1. 蛔虫

蛔虫是一种大型线虫，对儿童生长发育危害特别大。成虫在肠道里会引起腹部疼痛、恶心、呕吐，大量虫体寄生在肠管易造成肠梗阻，蛔虫还会造成胆道阻塞。

2. 姜片虫

布氏姜片虫简称姜片虫，是一种寄生于人体小肠内的大型吸虫，是人类最早发现的寄生虫之一。当人感染了姜片虫后，消瘦、贫血，嗜酸粒细胞增多，嗜中性白细胞减少，出现水肿、腹水、腹痛等症状，以致引起肠道损害和堵塞。

（四）寄生虫污染的预防措施

养成良好的个人卫生习惯，饭前便后必须洗手，不吃生菜或不洁的瓜果，不饮生水。采用正确的烹调方法，对畜禽肉进行彻底的加热，不吃生的或未熟透的鱼、虾、蟹等水生动物。加强市场管理，加强对此类食物的检验检疫。

> **案例**
>
> 9 岁的江门女童小芸（化名）自 6 年前开始出现四肢抽搐并伴有意识不清的癫痫症状，辗转求医多年，一直未找到病因。近日在广州，医生通过开颅手术从小芸的大脑里取出一条长约 13 cm 的寄生虫，原来这正是导致她癫痫发作的罪魁祸首。医生推测，这条寄生虫可能与食用了未经煮熟的青蛙有关。
>
> "从患者过往检查的片子来看，裂头蚴一开始位于患者大脑顶叶，后游走至额叶，直线

距离约 7.5 cm。因裂头蚴对患者的神经及运动中枢造成损伤，故患者出现继发性癫痫，且右下肢有些发育不良，出现跛行。"小芸的主治医生广东三九脑科医院吴杰医生表示，患者第一次癫痫发作应该就与裂头蚴有关，他推测被"活捉"的裂头蚴在患者颅内至少生存了 6 年。

—————————— 项目小结与练习 ——————————

项目小结

　　食物污染可分为生物性污染、化学性污染和物理性污染。评价食品细菌污染指标常用菌落总数、大肠菌群表示。霉菌污染中黄曲霉毒素的毒性强、危害大，在粮食的生产和储存中要严格控制产霉条件。寄生虫污染主要是来源于不洁净的水、易携带寄生虫的动物性食物和水产品食物，做到养成良好的卫生习惯、不饮生水、不吃未洗净的蔬菜水果、食物做熟煮透，可以有效地避免寄生虫污染。

项目测试

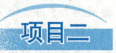

项目二

食品的化学性污染及其预防

1. 农药污染食物的途径有哪些？
2. 如何做可以有效地防止食物的农药污染？

项目导读

日本水俣病事件

1950年，在日本熊本县水俣湾的小渔村中，发现一些猫步态不稳、抽筋麻痹，最后跳入水中淹死，当地人称之为"自杀猫"，但无人深究此事。1953年，在水俣镇发生了一些奇怪的病人，开始时口齿不清，走路不稳，面部痴呆，进而眼瞎耳聋，全身麻痹，直至精神失常，身体弯曲大叫而死。这种怪病就是日后轰动世界的"水俣病"，也是最早出现的因工业废水排放污染环境造成的公害病。1959年2月，日本食物中毒委员会经过研究认为，水俣病与重金属中毒有关，尤其是汞的可能性最大。

研究表明，日本氮肥公司把没有经过任何处理的废水排放到水俣湾中，排放的废水中含有大量的汞，汞离子在水中被鱼虾摄入体内，转化成甲基汞，这些被污染的鱼虾又被动物和人类食用。甲基汞是一种主要侵犯神经系统的有毒物质，进入人体后，会导致神经衰弱综合征、精神障碍、昏迷、瘫痪、震颤等，并可导致肾脏、心脏、肝脏的损害。

一、农药污染及其预防

目前，我国使用的农药有近200种原药和近千种制剂，其中使用较多的是杀虫剂、杀菌剂和除草剂三大类。施用农药后，在食物表面及食物内残存的农药与其代谢产物、降解物或衍生物，统称为农药残留。农药使用不当，就会对环境和食品造成污染。食用含有残留农药的食品，大剂量可能引起急性中毒或慢性中毒；低剂量长期摄入可能有慢性中毒作用，以及致畸、致癌和致突变作用。进入环境的农药可通过多种途径污染食品。

（一）农药污染食品的途径

1. 农作物施药后的农药残留造成的直接污染

农药残留是指施用的农药在农作物内部或表面残存的部分。农药对作物污染的程度取决于农药品种、剂型及施用方法、施药浓度、施药时间和次数，以及农作物品种、土壤、气象、生长发育阶段及食用部分。有机氯和有机汞农药等稳定性农药，在环境和作物中不易分解，其分解产物有时也具有毒性效应，易于形成残留毒性。直接施用于作物表面，施用浓度越高、次数越多，施药距收获期越近，农药残留量也越高。

2. 农作物从污染的环境中吸收农药

由于施用农药，大量农药进入土壤、水和空气中，农作物吸收土壤和灌溉水中的农药而造成污染。作物根系吸收能力主要与作物种类、部位、农药性质等有关。作物种子含脂量越多，脂溶性农药的吸收量也越多。蔬菜类作物对农药的吸收量，以根菜类最多，其次为叶菜和果菜。对同一种作物，部位不用，吸收量也不同，其顺序依次为根、茎、叶、果。

3. 通过食物链的传递和生物富集作用

生物体经食物链将环境中低浓度的化学物质，通过摄食、吸收、转运和蓄积达到高浓度，称之为生物富集。位于食物链最顶端的人类，接触的污染物最多，其危害性也最大。稳定性农药如有机氯农药可在水产品、禽畜肉、乳、蛋等中蓄积。

食物中农药残留的其他来源还包括：粮库内使用熏蒸剂等对粮食造成的污染；禽畜饲养场所及禽畜身上施用农药对动物性食品的污染；粮食和果蔬在储存、加工、运输、销售过程中喷洒农药以防虫、防霉、保鲜造成的污染；事故性污染。

（二）食品中常见农药残留及危害

1. 有机氯农药

急性中毒时，主要表现为神经毒作用，如震颤抽搐和瘫痪等。慢性毒性作用主要侵害肝、肾和神经系统等。人在慢性中毒时，初期有知觉异常，进而出现共济失调，精神异常，肌肉痉挛，肝、肾损害，如肝大、蛋白尿等。有机氯农药能诱发细胞染色体畸变，可通过胎盘屏障进入胎儿，部分品种及其代谢产物具有一定致癌作用。人群流行病学调查资料表明，使用有机氯农药较多的地区畸胎发生率和死亡率比使用较少的地区高 10 倍左右。

由于有机氯农药化学性质稳定，不易降解，在环境和食品上长期残留，并通过食物链逐级浓缩，具有一定的潜在危害和"三致"（致死、致畸、致突变）毒性作用，因此，许多国家已停止生产和使用。我国已于 1983 年停止生产，1984 年停止使用。

2. 有机磷农药

有机磷农药是目前使用量最大的一类杀虫剂，常用产品是敌百虫、敌敌畏、乐果、马拉硫磷等。大多数有机磷农药的性质不稳定，易迅速分解，残留时间短，在生物体内也较易分解，故在一般情况下少有慢性中毒。

有机磷农药对人的危害主要是引起急性中毒。有机磷属于神经性毒剂，可通过消化道、呼吸道和皮肤进入体内，经血液和淋巴转运至全身。其毒性作用主要是与生物体内胆碱酯酶结合，导致乙酰胆碱在体内大量堆积，引起胆碱能神经高度兴奋。

3. 拟除虫菊酯类

人工合成的除虫菊酯，可用作杀虫剂和杀螨剂，具有高效、低毒、低残留、用量少的特点。目前大量使用的产品有数十种，如溴氰菊酯（敌杀死）、丙炔菊酯、苯氰菊酯、三氟氯氰菊酯等。此类农药由于施用量小，残留低，一般慢性中毒少见，急性中毒多由于误服或生产性接触所致。

（三）防治措施

（1）发展高效、低毒、低残留农药。淘汰对人体危害较大的剧毒、高残留农药。

（2）合理使用农药。农药种类选用要适当，尽量使用对虫害毒力强而对人畜毒性低的品种，剧毒农药严禁在蔬菜水果上使用；严格控制用量，根据虫害的危害程度及作物品种决定用药量；注意用药间隔周期，施药后间隔一定时间方可收获，特别是严禁蔬菜水果上市前施用农药；健全农药管理使用操作制度，防治由于工作失误而导致农药污染食品，对人体造成伤害。

（3）进行合理的加工、烹调以减低残留量。食物外表残留的农药可以用洗涤的方法部分地清除；水果和某些蔬菜去皮可以除去食物表面的农药；加热对有机氯农药的效果较差，对某些遇热不稳定的农药有一定效果，如菠菜水煮 7 min，可破坏其中的马拉硫磷。

（4）建立完善的食品质量安全监管体系，建立质量安全责任追溯制度。

二、兽药污染及其预防

（一）兽药及兽药残留

兽药是指用于食用动物疾病的预防、诊断、治疗或以改善其生理与行为功能为目的的物质。兽药残留是指已知动物性食品的任何可食部分中存在的兽药的母体化合物和其代谢产物及兽药杂质的残留。

随意加大药物用量或把治疗药物当成添加剂使用，不按规定执行应有的休药期，滥用药物或用药方法错误，使用违禁或淘汰药物等方式都会造成动物性食品中的兽药残留。

（二）兽药残留的危害

长期食用含有兽药残留的动物性食品或水产品，这些药物在体内逐渐蓄积，对人体造成毒性作用，诱导病原菌产生耐药性、过敏反应及致畸和致基因突变等危害。

（三）预防措施

加强市场监管力度，严把检验检疫关。完善饲料、肉制品及动物代谢物中兽药的检验方法。严格控制食品加工生产的每一个步骤。

三、重金属污染及其预防

案例

欧洲时报 2016 年 4 月 22 日讯，据 BFM 电视台报道，由于海洋污染严重，海鱼体内含有汞（水银）、砷、镉等多种重金属，吃多了可能对身体有害。为了深入了解这个情况，消费者协会对法国人最常吃的 130 种海产品进行化验分析，结果显示所有产品都受到了污染。化验结果显示：15 个品牌的金枪鱼罐头都含有汞、砷及镉的成分，含量不等，有的污染程度一般，有的超标 6 倍。不同种类的鱼，其体内重金属的含量也不同。

（一）有毒金属来源

环境中的金属元素大约有 80 余种，进入人体主要是通过消化道，也可通过呼吸道和皮肤接触等途径进入人体。有些金属是构成人体组织必需的元素，而有些金属元素对人体却有毒害作用，如铅、汞、镉、砷等，常称为有毒金属。

食品中有毒金属的主要来源（污染途径）有以下几个方面。

1. 工业三废

工业三废是有毒金属污染食品的主要来源，特别是通过水的污染后再污染到食品。含有金属毒物的工业三废排入环境中，可直接或间接污染食品，而污染水体和土壤的金属毒物，还可通过生物富集作用，使食品中的含量显著增高。

2. 食品生产加工过程的污染

食品在生产加工过程中，接触不符合卫生要求的机械设备、管道、容器、包装材料、运输工具等，在一定的条件下，其有害金属会溶出而污染食品。

3. 农药和食品添加剂的污染

某些农药，如有机汞、有机砷等，或农药不纯，含有金属杂质，在使用过程中均会污染食品。食品在生产加工过程中，使用含有金属杂质的食品添加剂，也会造成对食品的污染。

4. 本底污染

某些地区自然环境中有毒元素本底含量高。生物体内的元素含量与其所生存的空气、土壤、水体中这些元素的含量呈明显正相关关系。高本底的有毒害金属元素的地区，生产的动、植物食品中有毒金属元素含量高于其他低本底的地区。

（二）食品的汞污染及危害

汞及其化合物广泛应用于工农业生产和医疗卫生行业，可通过废水、废气、废渣等途径污染食品。另外，用有机汞拌种，或在农作物生长期施用有机汞农药均会污染农作物。除职业接触外，进入人体的汞主要来源于受污染的食品。水产品中的汞主要以甲基汞形式存在，而植物性食品中的汞则以无机汞为主。水产品中特别是鱼、虾、贝类食品中甲基汞污染对人体的危害最大，如日本的水俣病。

汞由于存在形式的不同，其毒性也不同，无机汞化物多引起急性中毒，有机汞多引起慢性中毒。有机汞在人体内的生物半衰期平均为 70 天左右，而在脑内半衰期为 180 ~ 250 天。甲基汞可与体内含巯基的酶结合，破坏细胞的代谢和功能。慢性甲基汞中毒主要引起细胞变性、坏死，周围神经髓鞘脱失。中毒表现起初为疲乏、头晕、失眠，而后感觉异常，手指、足趾、口唇和舌等处麻木，严重者可出现共济失调、发抖、说话不清、失明，听力丧失，精神紊乱，进而疯狂痉挛而死。我国《食品安全国家标准 食品中污染物限量》（GB 2762—2017）中规定汞限量指标见表 6-2-1。

表 6-2-1 食品中汞限量指标

食品种类	食品中汞允许限量/（mg·kg^{-1}）
鱼和其他水产品	0.5（甲基汞）
肉、蛋	0.05
粮食	0.02
乳类、蔬菜	0.01

（三）食品中镉污染及危害

作为对人体有害的重金属，镉在自然界中含量并不高，但在工业上应用十分广泛，因此，工业三废尤其是含镉污水对环境和食品的污染较为严重。其污染源包括铅锌矿、电镀、有色金属冶炼及用镉化合物作为原料的工厂。

一般食品中均能检出镉，镉也可以通过食物链的富集作用而在某些食品中达到很高的浓度，如生活在含镉工业废水中的鱼、贝类及其他水生生物的含镉量可增大450倍。海产食品、动物性食品（尤其是肾脏）含镉量高于植物性食品，而植物性食品中以谷类和洋葱、豆类、萝卜等蔬菜含镉量较多。许多食品包装材料和容器中镉盐往往是合金、釉、颜料和镀层的成分之一，使用这类容器和包装材料也可对食品造成镉污染，尤其是用作存放酸性食品时，可导致其中的镉大量溶出，严重污染食品，导致镉中毒。

镉进入人体的主要途径是通过食物摄入，食物中镉的存在形式、蛋白质、维生素D和锌元素的含量等均可影响镉的吸收。长时间摄入镉会发生镉中毒，损害肾脏、骨骼和消化系统。

为防止镉对食品的污染，要严格执行含镉工业三废的排放标准，禁止使用被其污染的工业废水灌溉农田。在食品加工烹调中应采取碾磨、水洗等方法除去粮食表皮的镉。另外，锌、硒可拮抗镉的毒作用，因锌与镉竞争含锌金属酶类；硒能与镉金属形成硒蛋白络合物，使其毒性降低，并易于排除。所以，补充锌、硒可以预防镉中毒。食品中镉限量指标见表6-2-2。

表6-2-2　食品中镉限量指标

食品种类	食品中镉允许限量为/（mg·kg^{-1}）
大米	0.2
面粉和薯类	0.1
鱼、肉	0.05
蛋及蛋制品	0.05
新鲜水果	0.05

（四）食品的铅污染及危害

铅及其化合物广泛存在于自然界，环境中某些微生物可将无机铅转变为毒性更大的有机铅。铅可以通过冶炼、印刷、塑料、橡胶等工业三废、含铅汽油污染食品，含铅的劣质陶瓷、生产设备、容器管道和包装材料、加工皮蛋添加黄丹粉等也能污染食品。例如，马口铁和焊锡中的铅可造成罐头食品的铅污染；用铁桶或锡壶装酒，也可因其中铅大量溶入酒中，使饮酒者发生铅中毒；印刷食品包装的含铅油墨和颜料、食品加工机械、管道和聚氯乙烯塑料中的含铅稳定剂等均可导致食品铅污染。

食品中铅污染易对人体尤其是儿童健康造成危害。人体摄入的铅由于受到膳食中钙、植酸和蛋白质等影响，进入消化道的铅5%~10%被吸收，吸收入血液的铅大部分与红细胞结合并以磷酸铅盐形式沉积于骨骼（90%以上）以及肝、肾和脑组织。铅在体内可长期蓄积，其生物半衰期长达1 460天。铅对人体许多器官组织都有不同程度的损害作用，尤其是对造血系统、神经系统、胃肠和肾脏的损害尤为明显。常见的慢性铅中毒症状表现为食欲不振、面色苍白和贫血、口中有金属味、失眠烦躁、头昏、头痛、乏力、肌肉关节疼痛、腹痛、腹泻或便秘等，严重者可致铅中毒脑病。儿童对铅较成人更敏感，过量的铅摄入可导致智力低下、癫痫、脑瘫和视神经萎缩等永久性后遗症。食品中铅的限量指标见表6-2-3。

表6-2-3　食品中铅的限量指标

食品种类	食品中铅容许限量为/（mg·kg^{-1}）
松花蛋 蒸馏酒、黄酒、糖、豆制品（豆浆除外）	0.5
茶叶	5.0
生乳、巴氏杀菌乳、灭菌乳、发酵乳、调制乳、豆浆	0.05
粮食、薯类	0.4
蔬菜、水果	0.1
蛋类	0.2

（五）食品的砷污染及危害

砷是一种非金属元素，砷及其化合物广泛存在于自然界，并大量用于工农业生产，故食品中通常含有微量的砷。食品中的砷污染主要是含砷农药的使用，工业三废污染，食品加工过程中原料、添加剂及容器、包装材料等的污染。食品中砷的毒性与其存在的形式和价态有关。元素砷几乎无毒，砷的硫化物毒性也很低，而砷的氧化物如三氧化二砷（砒霜）和盐类毒性较大，可导致体内物质代谢的异常和障碍。同时，砷也是一种毛细血管毒物，可导致毛细血管通透性增高，引起多器官的广泛病变。砷能够引起急性和慢性中毒，对食品污染而言，主要是砷的慢性毒性。慢性砷中毒可导致食欲下降及伴随体重下降、胃肠障碍、末梢神经炎、结膜炎、角膜硬化和皮肤变黑等症状。皮肤色素沉着是长期慢性砷中毒的特征，而且与皮肤癌有关，砷已经被国际癌症研究中心评价为人的已知致癌物。食品中砷的限量指标见表6-2-4。

表6-2-4　食品中砷的容许限量

食品种类	砷容许限量为/（mg·kg^{-1}）
粮食	0.5
蔬菜、菌类、肉类、蛋类、	0.5
生乳、巴氏杀菌乳、灭菌乳、发酵乳	0.2

（六）防治措施

（1）消除污染源。有毒金属污染食品后，由于残留期较长，不易去除。因此，消除污染源是降低有毒金属元素对食品污染的最主要措施。应重点做好工业三废的处理和严格控制三废的排放，加强卫生监督。禁用含砷、铅、汞的农药和不符合卫生标准的食品添加剂、容器包装材料、食品加工中使用的化学物质等。

（2）制定各类食品中有毒金属元素的最高允许限量标准，加强食品卫生质量检测和监督工作。

（3）严格管理，防治误食、误用、投毒或人为污染食品。

案例

2015 年重金属污染事件

1. 1 批次葡萄酒经实验室检测出重金属（铜）超标

河南出入境检验检疫局郑州经济技术开发区办事处发现，4 批进口食品不符合我国食品卫生标准。其中 2 批口香糖共 120 纸箱，价值 0.88 万元人民币，检测出超范围使用食品添加剂；1 批葡萄酒 420 纸箱，货值 2.16 万元人民币，经现场检验包装不完整，发生渗漏；1 批葡萄酒 200 纸箱，货值 0.65 万元人民币，经实验室检测出重金属（铜）超标。铜的过量摄入可能引发铜中毒，导致神经损伤。

2. 市场抽检：油条、烤鸡翅、贝类重金属超标

7 月 28 日，山东省青岛市食品药品监督管理局发布针对市民最关注的十类食品的抽检结果，整体合格率为 95.9%，早餐食品合格率只有 80%，油条、烤鸡翅、贝类中查出重金属超标。本次抽检 41 批次不合格产品中，涉及铝超标的 20 批次，铅超标的 4 批次，镉超标的 4 批次，其中大部分是早餐食品中铝超标，烧烤食品铅超标，贝类产品镉超标。

3. 青岛抽检 4 批次扇贝重金属镉超标

本次抽检的 24 批次海水贝类中有 4 批次扇贝镉含量超标，检出值在 4.4 ~ 7.9 mg/kg，最高超标近三倍。专家介绍，镉是一种重金属污染物，会在水体生物如鱼类、浮游动物等体内积累富集，并且对它们产生毒性危害风险，更为严重的是通过食物链将毒性放大，危害到人体健康。

4. 辣椒重金属镉超标食品企业负责人被约谈

8 月 21 日下午，宜宾市农业局就今年省级绿色食品例行抽检中 3 家企业辣椒重金属镉超标问题，约谈了其属地农业局和三个绿色食品生产企业（专合社）负责人，这是宜宾建立农产品质量安全约谈制度以来，首次就农产品质量安全约谈相关责任人。约谈小组决定：取消三家企业年度"三品一标"奖励资格，提请上级部门取消这三家企业辣椒绿色食品认证。

四、食品加工过程中形成的有害物污染及其预防

（一）N－亚硝基化合物的污染及其预防

N－亚硝基化合物可分为 N－亚硝胺和 N－亚硝酰胺两大类。N－亚硝胺在中性和碱性环境中较为稳定，不易水解，在酸性条件及紫外线照射下可缓慢分解；N－亚硝酰胺性质活泼，在酸性和碱性条件下均不稳定。亚硝基化合物还有一定的挥发性。

1. 食物中 N – 亚硝基化合物的形成

食品中的 N – 亚硝基化合物是由环境和食物中的亚硝酸盐和胺类在一定条件下（主要是食品加工方法如加硝腌制及明火加热灯）反应形成的。N – 亚硝基化合物主要来源于蔬菜、肉制品和发酵制品，尤其是腌制和高温加热的食品。新鲜蔬菜水果运输不当和长期储存，或腌制蔬菜、咸菜和酸菜时，就会有大量的亚硝基化合物产生，如腐烂蔬菜水果、酸菜、豆瓣酱、酱油、啤酒等。

动物性食品中含有丰富的蛋白质、脂肪和少量胺类物质，在烹调、腌制、烘烤加工过程中，尤其是煎炸，可产生较多的亚硝基化合物，如腌制和熏制的咸鱼、海米、虾皮、火腿、腊肉、香肠、乳酪制品。腐烂变质的鱼肉类，也可产生大量胺类，并可与食品中的亚硝酸盐反应生成亚硝胺。用硝酸盐或亚硝酸盐作为防腐剂和护色剂腌制动物性食物的传统方法，虽然能达到防腐，并使腌制品保持红色（以改善其感官性状）的目的，但往往会生成亚硝胺和亚硝酰胺。目前尚无更好的替代品，故仍允许限量使用亚硝酸盐。

2. N – 亚硝基化合物的危害

N – 亚硝基化合物是一类对健康有很大危害的化学物质，主要是其急性毒性、致癌性、致畸、致突变作用，其中亚硝酰胺是直接致癌物，而亚硝胺为间接致癌物。90% 以上的亚硝基化合物对人和动物有不同程度的致癌作用，能诱发胃癌、食道癌、肝癌等多种疾病，并且尚未发现任何一种动物对 N – 亚硝基化合物的致癌作用有抵抗力。

长期腌制的咸鱼、咸菜、咸肉中胺类、亚硝酸盐与硝酸盐含量较高，有利于亚硝胺的合成。另外，化妆品、香烟烟雾、药物、农药、餐具清洗液和表面清洁剂等也含有 N – 亚硝基化合物。

3. N – 亚硝基化合物危害的预防措施

为防止亚硝基化合物对人体的危害，应从食品烹调加工、储存、抑制体内合成等方面采取措施。

（1）防止食物霉变和被其他微生物污染。某些细菌和霉菌等微生物可还原硝酸盐为亚硝酸盐，亚硝酸盐与食物蛋白质分解产生的胺类反应生成 N – 亚硝基化合物。因此，食品加工时保证食品新鲜、防止食品霉变和细菌污染对降低食物中亚硝基化合物含量至关重要。

（2）控制食品加工中硝酸盐和亚硝酸盐的用量。在加工工艺可行的前提下，尽量采用亚硝酸盐、硝酸盐的替代品。

（3）增加亚硝基化阻断剂的摄入量，阻断对胺的亚硝化作用，减少人体对 N – 亚硝基化合物的接触。各种抗氧化剂，如抗坏血酸、生育酚和某些酚类化合物等能够抑制体内 N – 亚硝基化合物的生成。因此，应多食用富含维生素 C、维生素 E、多酚类物质的各类新鲜蔬菜、水果、茶叶、鲜葱蒜等。另外，在肉、鱼、香肠等腌制过程中加入维生素 C 或维生素 E，可以起到阻断 N – 亚硝基化合物的形成的作用，并且能够增加亚硝酸盐的发色作用。

（4）推行科学的烹调方法和饮食习惯。做好食品保藏工作，防治其腐败变质以减少胺类的形成；尽量使用冰箱来保藏食品，而少用盐腌和酸渍的方法；小白菜、菠菜等富含硝酸盐的蔬菜在常温中的保存时间应尽量缩短；少吃盐腌和酸渍食品；避免腌制鱼和肉的时间过长，并尽量少加硝酸盐或亚硝酸盐。

（5）制定标准并加强监测。目前我国已制定出海产品、肉制品、啤酒中 N – 二甲基亚硝胺的限量卫生标准，另外，还应加强对食品中 N－亚硝基化合物含量的监测，严禁使用含量超标的食物。

（二）多环芳烃的污染及其预防

1. 多环芳烃的形成

多环芳烃污染食品多与不适当的食品加工过程或包装有关，其主要来源有：用木炭、煤等烘烤熏制食品，导致食品直接遭到污染，或食品成分在高温烹调加工时发生热解或热聚反应形成多环芳烃；植物性食品在生长中吸收土壤、水和大气中的多环芳烃污染物；食品包装材料中的油墨和液状石蜡等的污染；生产食用油时添加的不纯的油脂浸出溶剂中含有多环芳烃；在柏油马路上晒粮食使粮食受到污染。

2. 主要预防措施

（1）改进食品加工烹调方法。熏制、烘烤食品时应改进燃烧过程，尽量避免食品直接接触炭火，或选用微波炉或电炉代替炭炉，防止食物油脂滴落在炭火上形成多环芳烃并附在食品表面；烤制食品时温度和时间不宜过高过长；烟熏食品尽量用冷熏代替直接烟熏，并改进食品烟熏制剂；勿在烟道中直接烘干粮食谷物等。

（2）去毒。用吸附法可去除食品中部分苯并芘，活性炭是从油脂中去除苯并芘的优良吸附剂，另外，用日光和紫外线照射食品也能降低苯并芘含量。

（3）制定食品中苯并芘允许含量标准。我国的卫生标准规定，烧烤或熏制的动物性食品，以及稻谷、小麦、大麦中苯并芘含量应≤5 μg/kg，食用植物油中苯并芘≤10 μg/kg。

（三）杂环胺类化合物的污染及其预防

1. 杂环胺类化合物的形成

杂环胺类化合物包括氨基咪唑氮杂芳烃和氨基咔啉两类。食品中的杂环胺类化合物主要产生于高温烹调加工过程，尤其是蛋白质含量丰富的鱼、肉类食品在高温烹调过程中更易产生。

一般来说，加热温度越高、加热时间越长、水分含量越少，产生的杂环胺越多。在烹调温度、时间和水分相同的情况下，蛋白质含量较高的食物产生杂环胺较多。美拉德反应与杂环胺的产生有很大关系，该反应可产生大量杂环物质（可多达160余种），其中一些可进一步反应生成杂环胺。

2. 杂环胺类化合物的危害

杂环胺类化合物主要引起致突变和致癌。但杂环胺在哺乳动物细胞体系中的致突变性较在细菌体系中弱。杂环胺对啮齿动物均具不同程度的致癌性，主要靶器官为肝脏，有些可诱导小鼠肩胛间及腹腔中褐色脂肪组织的血管内皮肉瘤及大鼠结肠癌。

3. 主要预防措施

（1）控制好烹调的温度和时间。杂环胺的生成与不良烹调加工方法有关，特别是烹调温度和烹调时间，这是杂环胺形成的重要因素。而控制烹调温度较控制烹调时间更为重要。因此，应注意不要使烹调温度过高，特别是不要烧焦食物。高蛋白质食品采用较低温度、相对较长时间的烹调形式生成的杂环胺较少。

（2）选择科学的烹调方式。油炸、烧烤、烘烤由于加工温度高、时间长，食品中水分流失多，产生的杂环胺也较高，而煨、炖和微波炉烹调产生的杂环胺则相对较少，因此，烹调动物性食品要避免过多使用煎、炸、烤方法。如果必须油炸、烧烤和烘烤食物，温度也应控制在200 ℃以下，以减少杂环胺的产生。另外，采用油炸烹调肉类食物时，为了减少杂环胺的产生，可将食物原料表面挂上淀粉糊，以防止食品内部水分溢出和因温度过高而导致食品原料焦煳。

（3）改变不良饮食习惯，增加蔬菜水果的摄入量。蔬菜水果中的膳食纤维和一些成分具有吸附杂环胺并降低其致癌和致突变活性的作用。

（四）二噁英的污染及其预防

1. 二噁英和多氯联苯来源

二噁英是目前世界上已知的毒性最强的化合物之一。氯代二苯–对–二噁英（PCDDs）和氯代二苯并呋喃（PCDFs）一般统称为二噁英（dioxins），有210种在环境中高度稳定的同系异构化合物。除此之外，其他一些卤代芳烃类化合物，如多氯联苯（PCBs）、氯代二苯醚和氯代萘、溴代二苯并–对–二噁英（PBDDs）与溴代二苯并呋喃（PBDFs）和多溴联苯（PBBs）及其他混合卤代化合物等的理化性质和毒性与二噁英相似，称为二噁英类似物。二噁英对热十分稳定（1 000 ℃以上才会被大量破坏），脂溶性很强，可蓄积和经食物链富集于动植物体内的脂肪组织和乳汁中，在环境中的半衰期约9年。这类物质既非人为合成，又无任何用途，但进入人体后，不能降解，也不易排出。

二噁英是在工业生产过程中无意被合成且无任何用途的副产物，如焚化垃圾、纸浆和纸漂白，大量使用含氯的除草剂、落叶剂、杀虫剂，医院废弃物和污水等均可产生二噁英。食品中二噁英主要来自环境污染，经食物链富集作用，可在动物性食品中达到较高的浓度。家畜、家禽及其产品蛋、乳、肉和鱼类是最易被污染的食品。欧美发达国家对奶、肉、鱼、蛋类食物的检测结果表明，多数样品中均可检测出不同量的二噁英。另外，食品包装材料中二噁英污染物的迁移及意外事故等，也可造成食品的二噁英污染。

2. 主要预防措施

（1）控制环境二噁英的污染。控制环境二噁英的来源是防治二噁英类化合物污染食品及对人体危害的根本措施。如减少含二噁英类化合物农药的使用；严格控制有关农药和工业化合物中杂质的含量，控制垃圾焚烧和汽车尾气对环境的污染。

（2）发展实用的二噁英检测方法。这是目前亟待解决的问题，只有在此基础上才能加强环境和食品中二噁英化合物的监测，并制定出食品中的允许限量标准，对防治二噁英类化合物的危害起积极作用。

（3）其他措施。应深入研究二噁英类化合物的生成条件及其影响因素、体内代谢、毒性作用及其机理、阈值水平等，在此基础上提出切实可行的综合防治措施。

项目小结

化学性污染包括农药污染、兽药污染、重金属污染等。常用的农药主要有有机磷农药、有机氯农药、拟除虫菊酯，可以通过使用生物农药、合理使用农药和合理烹调减少农药的污染。兽药残留对人体健康危害较大，在养殖业中应规范使用兽药。环境污染可以引起食品重金属含量超标，应通过消除污染、制定限量标准维护食品安全。

项目测试

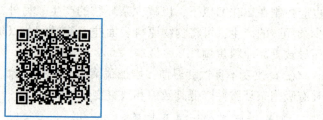

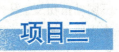

食品的物理性污染及其预防

项目三

思考问题

食品受到核污染会造成哪些危害？

项目导读

茨城县渔业协会通报，从 2011 年 4 月 4 日在北茨城市附近海域捕捞的玉筋鱼幼鱼体内检测出放射性铯、钚超标。这是日本震后首次从鱼类体内检测出放射物质超标。

茨城县渔业协会宣布，在北茨城市附近海域捕捞的玉筋鱼幼鱼体内检测出铯的放射性活度为每公斤 526 贝克勒尔，超过日本食品卫生法放射物暂定标准值，即每公斤 500 贝克勒尔。另外，这种小鱼体内还检测出碘的放射性活度为每公斤 1 700 贝克勒尔，茨城县渔业协会已要求全县渔民不再捕捞玉筋鱼。

一、物理性污染的分类

食品的物理性污染包括杂物污染和放射性污染。

杂物是来自外界的物质或异物，可以在食品生产、储存、运输、销售的任何环节对食品造成污染，影响食品的感官特性、营养价值、可食用性等。常见的杂物污染主要包括：生产时的污染；食品储存过程中的污染；食品运输过程中的污染；意外污染；食品掺杂掺假污染。

二、物理性杂物污染的预防

（1）加强食品的监督管理，把住产品质量关，执行良好生产规范。

（2）改进加工工艺和检验方法，制定食品卫生标准。

（3）严格执行《食品安全法》，加强食品"从农田到餐桌"的质量监督行为，严厉打击食品掺杂掺假行为。

三、放射性污染

（一）放射性来源

（1）食品中的天然放射性核素。由于生物体与其生存的环境之间存在物质交换过程，因此绝大多数的动植物性食品中都含有微量的天然放射性物质。由于环境的放射性本底值、不同动植物及个体组织对放射性物质的亲和力有较大差异，因此不同食品中的天然放射性本底值可能有较大差异。

（2）环境中人为的放射性核素污染及其向食品的转移。例如，工业生产、科研和医疗单位使用人工放射性同位素、意外核泄漏等都可能造成环境污染并通过食物链向食品转移和富集。

（二）放射性污染的危害

食品放射性污染对人体的危害主要是放射性物质对体内组织、器官和细胞产生的长期低剂量内照射效应，表现为对免疫系统、生殖系统的损伤和致癌、致畸、致突变作用。如果长期地、大量地摄入被放射性物质污染的食物，当进入人体的放射性物质达到一定浓度时，就会对人体产生损害，患有放射性疾病，轻者会出现头痛、记忆力减退、食欲下降、睡觉障碍及白细胞减少等症状，严重会出现白血病、肿瘤、代谢疾病等。

（三）放射性污染的预防措施

（1）加强卫生防护和食品卫生监督。食品加工厂和食品仓库应建立在从事放射性工作单位的防护监测区以外的地方，对产生放射性废物和废水的单位应加强监督，对其周围的农、牧、水产品等应定期进行放射性物质的监测。

（2）严格执行国家卫生标准，我国食品卫生标准《食品中放射性物质限制浓度标准》（GB 14882—1994）中规定了粮食、薯类、蔬菜、水果和鲜奶等食物中人工放射性核素的限制浓度，应严格执行。

（3）妥善保管食品，防止食品受到放射性物质的污染。

能力训练

进行食品安全宣传，结合食品污染的知识和在校生的实际情况，列出主要宣传内容，并以汇报的形式完成。

项目小结

物理性污染包含杂物污染和放射性污染。杂物污染影响食品的感官特性和营养价值；放射性污染来源于天然放射性物质、核排放、核试验等原因，通过直接、间接或食物链传递的方式污染食品。

项目测试

模块七

食物中毒及其预防

模块导入

食物中毒是指人摄入了含有生物性、化学性有毒有害物质或把有毒有害物质当作食物摄入后所出现的非传染性的急性或亚急性疾病，属于食源性疾病的范畴。食物中毒分为细菌性食物中毒、化学性食物中毒、有毒动植物食物中毒、真菌毒素和霉变食物中毒。本模块重点介绍前三类食物中毒的发生原因、中毒特征和预防措施等内容，通过这些知识的学习，可以更深入地理解食物中毒，能够更加科学合理地做好食物中毒的预防。

学习目标

1. 知识目标
(1) 掌握食物中毒的定义、分类及特点；
(2) 掌握各种食物中毒的发生原因、中毒特征和预防措施等内容。
2. 技能目标
能够利用所学食物中毒的相关知识，科学合理地做好食物中毒的预防措施。

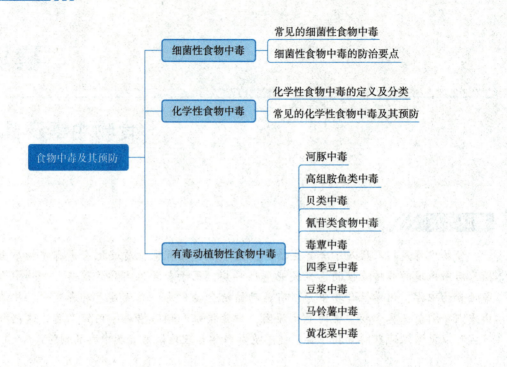

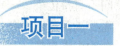

项目一

细菌性食物中毒

思考问题

1. 急性胃肠炎一定是食物中毒吗？
2. 食物中毒的判断依据是什么？
3. 什么是细菌性食物中毒？
4. 生活中如何做好细菌性食物中毒的预防？

项目导读

夏日爽口佳肴——凉拌菜引起的食物中毒

凉拌菜属于凉菜的一种，是将初步加工和焯水处理后的原料，经过添加配料制作而成的可即食的菜肴，是我国居民餐桌上常见菜品。然而由于我国目前缺乏凉拌菜加工制作及运输保存相关的卫生规范，导致我国市面上凉拌菜的卫生状况良莠不齐。特别是夏秋季节，由于温度普遍升高，给微生物的生长繁殖创造了更加有利的条件，由于凉拌菜的即食属性及制作一般没有经过高温烹调杀菌的步骤，导致凉拌菜极易污染各种食源性致病菌。我国凉拌菜微生物污染状况评价指标为菌落总数、大肠菌群超标概率高，且有大肠埃希氏菌、蜡样芽孢杆菌、沙门氏菌等食源性致病菌检出。这些菌容易引起食物中毒。夏季预防因食用凉拌菜引起的食物中毒，需要注意的是，保持良好的厨房环境卫生，以减少致病微生物污染食品；制作凉菜时蔬菜要清洗干净，案板和菜刀要生熟分开，不能让切生食的器具接触凉拌菜，以防止交叉污染；蔬菜凉拌前尽量焯一下水，在凉拌菜中加点姜、醋或蒜泥等有一定杀菌作用的调料；做好的凉拌菜不能长时间存放，最好现拌现吃，一顿吃完。如果要短时间存放，一定要冷藏；在符合卫生规范或卫生状况良好的场所购买凉拌菜。

食物中毒是指由于食用被生物性、化学性有毒有害物质污染的食品，或者食用含有毒有害物质的食品后出现的一类以急性、亚急性感染或中毒为主要症状的食源性疾患。根据引发食物中毒的原因不同，食物中毒可分为细菌性食物中毒、化学性食物中毒、有毒动植物性食物中毒、真菌毒素和霉变食物中毒。

食物中毒的特点：一是多人同一时间发病，发病潜伏期短而集中，发病率高，来势急剧，常呈集体性爆发；二是发病与摄入的食物有关，发病的人在同一餐厅用餐，有可能吃到同一食物；三是同期中毒病人有类似的临床表现并有急性胃肠炎的症状；四是人与人之间不直接传染，未在餐厅就餐者不发病。食物中毒的特点也是判断食物中毒事件的依据，需要满足这四个条件才可以认定为食物中毒事件，所以不能单一从某一点上相同就认定是食物中毒事件。

致病细菌污染食物后，可以在食物里大量繁殖或产生毒素，人们吃了这种含有大量致病细菌或细菌毒素的食物而引起的中毒，即为细菌性食物中毒。

一、常见的细菌性食物中毒

1. 沙门氏菌食物中毒

1885年沙门氏等在霍乱流行时分离到猪霍乱沙门氏菌，故定名为沙门氏菌属。革兰氏染色阴性无芽孢短杆菌，兼性厌氧，最适生长温度为38 ℃，5 ℃以下不能生长，菌体在60 ℃下经15～20 min即被杀死。

沙门氏菌可直接或通过污水、动物及人的排泄物间接地污染食品。在食物的烹饪过程中，通过手、砧板、容器及其他工具可将此菌从原料转移到熟食中。当沙门氏菌在食品中大量增殖后被人食用，人类感染沙门氏菌后的12～72 h内通常会引起各种病症，如发烧、头痛及全身四肢疼痛、腹泻和呕吐等。抵抗力低的人群，如老年人、婴幼儿尤其容易感染。中毒的轻重与摄入的菌量成正比。

引起沙门氏菌中毒的常见食品为鱼、肉、禽、蛋、乳。由于该菌不分解蛋白质，通常无感官性状的变化，易被忽视。2010年8月19日，美国疾病控制中心宣布，美国发生大范围的鸡蛋中毒事件，这些毒鸡蛋受到沙门氏菌污染。明尼苏达、加利福尼亚、亚利桑那、伊利诺伊、内华达、北卡罗来纳、得克萨斯和威斯康星等州都发现了遭污染的鸡蛋和患病的民众。

知识拓展

24小时内可快速检测出预包装螺蛳粉中的沙门氏菌

2. 副溶血性弧菌食物中毒

副溶血性弧菌系弧菌科弧菌属，革兰染色阴性，兼性厌氧菌，为多形态杆菌或稍弯曲弧菌，最适生长温度为30 ℃～37 ℃。本菌嗜盐畏酸，在抹布和砧板上能生存1个月以上，海水中可存活47天。在普通食醋中5 min即可杀死，对热的抵抗力也较弱。副溶血性弧菌分布极广，主要分布在海水和水产品中，我国华东地区沿岸的海水的副溶血性弧菌检出率为47.5%～66.5%，海产鱼虾的平均带菌率为45.6%～48.7%，夏季可高达90%以上。除海产品外，畜禽肉、咸菜、咸蛋、淡水鱼等都发现有副溶血性弧菌的存在。

由副溶血性弧菌引起的食物中毒一般表现为急发病，潜伏期为2～24 h，一般为10 h发病。主要的症状为腹痛，有时腹痛在脐部附近剧烈。腹痛是本病的特点，多为阵发性绞痛，并有腹泻、恶心、呕吐、畏寒发热，大便似水样，重症患者因脱水使皮肤干燥及血压下降造成休克，少数病人会出现意识不清、痉挛、面色苍白或发绀等现象，若抢救不及时，呈虚脱状态，会导致死亡。

副溶血性弧菌食物中毒多发生在6～10月海产品大量上市时。中毒食品主要是海产品，其次为咸菜、熟肉类、禽肉、禽蛋类，约有半数中毒者为食用了腌制品后发病。中毒原因主要是烹调时未烧熟煮透或熟制品被污染。

案例

食品伙伴网 2018 年 9 月 11 日讯，据日媒报道，日本回转寿司连锁店"鱼屋路"东京市的两家店铺内，有 10 人因食用该店的外卖寿司，出现腹泻和腹痛等症状，市保健所断定其为副溶血性弧菌引起的食物中毒，并对该店铺做出了自 11 日开始为期 3 天的停止营业的处分。

据了解，当月 3 日、4 日，食用该店外卖寿司的人曾向市保健所投诉，出现腹痛腹泻等症状。根据市保健所的调查，在一部分患者便样中检测出副溶血性弧菌。另外，在对其他连锁店铺的调查中，大约有 60 人出现了身体不适的症状。

该回转寿司连锁店为餐饮企业 Skylark Holdings 所有，并在东京、神奈川、山梨和琦玉拥有 24 家店铺。并且，在琦玉及神川奈等地的店铺也因食物中毒受到停止营业的处分。该公司自 10 日起已暂停所有店铺的营业，将进行彻底的卫生管理。

3. 金黄色葡萄球菌食物中毒

金黄色葡萄球菌也称"金葡菌"，隶属于葡萄球菌属，是革兰氏阳性菌代表，为一种常见的食源性致病微生物。该菌最适宜生长温度为 37 ℃，pH 值为 7.4，耐高盐，可在盐浓度接近 10% 的环境中生长。金黄色葡萄球菌常寄生于人和动物的皮肤、鼻腔、咽喉、肠胃、痈、化脓疮口中，空气、污水等环境中也存在。对热具有较强的抵抗力，70 ℃需 1 h 方可灭活，利用 70% 的乙醇可以在几分钟之内将其快速杀死。

金黄色葡萄球菌在食品中一旦大量繁殖，就会产生普通蒸煮温度都很难破坏的金黄色葡萄球菌肠毒素。百万分之一克的这种肠毒素就能引起金黄色葡萄球菌中毒，中毒者会出现恶心、剧烈呕吐、腹痛、腹泻等急性胃肠炎症状，儿童比成人更易感染中毒，且病情也较重。

如果吃了被金黄色葡萄球菌污染的奶、肉、糕点、剩饭等蛋白质或淀粉含量丰富的食品，就有可能发生金黄色葡萄球菌食物中毒。2017 年 9 月 4 日江西南昌某蛋糕店杨某、程某制作了 600 余个草莓卷蛋糕，由于店内冰箱盛放不下，杨某、程某未将在常温下易变质的草莓卷放入冰箱保存，导致三所幼儿园食物中毒事件累计发病 126 例。

4. 肉毒梭状芽孢杆菌食物中毒

肉毒梭菌是革兰阳性粗短杆菌，有鞭毛、无荚膜。产生芽孢，芽孢为卵圆形，位于菌体的次极端或中央，芽孢大于菌体的横径，所以产生芽孢的细菌呈现梭状。适宜的生长温度为 35 ℃左右，严格厌氧。在中性或弱碱性的基质中生长良好，其繁殖体对热的抵抗力与其他不产生芽孢的细菌相似，易于杀灭。但其芽孢耐热，一般煮沸需经 1～6 h 或 121 ℃高压蒸汽 4～10 min 才能杀死。它是引起食物中毒的病原菌中对热抵抗力最强的细菌之一。

肉毒梭菌中毒是因摄入含有肉毒毒素污染的食物而引起的。潜伏期可短至数小时，通常 24 h 以内发生中毒症状，也有两三天后才发病的。一般先有不典型的乏力、头痛等症状，接着出现斜视、眼睑下垂等眼肌麻痹症状，再是吞咽和咀嚼困难、口干、口齿不清等咽部肌肉麻痹症状，进而膈肌麻痹、呼吸困难，直至呼吸停止导致死亡。死亡率较高，可达 30%～50%，存活病人恢复十分缓慢，从几个月到几年不等。

引起中毒的食品因地区和饮食习惯不同而异。国内主要是植物性食品，多见于家庭自制发酵食品，如豆酱、面酱、臭豆腐，其次为肉类、罐头、酱菜、鱼制品、蜂蜜等。新疆是我国肉毒梭状芽孢杆菌食物中毒较多的地区，引起中毒的食品有30多种，常见的有臭豆腐、豆酱、豆豉和谷类食品。在青海主要是越冬保藏的肉制品加热不足所致。

5. 致病性大肠杆菌食物中毒

大肠埃希氏菌（E. coli）通常称为大肠杆菌，是 Escherich 在 1885 年发现的，在相当长的一段时间内，一直被当作正常肠道菌群的组成部分，认为是非致病菌。直到20世纪中叶，才认识到一些特殊血清型的大肠杆菌对人和动物有病原性，尤其对婴儿和幼畜（禽），常引起严重腹泻和败血症，它是一种普通的原核生物，是人类和大多数温血动物肠道中的正常菌群。但也有某些血清型的大肠杆菌会引起不同症状的腹泻，根据不同的生物学特性将致病性大肠杆菌分为致病性大肠杆菌（EPEC）、肠产毒性大肠杆菌（ETEC）、肠侵袭性大肠杆菌（EIEC）、肠出血性大肠杆菌（EHEC）、肠黏附性大肠杆菌（EAEC）5类。该菌对热的抵抗力较其他肠道杆菌强，55 ℃经 60 min 或 60 ℃加热 15 min 仍有部分细菌存活。在自然界的水中可存活数周至数月，在温度较低的粪便中存活更久。胆盐、煌绿等对大肠杆菌有抑制作用。对磺胺类、链霉素、氯霉素等敏感，但易耐药。

其中肠产毒性大肠杆菌会引起婴幼儿腹泻，出现轻度水泻，也可呈严重的霍乱样症状。腹泻常为自限性，一般 2~3 天即愈，营养不良者可达数周，也可反复发作，严重者可致死。细菌侵入肠道后，主要在十二指肠、空肠和回肠上段大量繁殖。另外，肠出血性大肠杆菌会引起散发性或暴发性出血性结肠炎，可产生志贺氏毒素样细胞毒素。

大肠杆菌 O_{157}：H_7 血清型属肠出血性大肠杆菌，易引起肠出血性腹泻，约2%~7%的病人会发展成溶血性尿毒综合征，儿童与老人最容易出现后一种情况。致病性大肠杆菌通过污染饮水、食品、娱乐水体引起疾病暴发流行，自 1982 年在美国首先发现以来，包括我国等许多国家都有报道，且日渐增加。日本近年来因食物污染该菌导致的数起大暴发格外引人注目。在美国和加拿大通常分离的肠道致病菌中，目前它已排在第二或第三位。

二、细菌性食物中毒的防治要点

要防止细菌性食物中毒，需要做好世界卫生组织推荐的食品安全控制五要点。食品安全控制五要点：一是保持清洁，拿食品前要洗手，准备食品期间还要经常洗手，便后洗手，清洗和消毒用于准备食品的所有场所和设备，避免虫子、老鼠及其他动物进入厨房和接近食物；二是生熟分开，生的肉、禽和海产食品要与其他食物分开，处理生的食物要有专用的设备和用具，如刀具和切肉板，使用器皿储存食物，以避免生熟食物相互接触；三是完全做熟，食物要彻底做熟，尤其是肉、禽和海产食品，汤、煲等食物要煮开，以确保达到70 ℃，肉类和禽类的汁水要变清，而不能是淡红色的，最好使用温度计测量，熟食再次加热要彻底；四是保持食物的安全温度，熟食在室温下不得存放 2 h 以上，所有熟食和易腐败的食物应当及时冷藏（最好在5 ℃以下），熟食在食用前应保持滚烫的温度（60 ℃以上），即使在冰箱中也不能过久储存食物，冷冻食物不要在室温下化冻；五是使用安全的水和原材料，使用安全的水进行加工处理，以保证安全，挑选新鲜和有益健康的食物，选择经过安全加工的食品，如经过低温消毒的牛奶，水果和蔬菜要洗净，尤其是如果要生食，不吃超过保鲜期的食物。

能力训练

2020 年 10 月 5 日，黑龙江鸡东县发生一起因家庭聚餐食用酸汤子引发的食物中毒事件，9 人食用后全部死亡。请搜集资料查找酸汤子引发食物中毒的原因。

项目小结

食物中毒是指由于食用被生物性、化学性有毒有害物质污染的食品，或者食用含有毒有害物质的食品后出现的一类以急性、亚急性感染或中毒为主要症状的食源性疾患。根据引发食物中毒的原因不同，食物中毒可分为细菌性食物中毒、化学性食物中毒、有毒动植物性食物中毒、真菌毒素和霉变食物中毒。

常见的细菌性食物中毒包括沙门氏菌食物中毒、副溶血性弧菌食物中毒、金黄色葡萄球菌食物中毒、肉毒梭状芽孢杆菌食物中毒和致病性大肠杆菌食物中毒等。

项目测试

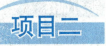

项目二

化学性食物中毒

1. 什么是化学性食物中毒？
2. 哪些化学物质会引发食物中毒？
3. 生活中如何做好化学性食物中毒的预防？

项目导读

2021年8月3日食品伙伴网资讯：每年6~8月，正是小龙虾最为肥美的季节，鲜嫩的虾肉、红艳的色泽、浓郁的汤汁，简直叫人垂涎欲滴，吃下一口更是鲜美，回味无穷，那么多人爱吃小龙虾，那吃小龙虾安全吗？从目前的抽检数据看，小龙虾存在的不合格问题主要有兽药残留超标、重金属超标。检出的兽药残留主要有呋喃西林代谢物、呋喃妥因代谢物等，这些属于使用硝基呋喃类广谱抗生素后的残留，国家明令禁止其在食品动物中使用；重金属超标的问题主要是镉超标，虾、蟹等水产动物在生长过程中容易富集生存环境中的重金属，从而导致重金属超标。

一、化学性食物中毒的定义及分类

化学性食物中毒是指由于食用被化学性有毒有害物质污染的食品后，出现的一类以急性、亚急性感染或中毒为主要症状的食源性疾患。常见的引发化学性食物中毒的污染物有农药、兽药、食品添加剂、重金属、其他的有毒无机化合物或有毒有机化合物等。

二、常见的化学性食物中毒及其预防

（一）农药中毒

世界各国在农作物上使用农药都有其安全使用标准，保证上市农作物中，其农药残留量不允许超过的国家残留标准，保证长期食用不影响人体的健康。我国原先也有农药管理的各种法规条例，但近年来，由于各种原因农村的植保系统的工作受到一定影响，农药直接到了个体农民手中，在没有植保人员的指导下，往往会发生违反《农药安全使用准则》而滥用或超量使用，或不到等待期就采摘上市等情况，以致残留量超标而引发食物中毒。一般发生的农药中毒，均是不按国家管理条例滥用、误用或误食所造成的。

1. 有机氯农药中毒

有机氯农药是用于防治植物病虫害的组成成分中含有有机氯元素的有机化合物。主要分为以苯为原料和以环戊二烯为原料的两大类。前者如使用最早、应用最广的杀虫剂 DDT 和六六六，杀螨剂三氯杀螨砜、三氯杀螨醇等，以及杀菌剂五氯硝基苯、百菌清、道丰宁等等；后者如杀虫剂氯丹、七氯、艾氏剂等。另外，以松节油为原料的莰烯类杀虫剂、毒杀芬和以萜烯为原料的冰片基氯也属于有机氯农药。

在我国使用的有机氯农药主要是六六六、DDT，其化学性质稳定，易在生物体内蓄积造成慢性中毒。中毒者有强烈的刺激症状，主要表现为头痛、头晕、眼红充血、流泪怕光、咳嗽、咽痛、乏力、出汗、流涎、恶心、食欲不振、失眠及头面部感觉异常等。中度中毒者除有上述症状外，还有呕吐、腹痛、四肢酸痛、抽搐、发绀、呼吸困难、心跳过速等症状；重度中毒者除上述症状明显加重外，还有高热、多汗、肌肉收缩、癫痫发作、昏迷甚至死亡的情况。以前曾发生过地方粮站用六六六熏粮食后，六六六的残留量超标 5.5 倍及 14 倍以上，引发农药中毒。自 1983 年六六六和 DDT 被禁用后，各地区农作物中六六六的残留量均在逐年降低，未见急性中毒的报道。

2. 有机磷农药中毒

有机磷农药是指含磷元素的有机化合物农药，主要用于防治植物病虫害，多为油状液体，有大蒜味，挥发性强，微溶于水，遇碱分解。在我国常用的有机磷农药有对硫磷、甲基对硫磷、马拉硫磷、敌敌畏、敌百虫、乐果、杀螟硫磷、甲胺磷等多种。

有机磷农药引发的食物中毒原因多样，装过有机磷农药的空瓶，未彻底洗净便盛放酱油、酒、油等食物；在运输过程中车辆受到有机磷农药污染，没有彻底洗净便装运食物；刚喷过有机磷农药的蔬菜瓜果便供应市场等。有机磷农药中的对硫磷、敌敌畏、甲胺磷是引发食物中毒死亡最多的。如某地菜农在包心菜上喷了甲胺磷，未到安全等待期满即采摘投入市场，造成 19 人中毒。又如某县连续发生食用有机磷农药残留超标的鲜韭菜而中毒，其中有一名儿童仅吃了 16 个韭菜饺子，两小时后即死亡。

有机磷农药在人体内的毒性作用主要表现为胆碱酯酶活力抑制，失去分解乙酰胆碱的能力，造成大量乙酰胆碱在体内积蓄，引起神经功能紊乱的一系列症状。潜伏期 0.5～10 h，轻者头晕、头痛、腹痛、流涎、痉挛、呼气有大蒜味，重者惊厥、昏迷、肺水肿及呼吸突然停止而死亡。

有机磷农药引发食物中毒的预防措施有：一是加强农药管理，必须专人、专库、专柜保存，严禁农药与食物一起存放或装运，装运农药的车、船用后必须彻底洗刷消毒；二是不得用盛过有机磷农药的容器盛放食物；三是严格遵守我国农业部和卫计委颁发的食品安全国家标准《食品安全国家标准 食品中农药最大残留限量》（GB 2763—2021）中关于食品中农药最大残留量的有关规定，严禁将刚喷过有机磷农药的水果、蔬菜等供应市场；四是提高和加强个人保护意识。

3. 氨基甲酸酯类农药中毒

氨基甲酸酯类农药是人类针对有机氯和有机磷农药的缺点而开发出的一种新型广谱杀虫、杀螨、除草剂。一般在酸性条件下较稳定，遇碱易分解，暴露在空气和阳光下易分解，在土壤中的半衰期为数天至数周。具有高效、广谱、对人畜低毒、易分解和残毒少的特点，在农业、林业和牧业等方面得到了广泛的应用。氨基甲酸酯类农药已有 1 000 多种，其使用量已超过有机磷农药，销售额仅次于拟除虫菊酯类农药，位居第二。氨基甲酸酯类农药使用量较大的有速灭威、西维因、涕灭威、克百威、叶蝉散和抗蚜威等。

急性氨基甲酸酯类农药中毒临床表现与有机磷酸酯类中毒相似，但氨基甲酸酯类具有潜伏期短，恢复快，病情相对较轻等特点。急性中毒一般在接触农药 2 ~ 4 h 发病，最快半小时，口服中毒多在 10 ~ 30 min 内发病。轻度中毒者症状有头昏、眩晕、恶心、呕吐、头痛、流涎、瞳孔缩小等，有些患者会伴有肌肉震颤等表现。重度中毒者多为口服患者，除上述症状外，可出现脑水肿、肺水肿及呼吸抑制。2015 年 3 月 30 日胶州市食品药品监督管理局工作人员检测出商贩销售的西瓜，氨基甲酸酯类农药涕灭威超标。

4. 拟除虫菊酯类农药中毒

拟除虫菊酯类农药是人工模拟天然除虫菊素而合成的一类杀虫剂，有效成分是天然菊素。拟除虫菊酯类农药杀虫谱广、效果好、低毒、低残留，另外据文献报道，此类药物在体内易被氧化酶系统降解，无蓄积性，所以一直被认为是毒性较低、使用安全的农药，广泛用于防治农业害虫。除防治农业害虫外，在防治蔬菜、果树害虫等方面也取得较好的效果，对蚊、蟑螂、头虱等害虫，也有相当满意的灭杀效果。目前，国内常用的品种有溴氰菊酯、杀灭菊酯、氯氰菊酯、二氯苯醚菊酯、甲氰菊酯等。

拟除虫菊酯类农药中毒主要通过呼吸道和皮肤吸收，中毒后 2 ~ 6 h 发病，口服中毒发病较快，可在 10 ~ 30 min 内出现中毒症状。轻度中毒者头痛、头晕、乏力、视力模糊、恶心、呕吐、流涎、多汗、食欲不振和瞳孔缩小。中度中毒者除上述症状加重外，还有肌纤维颤动。重度中毒者可有昏迷、肺水肿、呼吸衰竭、心肌损害和肝肾功能损害等症状。一次接触氨基甲酸酯类杀虫药中毒后，血胆碱酯酶活力在 15 min 时下降到最低水平，30 ~ 40 min 后已可恢复到 50% ~ 60%，60 ~ 120 min 后胆碱酯酶基本恢复正常，随着胆碱酯酶活力的恢复，临床症状逐渐好转和消失，反复接触氨基甲酸酯类杀虫药，血胆碱酯酶可抑制到 50%，而临床可无中毒症状。虽然拟除虫菊酯类农药的毒性偏低，但由于其使用面积大，应用范围广、数量大，接触人群多，所以中毒病例屡有发生。

知识拓展

香蕉、桃子、血橙等检出农药残留超标，贵州这15批次不合格食品被通报

（二）兽药中毒

随着膳食结构的不断完善，肉、蛋、乳、水产品等动物性食品所占比例在不断增加。为了满足人类对动物性产品不断增长的需求，就需要大幅度、快速地提高动物性食品的质量。在这一过程中，由于养殖人员对科学知识的缺乏及一味地追求经济利益，致使滥用兽药现象在当前畜牧业中普遍存在，往往造成兽药残留于动物组织中，从而引发食物中毒，即兽药中毒。

1. 兽药残留的种类

兽药残留是"兽药在动物源食品中的残留"的简称，根据联合国粮农组织和世界卫生组织（FAO/WHO）食品中兽药残留联合立法委员会的定义，兽药残留是指动物产品的任何可食部分所含兽药的母体化合物与（或）其代谢物，以及与兽药有关的杂质。所以，兽药残留既包括原药，也包括药物在动物体内的代谢产物和兽药生产中所伴生的杂质。兽药残留可分为7类：驱肠虫药类、生长促进剂类、抗原虫药类、灭锥虫药类、镇静剂类和β-肾上腺素能受体阻断剂。在动物源食品中较容易引起兽药残留量超标的兽药主要有抗生素类、磺胺类、呋喃类和激素类药物。

（1）抗生素类兽药残留。在畜产品中容易造成残留量超标的抗生素主要有氯霉素、四环素、土霉素、金霉素等。大量频繁地使用抗生素，可使人体中的细菌产生耐药性，扰乱人体微生态而产生各种毒副作用。由于抗生素应用广泛，不可避免地会存在残留问题。有些国家动物性食品中抗生素的残留比较严重，如美国曾检测出 12% 的肉牛，58% 的犊牛，23% 的猪，20% 的禽肉中含有抗生素残留，日本曾有 60% 的牛和 93% 的猪被检测出有抗生素残留。

（2）磺胺类兽药残留。磺胺类兽药是一类具有光谱抗菌活性的化学药物，广泛应用于兽药临床。临床常用的磺胺类药物都是以对位氨基苯磺酰胺（简称磺胺）为基本结构的衍生物。磺胺类兽药是最早应用的化学治疗药，其主要优点有：一是具有抗菌谱广，对革兰氏阳性菌及阴性菌均有抗菌作用；二是使用方便，除可注射用外，大多数可内服，且吸收迅速；三是疗效确实，能有效地渗入到身体各组织及体液中；四是化学性质稳定，易于生产，便于贮藏保管。但磺胺药也存在一些缺点，磺胺类药在体内主要经肝脏代谢为乙酰化磺胺，后者无抗菌活力却保留其毒性作用，易引起结晶尿、血尿、过敏反应等。另外，细菌对各种磺胺药可产生交叉耐药性，所以，当使用一种磺胺药出现耐药性时，不宜换其他磺胺药。磺胺类兽药残留主要发生在猪肉中，其次是小牛肉和禽肉中。

（3）呋喃类兽药残留。呋喃类兽药为广谱抗菌药物，常用的兽药有呋喃西林、呋喃唑酮等，对沙门氏菌所致的下痢性疾病有特效，故又称痢特灵。临床上主要用于肠道感染，如对鸡白痢、球虫病、鸡伤寒及传染性鼻炎有一定的特效。但是该药有抑制产蛋的副作用，蛋鸡不宜使用。由于呋喃西林毒性大，所以通常被禁止内服，我国卫计委颁发的《食品安全国家标准 食品中兽药最大残留限量》（GB 31650—2019）中食品中兽药最大残留量中规定：呋喃唑酮在猪和家禽中的最大残留量为 0。

（4）激素类兽药残留。在养殖业中常见使用的激素和 β-兴奋剂类主要有性激素类、皮质激素类和盐酸克伦特罗等。盐酸克伦特罗又称"瘦肉精"，曾经用于饲料中作为减肥药，专用于饲养瘦肉型猪。现在许多研究已经表明，盐酸克伦特罗（瘦肉精）很容易在动物源食品中造成残留，盐酸克伦特罗在动物源食品中的残留超标会极大地危害人类健康。健康人摄入盐酸克伦特罗超过 20 μg 就有药效，5~10 倍的摄入量则会导致中毒。我国卫计委颁发的《食品安全国家标准 食品中兽药最大残留限量》（GB 31650—2019）中也未将盐酸克伦特罗列入标准之内。

2. 兽药残留的来源

（1）非法使用。我国农业部在 2003 年（265）号公告中明文规定，不得使用不符合《兽药标签和说明书管理办法》规定的兽药产品，不得使用《食品动物禁用的兽药及其他化合物清单》所列 21 类药物及未经农业部批准的兽药，不得使用进口国明令禁用的兽药，畜禽产品中不得检出禁用药物。但事实上，养殖户为了追求最大的经济效益，将禁用药物当作添加剂使用的现象相当普遍，如饲料中添加盐酸克伦特罗（瘦肉精）引起的猪肉中毒事件等。

（2）滥用药物。在养殖过程中，普遍存在长期使用药物添加剂，随意使用高效抗生素，大量使用医用药物等现象。另外，还大量存在不符合用药剂量、给药途径、用药部位和用药动物种类等用药规定，以及重复使用几种商品名不同但成分相同药物的现象。所有这些因素都能造成药物在体内过量积累，导致兽药残留。

（3）不遵守有关规定。《兽药管理条例》明确规定，标签必须写明兽药的主要成分及其含量等。可是有些兽药企业虽然在产品中添加了一些化学物质，但不在标签中进行说明，从而造成用户盲目用药。这些违规做法均可造成兽药残留超标。

休药期的长短与药物在动物体内的消除率和残留量有关，而且与动物种类、用药剂量和给药途径有关。国家对有些兽药特别是药物饲料添加剂都规定了休药期，但是大部分养殖场（户）使用含药物添加剂的饲料时很少按规定施行休药期。

屠宰前使用兽药用来掩饰有病畜禽临床症状，以逃避宰前检验，这也能造成肉食畜产品中的兽药残留。

3. 兽药中毒的危害

（1）毒性反应。长期食用兽药残留超标的食品后，当体内蓄积的药物浓度达到一定量时会对人体产生多种急慢性中毒。国内外已有多起消费者食用盐酸克仑特罗超标的猪肺脏而发生急性中毒事件的报道。另外，人体对氯霉素反应比动物更敏感，特别是婴幼儿的药物代谢功能尚不完善，氯霉素的超标可引起致命的"灰婴综合征"反应，严重时还会造成人的再生障碍性贫血。四环素类药物能够与骨骼中的钙结合，抑制骨骼和牙齿的发育。氨基糖苷类的庆大霉素和卡那霉素能损害前庭与耳蜗神经，导致眩晕和听力减退。磺胺类药物能够破坏人体造血机能等。

（2）耐药菌株产生。动物机体长期反复接触某种抗菌药物后，其体内敏感菌株受到选择性的抑制，从而使耐药菌株大量繁殖；此外，抗药性 R 质粒在菌株间横向转移使很多细菌由单重耐药发展到多重耐药。耐药性细菌的产生使得一些常用药物的疗效下降甚至失去疗效，如青霉素、氯霉素、庆大霉素、磺胺类等药物在畜禽中已大量产生抗药性，临床效果越来越差。

（3）"三致"作用。研究发现许多药物具有致癌、致畸、致突变作用。如丁苯咪唑、阿苯达唑和苯硫氨酯具有致畸作用；雌激素、克球酚、砷制剂、喹恶啉类、硝基呋喃类等已被证明具有致癌作用；喹诺酮类药物的个别品种已在真核细胞内发现有致突变作用；磺胺二甲嘧啶等磺胺类药物在连续给药中能够诱发啮齿动物甲状腺增生，并具有致肿瘤倾向；链霉素具有潜在的致畸作用。

（4）过敏反应。许多抗菌药物如青霉素、四环素类、磺胺类和氨基糖苷类等能使部分人群发生过敏反应甚至休克，并在短时间内出现血压下降、皮疹、喉头水肿、呼吸困难等严重症状。青霉素类药物具有很强的致敏作用。轻者表现为接触性皮炎和皮肤反应；重者表现为致死的过敏性休克。四环素药物可引起过敏和荨麻疹。喹诺酮类药物可引起变态反应和光敏反应。

（5）肠道菌群失调。兽药能使一些非致病菌被抑制或死亡，造成人体内菌群的平衡失调，从而导致长期的腹泻或引起维生素的缺乏等反应。菌群失调还容易造成病原菌的交替感染，使得具有选择性作用的抗生素及其他化学药物失去疗效。

（6）内分泌影响及其他影响。长期滥用药物严重制约着畜牧业的健康持续发展。如长期使用抗生素易造成畜禽机体免疫力下降，影响疫苗的接种效果，还可引起畜禽内源性感染和二重感染，另外，耐药菌株的增加，使有效控制细菌疫病变得越来越困难。如根据对广州肉品市场的 200 例食用猪肝进行病理学分析，68% 的猪肝存在着各种各样的病变，病变种类多达 25 种，不仅有肝细胞的萎缩和各种变性、水肿、囊肿、出血、坏死与钙化等，还发现恶性肿瘤现象。另外，动物用药后，一些性质稳定的药物随粪便、尿被排泄到环境中后仍能稳定存在，从而造成环境中的药物残留。如己烯雌酚、氯羟吡啶在环境中降解很慢，能在食物链中高度富集而造成残留超标。

4. 兽药中毒的预防

兽药中毒的预防措施有：一是提高养殖人员的专业知识和职业道德；二是健全法制监管体系，完善责任追究制度；三是加强兽药残留监测体系建设；四是积极研发新型高效低毒的兽药。

案例

对"兽药残留"超标零容忍

2020年上海某公司自外地一家公司采购"单冻琵琶腿"产品380 kg，加工成"鸡琵琶腿"产品对外销售。2020年12月，上述"鸡琵琶腿"经监督抽检，检测结果显示替米考星项目不合格。

替米考星是一种畜禽类专用抗生素，在饲养过程中，作为"兽药"使用可以提高产量及品质。但此类药物通常不会完全被代谢排出，从而导致其在人体内蓄积。长期食用替米考星残留超标的动物食品可能会引起过敏反应、耳蜗神经损害、听力减退，严重者造成肝肾的严重损害，同时导致携带耐药因子的菌株扩散。

当事人"鸡琵琶腿"产品替米考星项目（实测值为262 μg/kg，而标准指标为150 μg/kg），超过了《食品安全国家标准 食品中兽药最大残留限量》（GB 31650—2019）规定的最大残留限量。

当事人的上述行为违反了《食品安全法》第三十四条第（二）项的规定，崇明区市场监管局依据《食品安全法》第一百二十四条第一款第（一）项的规定，依法责令当事人改正，同时没收违法所得和处以罚款。

（三）食品添加剂引发的食物中毒

1. 食品添加剂的定义和分类

《食品安全国家标准 食品添加剂使用标准》（GB 2760—2014）中对食品添加剂的定义为：为改善食品品质和色、香、味，以及为防腐、保鲜和加工工艺的需要而加入食品中的人工合成或天然物质。食品用香料、胶基糖果中基础剂物质、食品工业用加工助剂也包括在内。食品添加剂按照功能可分为防腐剂、抗氧化剂、着色剂、护色剂、漂白剂等22类食品添加剂，共2 000多种。

2. 食品添加剂的使用原则

（1）食品添加剂使用时应符合以下基本要求：

①不应对人体产生任何健康危害；

②不应掩盖食品腐败变质；

③不应掩盖食品本身或加工过程中的质量缺陷或以掺杂、掺假、伪造为目的而使用食品添加剂；

④不应降低食品本身的营养价值；

⑤在达到预期效果的前提下尽可能降低在食品中的使用量。

（2）在下列情况下可使用食品添加剂：

①保持或提高食品本身的营养价值；

②作为某些特殊膳食用食品的必要配料或成分；

③提高食品的质量和稳定性，改进其感官特性；

④便于食品的生产、加工、包装、运输或者贮藏。

（3）加工食品时，应在《食品安全国家标准 食品添加剂使用标准》（GB 2760—2014）中规定的使用限量内使用食品添加剂。另外，某些食品添加剂还需注意最大残留量，例如，食品护色剂亚硝酸钠、漂白剂亚硫酸盐等在食品中有最大残留量不能超标的要求。

3. 食品添加剂的毒理学评价

食品添加剂作为化学物质加入食品中，必须保证食品添加剂的毒性相对较小。一个化学物质除具有相应的食品功能外，还需要经过四个阶段的毒理学评价：一是急性毒性试验阶段7 d，评价毒性大小的指标有半数致死量（LD50），即使一群试验动物中毒死亡一半的剂量，以 mg/kg 体重表示；二是遗传毒性试验30 d，包括蓄积毒性试验和致突变试验；三是亚慢性毒性试验90 d，包括繁殖试验和致畸试验；四是慢性毒性试验1~2年，包括致癌试验，评价毒性大小的指标为最大无作用量（MNL），即指动物长期摄入该受试物而无任何中毒表现的每日最大摄入量，单位为"mg/kg"。只有经过这四个阶段毒理学试验评价后毒性相对小才可以选作为食品添加剂，所以在使用食品添加剂时，只要按照《食品安全国家标准 食品添加剂使用标准》（GB 2760—2014）中规定的使用限量内使用，就不会发生食物中毒事件。

4. 食品添加剂引发食物中毒的原因

（1）食品添加剂中的有害杂质。食品添加剂中的有害杂质造成的食物中毒，在国内外时有发生。我国的天津、江苏、新疆等地，曾因食用含砷的食用碱而引起食物中毒。日本奶粉砷中毒事件造成万名婴儿中毒，死亡130名。

（2）食品添加剂的过量使用和超范围使用。由于加工人员对食品添加剂的认知受限，加工食品时一味地追求食品的色香味形等功能，往往容易过量使用食品添加剂而引发食物中毒。例如，加工人员为了熟肉制品的颜色好看和延长保存时间，往往容易加入过量的食品护色剂亚硝酸钠而引发食物中毒。另外，一种物质虽然属于食品添加剂，并不代表它可以加入任何食品之中，加入不同食品中时的最大使用限量也不同，所以，需要加工人员在加工食品前认真查阅《食品安全国家标准 食品添加剂使用标准》（GB 2760—2014）中规定的使用限量，超范围使用就容易引发食物中毒。例如，前几年上海华联发生的"染色馒头"事件，就是在过期馒头中加入了防腐剂山梨酸钾、着色剂柠檬黄和甜味剂甜蜜素而引发的食物中毒事件。

（3）打着食品添加剂名号的非法添加物。加入食品中的除原料、辅料和食品添加剂外的化学物质就是非法添加物。食品添加剂前期经过毒理学评价，按照使用限量进行加入就是安全的。而非法添加物虽然可以让食品具有一些色泽、香味等功能，但是大多是一些化工原料等，没有经过食品毒理学评价，毫无食品安全保障，加入食品中后极易引发食物中毒。非法添加物有很多，如吊白块、苏丹红、三聚氰胺等，吊白块主要用在印染工业中作为拢染剂和还原剂，它的漂白和防腐效果更明显。

5. 食品添加剂中毒的危害

食品添加剂的毒性是指其对机体造成损害的能力。毒性除与物质本身的化学结构和理化性质有关外，还与其有效浓度、作用时间、接触途径和部位、物质的相互作用与机体的机能状态等条件有关。例如，过量使用食品防腐剂苯甲酸钠可以引起恶心、呕吐、腹痛、腹泻的症状，还有可能会出现抽搐，肢体活动不利，长期使用还会引起肾功能损伤及肝功能异常。非法添加物的危害性更大，如吊白块可使人发热、头疼、乏力、食欲减退等，一次性食用剂量达到 10 g 就会有生命危险。

6. 食品添加剂中毒的预防

随着食品添加剂生产企业的改进和监管、食品生产加工人员的食品安全意识提高、《食品安全国家标准 食品添加剂使用标准》（GB 2760—2014）和《食品安全法》的进一步完善，目前我国每年因为食品添加剂而引发的食物中毒事件很少。其中大多是因为不易监管的非法添加物而引发的食物中毒，所以重中之重，便是进一步提高食品生产加工人员的食品安全意识，只有每一位生产加工人员都严格按照《食品安全国家标准 食品添加剂使用标准》（GB 2760—2014）使用食品添加剂，才可能完全杜绝食品添加剂中毒事件的发生。

案例

天津市南开区清鲜境意创意菜餐厅（方继棣）经营超范围使用食品添加剂的食品案

2021 年 5 月 6 日，执法人员检查发现，在厨房的操作台上有已开封的"顶好添之彩"牌复配着色剂（日落黄色）共 2 瓶（250 mL/瓶），瓶体标识显示使用范围是"果蔬汁（浆）类饮料"，但当事人将其用于制售精品毛血旺，执法人员依法对上述复配着色剂采取扣押行政强制措施。

经查，自 2021 年 4 月 3 日至 2021 年 5 月 6 日期间，当事人经营超范围使用"顶好添之彩"牌复配着色剂（日落黄色）的毛血旺菜品共计 20 份。当事人的上述行为满足经营超范围使用食品添加剂的食品的构成要件。本案货值金额为 2 560 元，违法所得 2 560 元。

依据《食品安全法》第一百二十四条第一款第（三）项"违反本法规定，有下列情形之一，尚不构成犯罪的，由县级以上人民政府食品安全监督管理部门没收违法所得和违法生产经营的食品、食品添加剂，并可以没收用于违法生产经营的工具、设备、原料等物品；违法生产经营的食品、食品添加剂货值金额不足一万元的，并处五万元以上十万元以下罚款；货值金额一万元以上的，并处货值金额十倍以上二十倍以下罚款；情节严重的，吊销许可证：（三）生产经营超范围、超限量使用食品添加剂的食品"和《中华人民共和国行政处罚法》（以下简称《行政处罚法》）第三十二条第（五）项"当事人有下列情形之一，应当从轻或者减轻行政处罚：（五）法律、法规、规章规定其他应当从轻或者减轻行政处罚的"及《行政处罚法》第二十八条"行政机关实施行政处罚时，应当责令当事人改正或者限期改正违法行为"的规定，责令当事人改正经营超范围使用食品添加剂的食品的违法行为，并对当事人给予以下行政处罚：

1. 没收"顶好添之彩"牌复配着色剂（日落黄色）2 瓶；
2. 没收违法所得 2 560 元；
3. 罚款 10 000 元。

（四）重金属中毒

1. 重金属的种类

重金属，是指密度大于 4.5 g/cm³ 的金属，包括金、银、铜、铁、汞、铅、镉等。重金属在人体中蓄积达到一定程度，常会造成慢性中毒，有时也可引起急性中毒。在环境污染方面，重金属主要是指汞（水银）、镉、铅、铬及类金属砷等生物毒性显著的重金属元素。

2. 重金属的来源

（1）自然环境。无论是空气、泥土、水还是个别护肤品都含有重金属，某些地区某种或某些金属元素的本底值相对高于或明显高于其他地区，而使这些地区生产的食用动植物中重金属元素含量增高。

（2）工业"三废"。含有重金属的"三废"废水、废气、废渣排入环境中，会直接或间接污染食品。污染水体和土壤的重金属通过生物富集作用可使食品中的含量显著增高。

（3）食品生产、加工、贮藏、运输、销售过程。食品生产、加工、贮藏、运输、销售过程中使用或接触的机械、管道、容器等中含有的重金属会污染食品。

（4）不符合卫生标准的金属农药和食品添加剂。某些不符合卫生标准的农药和食品添加剂中的重金属杂质如有机砷、有机汞等，在使用过程中均可能污染食品。

3. 重金属的危害

食品中重金属污染量通常较少，但由于经常食用，常导致慢性中毒，包括致畸、致癌和致突变作用及对健康的潜在危害。当出现意外事故污染或故意投毒，也可引起急性中毒。

（1）重金属铅，是重金属污染中毒性较大的一种，一旦进入人体很难排除。轻则会使人食欲不振、胃肠炎、口腔有金属味、失眠、头晕、头疼、关节痛、腹泻、便秘。重则主要损害神经系统、造血系统和肾脏，直接伤害人的脑细胞，特别是对胎儿，造成先天性大脑沟回浅，智力低下，对老年人造成痴呆、脑死亡等。

（2）重金属镉可导致高血压，引起心脑血管疾病，破坏骨钙，引起肾功能失调。可在人体中积累引起急、慢性中毒，急性中毒可使人呕血、腹痛，最后导致死亡，慢性中毒能使肾功能损伤，破坏骨骼，致使骨痛、骨质软化、瘫痪。20 世纪 50 年代部分日本人由于长期摄入镉污染的大米而引起骨骼的剧痛和严重的骨萎缩，因而命名"骨痛病"。

（3）重金属汞主要危害人的中枢神经系统，使脑部受损。中毒较重者会出现口腔病变、恶心、呕吐、腹痛、腹泻等症状，也可对皮肤黏膜及泌尿、生殖等系统造成损害。在微生物作用下，甲基化后成为甲基汞，毒性比汞更大。1954 年日本南部沿海城市水俣的居民由于食用了甲基汞污染的鱼，甚至当地的水鸟和宠物陆续发生严重的类似抽风的神经肌肉异常性疾病，被称为"水俣病"。

（4）重金属砷的氧化物三氧化二砷就是剧毒的砒霜，重金属砷可与体内蛋白质结合使酶失活，如与含巯基酶结合使细胞代谢异常。慢性中毒可引起皮肤病变、神经系统、消化和心血管系统障碍。皮肤的色素沉着，手掌、足底过度角化，即是慢性砷中毒黑脚病；消化系统会出现腹泻和便秘症状；神经系统会出现多发性神经炎和神经衰弱综合征。急性中毒时可导致人死亡，1991 年广东某市一居民楼 375 人由于饮用了汞污染的水，陆续发生食物中毒。

4. 重金属中毒的预防

（1）减少工业"三废"的排放，使用液体血压计、温度计时要小心，这些工具里含有汞，如操作不慎掉落容易造成汞泄漏等。降低自然环境中重金属对食物原料和食品成品的污染。

（2）规范农药和食品添加剂的生产、监管和使用，以免因为农药、食品添加剂的使用而将重金属污染到食品中。

（3）规范食品生产、加工、贮藏、运输、销售过程中使用或接触的机械、管道、容器的生产、监管和使用，严禁不符合卫生标准的机械、管道、容器等用于加工和盛装食品。严禁使用锡铅制成的工艺器皿盛装食品，一些锡制工艺品多是使用锡铅合金打造的，用它盛放食品、饮料可能会食入铅而食物中毒。

（五）其他有毒化合物中毒

除上述农药残留、兽药残留、食品添加剂滥用误用和重金属会引发食物中毒外，还有一些有毒的无机化合物和有毒的有机化合物也会引发食物中毒。常见的有毒化合物有亚硝基化合物、多环芳烃、杂环胺和二噁英及其类似物等。

1. 亚硝基化合物中毒

亚硝基化合物是指含有亚硝基（–NO）官能团的一类有机化合物，通式为RNO。根据其分子结构不同，将N–亚硝基化合物分成N–亚硝胺和N–亚硝酰胺两大类。

亚硝基化合物的危害有"三致"作用，即致癌作用、致畸作用和致突变作用。亚硝基化合物中毒发病急速，一般中毒1~3 h后，就会出现口唇、舌尖、指尖青紫，严重者眼结膜、面部及全身皮肤青紫，头晕、头疼、乏力、心跳加速、嗜睡或烦躁、呼吸困难、恶心、呕吐、腹痛、腹泻，严重者昏迷、惊厥、大小便失禁，因全身缺氧而死亡。

亚硝基化合物的来源包括某些苦井水、工业用盐、食品添加剂硝酸盐和亚硝酸盐的过量加入、腌制的植物性和动物性食品、加工食品高热时蛋白质的分解产物等。例如，2018年1月22日，石家庄市灵寿县一民办幼儿园发生亚硝酸盐食物中毒，事故原因系炊事员"误将"亚硝酸盐当作食用盐使用。

预防亚硝基化合物中毒的措施有：一是饮用白开水和食用自来水加工后的食品，不饮苦井水；二是购买和食用正规渠道销售的食盐，避免误用工业用盐；三是严格根据《食品安全国家标准 食品添加剂使用标准》（GB 2760—2014）中硝酸盐和亚硝酸盐的使用限量进行加入，尽量避免食用腌肉、咸菜、泡菜等食品，腌制的植物性和动物性食品需要3周以后再食用；四是加工含有蛋白质的食物尤其是高蛋白质食物时切忌高热；五是经常摄取一定量的新鲜蔬菜、水果等富含维生素C或胡萝卜素含量较高的食品，以阻止N–亚硝基化合物的合成。

2. 多环芳烃中毒

多环芳烃是指含有两个或两个以上苯环的芳烃，简称PAHs。它们主要有两种组合方式，一种是非稠环型，其中包括联苯及联多苯和多苯代脂肪烃；另一种是稠环型，即两个碳原子为两个苯环所共有。其中a–苯并芘的污染最广，因而常以a–苯并芘作为多环芳烃化合物污染的监测指标。

PAHs由于具有毒性、遗传毒性、突变性和致癌性，对人体可造成多种危害，如对呼吸系统、循环系统、神经系统损伤，对肝脏、肾脏造成损害，被认定为影响人类健康的主要有机污染物。

食品中的多环芳烃包括 a－苯并芘，污染食品的途径主要包括：一是食品在烟熏、烧烤、烤焦过程中与燃料燃烧产生的多环芳烃直接接触而受到污染；二是食品成分在加热时形成多种衍生物，烘烤中温度较高，食品中脂类、胆固醇、蛋白质发生热解，经过环化和聚合形成大量的多环芳烃，其中以 a－苯并芘为最多；三是生物合成 a－苯并芘，很多细菌、藻类及高等植物体内都能合成 a－苯并芘。

3. 杂环胺中毒

20 世纪 70 年代末，人们发现从烤鱼或烤牛肉炭化表层中提取的化合物具有致突变性。对烤鱼中主要致突变物的研究表明，这类物质主要是一系列复杂的杂环胺化合物，如咪唑喹啉和甲基咪喹啉。

杂环胺类化合物的主要危害之一是具有致突变性，包括基因突变、染色体畸变、姊妹染色体交换、DNA 断裂、DNA 修复合成和癌基因活化。杂环胺类化合物的另一个重要危害是致癌作用。杂环胺化合物对啮齿动物具有不同程度的致癌性，致癌的主要靶器官为肝脏，其次是血管、肠道、前胃、乳腺、阴蒂腺、淋巴组织、皮肤和口腔等。杂环胺化合物除具有致突变和致癌作用外，一些杂环胺还具有心肌毒作用，心肌损伤的严重程度与杂环胺的累积剂量有关。

200 ℃ 以上高温加热蛋白质食品如烤肉、油炸鱼肉类、烧糊鱼肉类时，会产生较多杂环胺如咪唑并喹啉、氨基咔啉等，温度越高，毒性越强。预防措施有：一是不吃高温煎炸或烧煳的蛋白质食品，煎鸡蛋、煎鱼时不要过火，尽量保持质地柔嫩的状态；二是多吃蔬菜、水果，可以降低杂环胺的毒性，多吃粗粮，可以减少杂环胺的吸收。

4. 二噁英中毒

二噁英通常是指具有相似结构和理化特性的一组多氯取代的平面芳烃类化合物。二噁英类物质的毒性因氯原子的取代数量和取代位置不同而有差异，含有 1～3 个氯原子的被认为无明显毒性，含 4～8 个氯原子的有毒，其中 2，3，7，8－四氯代二苯－并－对二噁英（2，3，7，8－TCDD）是迄今为止人类已知的毒性最强的污染物，国际癌症研究中心已将其列为一级致癌物，其毒性相当于人们熟知的剧毒物质氰化物的 130 倍、砒霜的 900 倍。大量的动物试验表明，它侵入人体的途径包括饮食、空气吸入和皮肤接触，很低浓度的二噁英就对动物表现出致死效应。还有研究结果指出，二噁英还可能导致不育症、胎儿生长不良、胎儿及哺乳期婴儿疾患、免疫功能下降、智商降低、精神疾患等。

大气环境中的二噁英来源复杂，钢铁冶炼、有色金属冶炼、汽车尾气、焚烧生产（包括医药废物焚烧、化工厂的废物焚烧、生活垃圾焚烧、燃煤电厂等）都会产生二噁英。环境中的二噁英可通过食物链（如饲料）富积在动物体中，由于高亲脂性，二噁英容易存在于动物脂肪和乳汁中。因此，肉、禽、蛋、鱼、乳及其制品最易受到污染。1999 年 3 月，在比利时突然出现肉鸡生长异常，蛋鸡少下蛋的现象。一些养鸡户要求保险公司赔偿，保险公司也觉得蹊跷，于是请了一家研究机构化验鸡肉样品，结果发现鸡脂肪中的二噁英超出最高允许量的 140 倍，鸡蛋中的二噁英含量也已严重超标，这起事件的源头，就是鸡的饲料被二噁英严重污染。二噁英的预防措施有：一是积极提倡垃圾分类收集和处理，控制无组织的垃圾焚烧，

知识拓展

常见塑料

通过采用新的焚烧技术，提高燃烧温度等措施，降低二噁英类物质向自然环境中的排放量；二是完善大气中二噁英的环境质量标准及人体对二噁英的每日可耐受最大摄入量；三是锻炼身体，提高人体免疫能力，进一步控制食品中的二噁英污染。

能力训练

　　一款巧克力味薄脆饼干的配料如下：小麦粉，白砂糖，植物油，食品添加剂（焦糖色、碳酸氢铵、碳酸氢钠、甜蜜素、焦亚硫酸钠），可可粉（≥0.6%），食用盐，食用香精。请根据《食品安全国家标准 食品添加剂使用标准》（GB 2760—2014），查找这款饼干中的食品添加剂的种类及最大使用量。

项目小结

　　化学性食物中毒是指由于食用化学性有毒有害物质污染的食品后，出现的一类以急性、亚急性感染或中毒为主要症状的食源性疾患。常见的引发化学性食物中毒的污染物有农药、兽药、食品添加剂、重金属、其他有毒化合物等。

　　常见的农药包括有机氯农药、有机磷农药、氨基甲酸酯类农药和拟除虫菊酯类农药等等；常见的兽药包括有抗生素类兽药、磺胺类兽药、呋喃类兽药和激素类兽药等；食品添加剂的种类较多，引发食物中毒的原因大多数是过量使用食品添加剂、超范围使用食品添加剂和添加非法添加物；常见的重金属包括铅、镉、汞和砷等；其他有毒化合物有亚硝基化合物、多环芳烃、杂环胺和二噁英化合物等。

项目测试

有毒动植物性食物中毒

思考问题

1. 什么是有毒动植物性食物中毒？与化学性食物中毒的区别是什么？
2. 哪些动植物会引发食物中毒？
3. 生活中如何做好有毒动植物性食物中毒的预防？

项目导读

2020年11月27日食品伙伴网资讯：野生蘑菇味美鲜香，深受老百姓的喜爱，但是，每年一到夏秋季进入野生蘑菇的茂盛生长期，毒蘑菇中毒事件便时有发生。11月25日，国家食品安全风险评估中心副主任李宁在国务院联防联控机制新闻发布会上表示，据今年食物中毒监测数据，截至目前，今年有将近8 000人因误食毒蘑菇引起中毒，导致74人死亡。

据食品伙伴网不完全统计发现，蘑菇中毒发生地区分布十分广泛，波及南北方很多地区，湖南、重庆、山东等多地都发生过蘑菇中毒的事件。其中，湖南省在2020年6月一个月中就发生多起因食用毒蘑菇中毒事件，其中多人死亡。2020年6月2日，湖南永州的老陈和老伴因食用从自家后山采摘的野蘑菇而出现呕吐、腹痛、腹泻等中毒症状。2020年6月5日，湖南娄底涟源两兄弟因误食野生剧毒蘑菇导致意外死亡，误食的蘑菇为肉褐鳞环柄菇。6月月初，湖南湘潭2名村民食用自采野生蘑菇后中毒，最终均不幸死亡，进食蘑菇中有一种是灰花纹鹅膏。6月5日，湖南东安县的一个孩子吃了奶奶上山采的蘑菇，出现了腹痛、呕吐、腹泻、头晕等中毒症状。6月7日，湖南郴州市的李某与朋友一起到山上捡野蘑菇尝鲜，6月8日凌晨，李某一家三口陆续出现蘑菇中毒症状，此时朋友一家三口也出现呕吐腹泻等中毒症状。6月8日，湖南郴州市的刘某和女儿到山上采野蘑菇食用后中毒，经了解，刘某母女食用的是鹅膏菌……

动植物性食物中毒是指误食有毒动植物或食用方法不当而引起的食物中毒。这里的有毒动植物指的是动植物本身体内含有的毒素，不包括污染进入动植物内部的外界有毒物质，如农药兽药残留等。常见的动物性食物中毒包括河豚中毒、高组胺鱼类中毒、麻痹型贝类中毒等。常见的植物性食物中毒包括氰苷类食物中毒、毒蕈中毒、四季豆中毒、豆浆中毒、马铃薯中毒、黄花菜中毒等。

一、河豚中毒

（一）毒素来源及特点

河豚又名鲀，有上百个品种，是一种味道鲜美但是含有剧毒毒素的鱼类。河豚虽然含有剧毒，但仍有部分消费者喜欢自行加工食用，也由此每年都会发生因食用河豚引发的食物中毒事件。中毒多发生在日本、东南亚及我国沿海、长江下游一带。有毒物质为河豚毒素，是一种神经毒，对热稳定，需 220 ℃以上方可分解，盐腌或日晒不能破坏。鱼体中的毒素含量在不同部位和季节有差异，卵巢和肝脏有剧毒，其次为肾脏、血液、眼睛、鳃和皮肤。

（二）中毒特征

河豚毒素可引起中枢神经麻痹，阻断神经肌肉间的传导。潜伏期为 10 min ~ 3 h。早期有手指、舌、唇刺痛感，然后出现恶心、呕吐、腹痛、腹泻等胃肠症状。重症患者瞳孔与角膜反射消失，四肢肌肉麻痹，以致发展到全身麻痹、瘫痪。目前对此毒素尚无特效解毒剂，对患者应尽快排出毒物和给予对症处理。

（三）预防措施

近年来，为防控河豚中毒事故，保障消费者食用安全，原农业部、国家食品药品监督管理总局有条件地放开养殖红鳍东方鲀和养殖暗纹东方鲀的加工经营。根据有关文件，养殖河豚应当经具备条件的农产品加工企业按照相关标准加工并检验合格后方可销售，加工企业的鲀应当来源于农业部门备案的鲀鱼源基地。河豚加工产品应当包装，包装上附带可追溯的二维码，并标明产品名称、执行标准、原料基地及加工企业名称和备案号、加工日期、保质期、保存条件、检验合格信息等。河豚加工产品应使用统一式样的产品检验合格证明。禁止经营养殖河豚活鱼和未经加工的河豚整鱼。禁止加工经营所有品种的野生河豚。预防河豚中毒的主要措施就是加强宣传教育，防止误食，广大消费者切记不购买、不自行捕捞和食用野生河豚，不购买、不食用未经国家审批的农产品加工企业加工的河豚整鱼。

案例

疑河豚鱼干有毒，卖家被诉十倍赔偿

2017 年 10 月 25 日食品伙伴网资讯：郑先生称，其网购了一些河豚鱼干，后经查询了解，认为该类食品可能含有毒素，遂将卖家吴先生诉至法院，要求退款并主张十倍赔偿。目前，海淀法院受理了此案。

原告郑先生诉称，其在吴先生经营的淘宝店以每斤 32 元的价格购买了 130 斤野生河豚鱼干，支付价款及快递费共计 4 166 元。郑先生收到河豚鱼干后，经检查发现河豚具有毒素，食用风险较大。为此，郑先生提供了《食品药品监管总局办公厅关于流通环节是否允许销售河豚鱼有关问题的复函》等文件，该复函中载明，河豚鱼类含有河豚毒素，尽管不同品种河豚毒素差异明显，但其食用安全风险均较大。郑先生认为，该食品可能具有毒素，

且无生产日期、保质期等与食品安全有关的信息，属于不符合安全标准的食品。吴先生销售河豚鱼干的行为违反了《食品安全法》第三十四条"禁止经营不符合食用安全要求的食品"的规定，故诉至法院，提出上述诉请。目前，此案正在进一步审理中。

二、高组胺鱼类中毒

（一）毒素来源及特点

高组胺鱼类中毒是由于食用含有一定数量组胺的某些鱼类而引起的食物中毒。引起此种食物中毒的鱼类主要是海产鱼中的青皮红肉鱼，如金枪鱼、秋刀鱼、竹荚鱼、沙丁鱼、青鳞鱼、金线鱼、鲐鱼等。组胺为碱性物质，易溶于水、耐热、怕酸。

（二）中毒特征

组胺可引起毛细血管扩张和支气管收缩，导致一系列的临床症状。组胺中毒的特点是发病快、症状轻、恢复快。潜伏期一般为 0.5~1 h，短者只有 5 min，长者 4 h，表现为脸红、头晕、心跳加快、脉搏快、胸闷和呼吸促迫、血压下降，个别患者会出现哮喘。治疗时首先催吐、导泻排出体内毒物，然后口服苯海拉明或静脉注射 10% 葡萄糖酸钙等抗组胺药，同时口服维生素 C，能使中毒症状迅速消失。

（三）预防措施

预防高组胺鱼类中毒的措施有：一是注意鱼的保鲜，防止鱼类腐败变质，尤其是腌制咸鱼时，一定要保证原料的新鲜和充分地腌渍；二是对于易产生组胺的青皮红肉鱼类，加工和烹调时可采取去除组胺的措施，如加醋、煮完弃汤等；三是体弱、过敏性体质和患有慢性病的患者尽量不食用高组胺鱼类。

案例

日本一幼儿园 29 人出现过敏症状——沙丁鱼中检出组胺

2015 年 7 月 31 日，食品伙伴网资讯：据日媒报道，东京都东久留米市的一幼儿园中，食用幼儿园提供午餐之后 28 名儿童出现嘴唇周围红肿等过敏症状。作为午餐提供的烤沙丁鱼中检出过敏物质组胺，确定为食物中毒。

据东京都称，7 月 30 日，食用幼儿园提供午餐 3 h 之内，60 名 3~6 岁的儿童及 5 名职员中，28 名儿童和 1 名职员出现食物中毒症状。沙丁鱼和金枪鱼等红肉鱼在常温下放置或长期冷藏时，附着其表面的微生物分解氨基酸生成组胺。东京都给幼儿园食堂下达了为期 4 天的停业整顿处分。

该幼儿园称，沙丁鱼是从北海道一加工企业采购的，冷冻保存约一个月。保健所正在调查解冻方法是否妥当等问题。

三、贝类中毒

（一）毒素来源及特点

贝类中毒是指由于食用某些含有毒素的贝类所引起的食物中毒。引起中毒的常见贝类有贻贝、蛤类、螺类、牡蛎、扇贝等。贝类所含毒素的种类不同，有麻痹性贝类毒素、腹泻性贝类毒素等。石房蛤毒素是神经毒素，与河豚毒素相似，毒性很强。

（二）中毒特征

麻痹性贝类中毒由石房蛤毒素及其衍生物所致。潜伏期最短为 5 min，一般为 0.5 ~ 3 h，最长达 4 h。早期有唇、舌、手指麻木感，进而四肢末端和颈部麻痹，直至运动麻痹、步态蹒跚，并伴有发音障碍、流涎、头痛、口渴、恶心、呕吐等，严重者因呼吸肌麻痹而死亡。死亡通常发生在病后 2 ~ 12 h 内，死前意识清楚，患者如 24 h 后仍存活，一般预后良好。麻痹性贝类中毒尚无解毒药物，急救、治疗方案为及时催吐、洗胃、导泻、静脉补液等。

（三）预防措施

预防贝类中毒的措施有：一是在贝类产区进行广泛宣传，使群众了解贝类中毒的相关知识，例如，在海藻大量繁殖期及出现所谓"赤潮"时，禁止采集、出售、贩运和食用贝类等；二是食用贝类时应除去内脏，烹调前水煮捞肉去汤，因为贝类的毒素主要积聚于内脏，因此有的国家规定贝类要去除内脏才能出售，或规定仅留下白色肌肉食用。

四、氰苷类食物中毒

（一）毒素来源及特点

氰苷有很多，如苦杏仁苷、亚麻苦苷、蜀黍苷等。很多重要的经济作物中都含有氰苷，如木薯（亚麻苦苷）、高粱属（蜀黍苷）、蔷薇科（苦杏仁苷）、百脉根（百脉根苷）等，这些植物在食用之前如果处理不当，很有可能发生中毒事件。在一些以木薯为主食的非洲和南美地区，慢性中毒现象也比较常见，如热带性弱视、热带神经性共济失调症等。氰苷本身并没有毒性，但氰苷可以在 β – 葡萄糖苷酶的作用下水解生成糖和对应的羟基腈，羟基腈化合物可以自发或经 α – 羟基腈裂解酶的作用下生成氢氰酸和醛酮化合物，所以，氰苷的毒性主要通过氢氰酸和醛酮化合物产生，氢氰酸属于剧毒类。

（二）中毒特征

氰苷中毒的潜伏期为 6 ~ 9 h，临床表现与氰化物中毒相似，中毒的严重程度与氰化物的剂量有关。轻度中毒者出现恶心、呕吐、腹痛等症状。重度中毒者，呼吸加快加深、心律不齐、脉搏加快、抽搐昏迷，最后意识丧失，呼吸衰竭而死亡。处理急性中毒时，应洗胃并按氢氰酸中毒处理。

（三）预防措施

预防氰苷类食物中毒的措施有：一是加强卫生宣传教育，掌握安全的食用方法，例如，食用木薯时先去皮反复浸洗薯肉，蒸煮时将锅盖敞开使氢氰酸挥发；二是弃去汤汁，将熟薯用水浸泡，再蒸熟后方可食用；三是不建议长期食用，尽管日晒、浸泡、水煮等加工过程可以去除 80% ~ 95% 的氰苷化合物，但仍有一部分会留存在食物中，如果长期食用，会对人的健康造成危害。

英国召回包装中含有氰化物的苦杏仁

食品伙伴网讯：2018 年 7 月 18 日，据英国食品标准局消息，近日，英国食品标准局发布产品召回公告称，Health Leads UK Ltd 正在召回一种苦杏仁，因为该产品的包装中含有高浓度的氢氰酸。

氢氰酸是一种有毒物质，会导致急性氰化氢中毒，临床表现为头痛、头晕、恶心、呕吐、视物模糊，严重时会出现昏迷、阵发性抽搐，甚至强直性痉挛，危及生命。受召回产品的信息如下表。

产品	规格	保质期	批号
杏仁	150 g	2019 年 1 月	00818
杏仁	150 g	2019 年 1 月	00918
杏仁	150 g	2019 年 3 月	12018
杏仁	500 g	2019 年 2 月	04418
杏仁	500 g	2019 年 4 月	011418

该公司其他产品不受影响。英国食品标准局建议消费者不要食用以上产品，可以将产品退回购买商店以获取全额退款。

五、毒蕈中毒

（一）毒素及中毒类型

毒蕈即俗语"毒蘑菇"。我国有可食蕈 300 余种，毒蕈 80 多种，其中含剧毒毒素的有 10 多种。常因误食而中毒，多发生于高温多雨季节。一种毒蕈可含多种毒素，多种毒蕈也可含有一种毒素。毒素的形成和含量常受环境影响。中毒程度与毒蕈种类、进食量、加工方法及个体差异有关。根据毒素成分，中毒类型可分为以下四种。

1. 胃肠炎型

由误食毒粉褶菌、毒红菇、虎斑蘑、红网牛肝菌及墨汁鬼伞等毒蕈所引起。潜伏期为 0.5 ~ 6 h。发病时表现为剧烈腹泻、腹痛等。引起此类中毒的毒素尚未明了，但经过适当的对症治疗即可迅速康复，死亡率甚低。

2. 神经型

由误食毒蝇伞、豹斑毒伞等毒蕈所引起。其毒素为类似乙酰胆碱的毒蕈碱。潜伏期为 1 ~ 6 h。发病时临床表现除肠胃炎的症状外，尚有副交感神经兴奋症状，如多汗、流涎、流泪、脉搏缓慢、瞳孔缩小等，用阿托品类药物治疗效果甚佳。少数病情严重者可有幻觉、呼吸抑制等表现，个别病例可因此而死亡。

误食角鳞灰伞菌及臭黄菇等患者除肠胃炎症状外，有头晕、精神错乱、昏睡等症状。即使不治疗，1 ~ 2 天也可康复，死亡率甚低。误食牛肝蕈患者，除肠胃炎症状外，多有幻觉等症状，部分病例有迫害妄想等类似精神分裂症的表现，经过适当治疗也可康复，死亡率也较低。

3. 溶血型

因误食鹿花蕈等引起此类中毒，毒素为鹿花蕈素。潜伏期为 6 ~ 12 h，发病时除肠胃炎症状外，还有溶血表现，可引起贫血、肝脾肿大等体征。此类中毒对中枢神经系统也常有影响，有头痛等症状。给予肾上腺皮质激素及输血等治疗多可康复，死亡率不高。

4. 肝肾损害型

因误食毒伞、白毒伞、鳞柄毒伞等引起此类中毒。毒素包括毒伞毒素及鬼笔毒素两大类。鬼笔毒素作用快，主要作用于肝脏。毒伞毒素作用较迟缓，但毒性较鬼笔毒素大 20 倍，能直接作用于细胞核，有可能抑制 RNA 聚合酶，并能显著减少肝糖原而导致肝细胞迅速坏死。此类中毒病情凶险，如不积极治疗，死亡率甚高。此类中毒的临床经过可分为六期：一是潜伏期，食后 15 ~ 30 h，一般无任何症状。二是肠胃炎期，可有吐泻，但多不严重，常在一天内自愈。三是假愈期，此时病人多无症状，或仅感轻微乏力、不思饮食等。实际上肝脏损害已经开始。轻度中毒病人肝损害不严重，可由此进入恢复期。四是内脏损害期，此期内肝、脑、心、肾等器官可有损害，但以肝脏的损害最为严重。可有黄疸、转氨酶升高、肝大、出血倾向等表现。死亡病例的肝脏多显著缩小，切面呈槟榔状，肝细胞大片坏死，肝细胞索支架塌陷，肝小叶结构破坏，肝窦扩张，星状细胞增生或有肝细胞脂肪性变等。少数病例有心律失常、少尿、尿闭等表现。五是精神症状期，部分病人呈现烦躁不安或淡漠嗜睡，甚至昏迷惊厥，可因昏迷而死亡。六是恢复期，经过积极治疗的病例一般在 2 ~ 3 星期后进入恢复期，各项症状体征渐次消失而痊愈。

（二）预防措施

预防毒蕈中毒的措施主要是加强宣传教育，防止误食，通过科学普及教育，使群众能识别毒蕈而避免采食。一般来说，凡色彩鲜艳、有疣、斑、沟裂、生泡流浆，有蕈环、蕈托及奇形怪状的野蕈皆不能食用。但是也有部分毒蕈包括剧毒的毒伞、白毒伞等与可食蕈极为相似，如果没有充分的把握区分二者，以不随便采食野蕈为宜。

知识拓展

小贴士

六、四季豆中毒

（一）毒素来源及特点

四季豆又名扁豆、芸豆、刀豆、梅豆等，各地称呼有所不同，形状或相同或不同，或统称为菜豆、豆角，是人们喜食的蔬菜。20 世纪 70 年代就已经发现，吃烹调加工不熟的四季豆能使人食物中毒，但每年因此而发生集体中毒事件却不少。烹调不当是引起中毒的主要原因，多数为烹调不够熟透所致。未煮熟的四季豆中含有皂素，皂素对消化道黏膜有强的刺激性。另外，未煮熟的四季豆中含有植物红细胞凝聚素，具有凝血作用。皂素、植物红细胞凝集素这些毒素比较耐热，只有将其加热到 100 ℃并持续一段时间后才能破坏。

（二）中毒特征

食用未煮熟的四季豆，引起中毒的潜伏期为数十分钟，一般不超过 5 h，主要为胃肠炎症状，如恶心、呕吐、腹痛和腹泻。呕吐少则数次，多者可达数十次。另有头晕、头痛、胸闷、出冷汗及心慌，胃部有烧灼感。大部分病人白细胞增高，体温一般正常，病程一般为数小时或 1~2 天，预后良好。若中毒较深，则需送医院治疗。

（三）预防措施

预防四季豆中毒的方法非常简单，只要把四季豆煮熟焖透就可以了，用油炒过后，加入适量的水，加上锅盖焖 10 min 左右，使四季豆外观失去原有的绿色，吃起来没有豆腥味，就不会中毒。另外，还要注意不买、不吃老四季豆，把四季豆两头和豆筋摘掉，因为这些部位含毒素较多。

七、豆浆中毒

（一）毒素来源及特点

豆浆是中国人民喜爱的一种饮品，又是一种老少皆宜的营养食品，在欧美享有"植物奶"的美誉。豆浆虽含有丰富的植物蛋白、磷脂、维生素和矿物质，但是生豆浆里含有皂素、蛋白酶抑制剂等有害物质，未煮熟就饮用，就会发生食物中毒事件。皂素对消化道黏膜有强的刺激性。大豆蛋白酶抑制剂主要具有抑制蛋白酶、胰凝乳蛋白酶对蛋白质分解的作用，并对肠道产生直接的刺激导致食用者出现中毒反应。蛋白酶抑制剂还可以降低蛋白质的利用率，影响人体对蛋白质的消化吸收，甚至导致胰脏肿大和抑制食用者的生长发育。皂素、大豆蛋白酶抑制剂这些毒素比较耐热，只有将其加热到 100 ℃并持续一段时间后才能破坏。

（二）中毒特征

生豆浆中毒的特征与四季豆中毒相似，潜伏期很短，一般为 30 min~1 h，主要表现为恶心、呕吐、腹胀、腹泻、腹痛、头晕、疲劳等症状，如果症状较轻，则一般不发烧。如果清醒的病人能用手指刺激喉咙呕吐，呕吐后多喝水，症状可自行减轻。如果呕吐不能进行，则应及时到正规医院进行洗胃、通便治疗，并对其并发症进行对症治疗，如解痉、止痛、腹泻、酸碱平衡维持等。

（三）预防措施

预防皂素和胰蛋白酶抑制剂引起食物中毒最有效的办法是要将豆类煮熟煮透，如豆浆煮沸后还要再沸 5 min 以上才能保证食用者的安全。豆浆不但必须要煮开，而且在煮豆浆时最好要敞开锅盖，这是因为敞开锅盖更加有利于让豆浆里的有害物质随着水蒸气挥发掉。

八、马铃薯中毒

（一）毒素来源及特点

马铃薯俗称土豆、山药蛋、洋山芋等，未成熟的青紫皮马铃薯和马铃薯的发芽部位含有致毒成分茄碱，又名马铃薯毒素、龙葵素，是一种弱碱性的生物碱。该毒素可溶于水，遇醋酸极易分解，高热煮透也可破坏其毒性，因而吃了未经妥善处理的发芽马铃薯或不成熟的青紫皮马铃薯就会发生食物中毒。龙葵素对胃肠道黏膜有较强的刺激性及腐蚀性，对中枢神经系统有麻痹作用，尤其对呼吸中枢及运动中枢作用明显。另外，对红细胞有溶解作用，可致溶血。

（二）中毒特征

一般在食后数十分钟至数小时发病。先有咽喉及口内刺痒或灼热感，继有恶心、呕吐、腹痛、腹泻等症状，甚至发热，呼吸困难，惊厥和昏迷，也可引起肠源性青紫症，多因呼吸中枢麻痹而死亡。轻者 1~2 天自愈，重者因剧烈呕吐而失水及电解质紊乱，血压下降，严重中毒者昏迷及抽搐，最后因呼吸中枢麻痹而导致死亡。发芽马铃薯中毒无特效疗法，主要是对症处理。发现中毒后应立即用 1∶5 000 高锰酸钾或 0.5% 鞣酸溶液洗胃，用硫酸钠、口服生蛋清 5~7 个、药用炭 20 g、50% 硫酸镁溶液 60 mL 口服导泻，补充液体纠正失水。呼吸困难时积极给氧和应用适量呼吸兴奋剂，呼吸中枢麻痹用人工呼吸机供氧。

（三）预防措施

预防马铃薯中毒的措施主要是不食用未成熟青紫皮马铃薯和发芽马铃薯。少许发芽马铃薯应深挖去发芽部分，并浸泡半小时以上，弃去浸泡水，再加水煮透，倒去汤汁才可食用。在煮马铃薯时可加些米醋，因其毒素龙葵素遇醋酸可中和，变为无毒。

九、黄花菜中毒

（一）毒素来源及特点

黄花菜又名金针菜、柠檬萱草、忘忧草。属百合目、百合科多年生草本植物，根近肉质，中下部常有纺锤状膨大，主要产自湖南、陕西、甘肃、山西等地。通常，我们食用的是干黄花菜。但有不少地方，特别是黄花菜的产地，人们更喜欢吃鲜黄花菜。但是鲜黄花菜的花蕊中含有大量的秋水仙碱，人食用后在体内容易氧化产生有毒的二秋水仙碱，侵害中枢神经和心脑血管系统，从而导致神经麻木和内脏器官出血而引起食物中毒。秋水仙碱是一种生物碱，最初是从百合科植物秋水仙球茎里提取而得名的。纯秋水仙碱呈黄色针状结晶，熔点为 157 ℃，易溶于水、乙醇和氯仿，味苦。

（二）中毒特征

研究发现，成人食用 50~100 g 鲜黄花菜（其中含有 0.1~0.2 mg 秋水仙碱）后，会出现急性中毒症状。鲜黄花菜中毒的潜伏期短者 10~30 min，潜伏期长者 4~8 h。一旦中毒，便会出现咽干、胃灼热、口渴、恶心、呕吐、腹痛、腹泻等症状，个别重者会有发冷、发热、口渴、四肢麻木等症状，严重者会出现血便、血尿等。

（三）预防措施

预防黄花菜中毒的措施，一是最好选用干黄花菜清水充分浸泡 2 h 后进行烹调，不食用新鲜黄花菜，因为鲜黄花菜中含有大量的秋水仙碱；二是食用鲜黄花菜之前要先经过处理，将鲜黄花菜先用大火煮 10 min 左右，然后用清水充分浸泡 2 h 后冲洗，使秋水仙碱最大限度地溶解在水中，此时再烹调可保证安全；三是保证每次食用鲜黄花菜的质量不要超过 50 g。

知识拓展

野菜

能力训练

请调查生活中还有哪些动植物中含有有毒毒素，毒素是什么，毒素有什么特点，如何预防其引发食物中毒。

项目小结

动植物性食物中毒是指误食有毒动植物或食用方法不当而引起的食物中毒。这里的有毒动植物指的是动植物本身体内含有的毒素，不包括污染进入动植物内部的外界有毒物质，如农药兽药残留等。

常见的动物性食物中毒包括河豚中毒、高组胺鱼类中毒、麻痹型贝类中毒等。常见的植物性食物中毒包括氰苷类食物中毒、毒蕈中毒、四季豆中毒、豆浆中毒、马铃薯中毒、黄花菜中毒等。

项目测试

模块八

食品安全管理

模块导入

　　民以食为天，食以安为先，食品安全是关系国计民生的大事，随着时代的发展和社会的进步，消费者对安全饮食、健康生活的需求越来越高，食品安全受到的社会舆论和公众关注也越来越多。

　　在这里你将了解食品安全的有关概念、食品安全现状、我国食品安全法律法规体系、食品安全标准、食品质量认证、食品安全管理体系等内容。

学习目标

1. 知识目标

(1) 了解食品安全、食品安全事故的定义，我国食品安全现状、问题及对策；

(2) 了解我国食品安全相关法律法规和食品标准及食品质量认证；

(3) 掌握 HACCP、GMP、SSOP 等食品安全管理体系。

2. 技能目标

(1) 能够辨别食品安全事故；

(2) 在食品安全事故发生时，能够运用法律武器维护自身和公众的利益；

(3) 能够与同学合作建立相关食品安全管理体系。

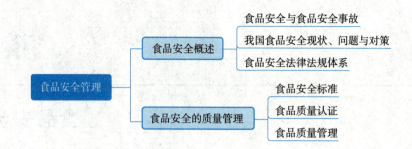

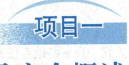

项目一

食品安全概述

1. 你是否经历过食品安全事故?
2. 你认为引发食品安全事故的原因有哪些?

项目导读

世界排名第一的餐厅曝出食物中毒事件

新华网(哥本哈根)据丹通社 2013 年 3 月 8 日报道,连续 3 年荣获世界最佳餐厅称号的丹麦诺马餐厅因卫生管理不当,63 名食客于 2013 年 2 月在该餐厅就餐后出现呕吐、腹泻等食物中毒症状。丹麦食品安全管理部门随后对诺马餐厅进行了检查,怀疑是一名患有急性肠胃炎的厨师污染了食物,并从食物中毒患者的粪便样本中检测出诺如病毒,诺如病毒是一种引起非细菌性急性肠胃炎的病毒,感染者一般患有恶心、呕吐、腹泻等症状。

反思:世界排名第一的餐厅怎会发生如此严重的食品安全事故?食品安全事故对餐饮企业有怎样的影响?餐饮企业应该怎样避免食品安全事故的发生?

一、食品安全与食品安全事故

(一) 食品安全

食品安全在《食品安全法》第十章附则第一百五十条中定义为,食品无毒、无害、符合应当有的营养要求,对人体健康不造成任何急性、亚急性或慢性危害。

食品安全可分为绝对安全和相对安全,食品绝对安全是指确保不可能因食用某种食品而危及健康或造成伤害的承诺,即食品绝对没有危害,食用后对人体没有任何风险;食品相对安全是指一种食品或食品的成分在合理食用方式和正常消费量情况下,不会导致对健康损害的实际确定性。实际上,人类的任何饮食消费,总是存在某些风险,绝对安全或零风险是不存在的。

(二) 食品安全事故

《食品安全法》第十章第一百五十条规定,食品安全事故是指食源性疾病、食品污染等源于食品,对人体健康有危害或者可能有危害的事故。

食源性疾病是指食品中致病因素进入人体引起的感染性、中毒性疾病,包括食物中毒。食源性疾病可能是因为食品生产经营行为不当造成的,也可能是因为个人误食引起的。食源性疾病很可能是发生食品安全事故的信号。

（三）食品安全事故的法律责任

《食品安全法》对违反该法而引起的食品安全事故，规定了行政处罚、民事赔偿责任和刑事责任。行政处罚包括警告、责令停产停业、没收违法所得、罚款、吊销许可证。民事赔偿项目包括医疗费、误工费、生活费、丧葬费和精神损害抚恤金，消费者除要求赔偿损失外，还可以向生产者或销售者要求支付价款10倍的赔偿金。刑事处罚有拘役、有期徒刑、无期徒刑、死刑、罚金和没收财产。

案例分析

（四）食品安全事故处理

1. 制定食品安全事故处置方案

食品生产经营企业应制订食品安全事故处置方案，定期检查各项食品安全防范措施的落实情况，及时消除食品安全事故隐患。

2. 及时报告食品安全事故的发生情况

当发生食品安全事故时，应当及时向有关部门报告情况，同时应当立即封存导致或可能导致食品安全事故的食品及其原料、工具及用具、设备设施和现场，在2 h内向所在地县区级人民政府卫生部门和食品药品监督管理部门报告，并按照相关监管部门的要求采取控制措施。

3. 配合调查

应当配合食品安全监督管理部门进行食品安全事故调查处理，按照要求提供相关资料和样品，不得拒绝。

案例分析

食品药品监督管理部门对食品安全事故处理过程

"我们学校今天陆续有人出现恶心、腹痛、腹泻、呕吐症状，可能是食物中毒……"某日某时，某食品药品监督管理部门投诉举报中心接到报警电话，随即启动一系列应急工作。

接到报警后，投诉举报中心迅速将这一情况向上汇报，某食药监局迅速成立流行病学调查组调查此事。调查组首先来到医院，与医生进行病情沟通。医生表示，医院目前已收治50人，主要症状是腹痛腹泻，普遍伴有发热、恶心、呕吐，辅助检查血常规白细胞总数普遍增高，以中性粒细胞升高为主。随后，调查组兵分两路，一路留在医院观察疑似食物中毒学生的情况，另一路则带着这些学生的粪便、呕吐物、血液样本回到疾控中心检测和处理。疾控中心人员根据掌握信息进行了描述性流行病学分析，得出结论：这是一起由致病性微生物引起的食物中毒事件，致病因子为沙门氏菌。为了查明原因，防止事态扩大蔓延，食药监执法人员和疾控中心马上针对学校食堂经营资质、食堂布局、食品的采购和加工过程、餐具消毒等情况进行实地全面调查和样品采集。最终，检查发现了食品加工过程不规范、食品库房货架存放杀虫剂等违法违规行为，食药监执法人员制作了现场检查笔录，并对学校下达了责令改正通知书。

问题思考：

1. 如果你是餐饮企业负责人，你想从哪些方面避免食品安全事故的发生？

2. 请你谈谈食品安全对食品生产经营企业的重要性。

二、我国食品安全现状、问题与对策

(一) 我国食品安全现状与问题

当前我国食品质量安全保障体系基本建成，食品安全监测数据质量提升，食品工业已成为我国第一大制造业，在 2020 年全球食品安全综合指数排名中，中国居第 35 位，从这四个方面显示出我国食品安全水平在不断提高。

但是，我国食品安全风险隐患依然严峻。病原微生物、真菌毒素、重金属等污染，农兽药滥用，非法添加、掺杂使假和欺诈是我国现阶段突出的食品安全问题。

导致我国食品安全问题的根源有 5 个方面，即农产品产地环境污染严重、食品产业基础薄弱、尚未健全"从农田到餐桌"的法律法规及标准和监管体系、科技支撑发展滞后和社会共治格局尚未形成。

未来 10～20 年，疫情疫病传播和突发性致病菌污染造成的食源性疾病和来自种养殖业滥用药物以及环境污染造成的化学性污染，将成为我国食品安全的主要特征。

(二) 发达国家经验

一是法律体系架构合理、更新与时俱进。例如，食品从农田到餐桌监控法规实现无缝链接，欧盟食品残留物监控体系的每个环节都有可操作的具体法规、指令。二是标准体系系统、完整、可操作性强。三是风险分析的决策方法科学。风险评估是发达国家食品安全管理的核心环节。发达国家重视食品风险交流，通过设立专门风险交流机构，开展公众消费认知调查，及时公布相关食品安全风险信息，不断加强同消费者之间的沟通与反馈。四是先进国家食品安全网络实验室初露端倪，监管已进入信息化时代。五是有效运行的社会共治机制。发达国家在 20 世纪 90 年代以后，就尝试采用以政府监管为主并且借助社会力量对食品安全加以监管的新模式，形成由政府监管、行业自律、消费者维权、社会监督相结合的"四位一体"的社会共治格局，且各方均贯彻契约精神。这些都是我们未来可以借鉴的国际经验。

(三) 食品安全管理对策

加强现有食品安全风险监测体系整合，建立以过程控制为主、终端产品为辅的风险监测体系，制定食品中病原微生物、食品中环境污染物、食品中农兽药残留、食品营养成分和国民健康指标、食品真实性五项基础监测计划，构建国家食品安全风险预警网络平台，实现食品安全监管前移。

食品安全治理要从以下方面着手：完善法律法规、标准和监管体系；让产地环境污染治理见实效，食源性疾病实现主动预防和控制；实施国家食品安全重大科技专项，提高技术创新能力；构建国家食品安全风险预警网络平台，保证"舌尖上的安全"；加强食品工业道德法规建设。

案例分析

三、食品安全法律法规体系

(一) 我国食品安全法律法规体系

食品安全法律法规体系是指有关食品生产和流通的安全质量标准、安全质量检测标准及相关法律、法规、规范性文件构成的有机体系，它是个庞大的体系，整个体系运行涉及企业的食品加工、生产销售、进出口、卫生监管、国家干预等各环节，代表了一个国家的经济实力和对人民生命健康的重视程度。食品安全法律和相关法规构成食品安全管理的基础，完善的法律体系是食品安全的有效保障。

我国食品安全法律以《食品安全法》为主导，由《中华人民共和国标准化法》（以下简称《标准化法》）、《中华人民共和国进出境动植物检疫法》（以下简称《进出境动植物检疫法》）、《中华人民共和国农业法》（以下简称《农业法》）、《中华人民共和国农产品质量安全法》（以下简称《农产品质量安全法》）等数部有关食品安全的法律以及诸如《中华人民共和国消费者权益保护法》（以下简称《消费者权益保护法》）、《中华人民共和国传染病防治法》（以下简称《传染病防治法》）、《中华人民共和国刑法》（以下简称《刑法》）等法律中有关食品安全的相关规定构成，是我国食品安全法律体系的框架，为全面提高我国的食品安全水平发挥了重要作用。

法规包括国务院制定的行政法规，如《突发公共卫生事件应急条例》《农业转基因生物安全管理条例》等，地方人大制定的地方性法规，如《辽宁省畜禽产品质量安全管理条例》等。

规章包括国务院相关行政部门制定的部门规章和地方人民政府制定的地方规章，部门规章指国务院各部门根据法律和国务院的行政法规，在本部门的权限内按照规定的程序制定的规定、办法、实施细则、规则等规范文件，包括《农产品产地安全管理办法》《农产品包装和标识管理办法》《食品标识管理规定》等，另外，各地地方也制定了大量的地方政府规章。

我国食品安全相关标准由国家标准化管理委员会统一管理，国务院相关行政主管部门分工管理本系统、本行业的食品标准化工作。目前已形成了门类齐全、结构相对合理的食品质量安全标准体系。

食品安全法律法规体系如图8-1-1所示。

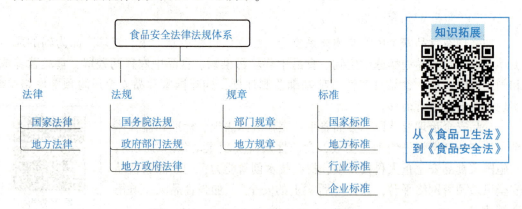

图8-1-1 我国食品安全法律法规体系

（二）餐饮服务应遵守的食品安全法律法规

食品从农田到餐桌，经历了种植、养殖、捕捞、运输、储存、销售、生产加工等诸多环节，餐饮业作为食物供应链条的最后一环，其食品安全风险具有累积性、综合性、广泛性和显现性等特点。为了加强餐饮服务食品安全管理，规范餐饮服务经营行为，国家对食品安全实行立法管理和监督制度，在我国从事餐饮食品的经营服务则必须符合国家颁发的食品安全法律法规和标准的要求。

重要的餐饮食品安全法律法规及标准有：《食品安全法》《中华人民共和国食品安全法实施条例》《国务院关于加强食品等产品安全监督管理的特别规定》《中华人民共和国刑法修正案（八）》《餐饮服务食品安全监督管理办法》《餐饮服务许可管理办法》《餐饮服务许可审查规范》《重大活动餐饮服务食品安全监督管理规范》《餐饮服务食品采购索证索票管理规定》《餐饮服务食品安全监督抽检工作规范》《餐饮服务食品安全操作规范》《食品安全国家标准 消毒餐（饮）具》（GB 14934—2016）、《生活饮用水卫生标准》（GB 5749—2006）、《饭馆（餐厅）卫生标准》等。

（三）餐饮企业应建立的食品安全管理制度

为保障餐饮服务食品安全，有效预防食品安全事故和食品安全违法事件的发生，餐饮企业应当建立健全食品安全管理制度，加强对员工食品安全知识的培训，配备专职或兼职食品安全管理人员，做好对所生产经营食品的检验工作，依法从事食品生产经营活动。

依据《食品安全法》及配套法规规范要求，餐饮企业需要建立的食品安全管理制度主要有以下20项。其中，若未建立采购查验和索证索票制度、采购记录制度、从业人员健康管理制度，将依法受到行政处罚。

(1) 原料采购查验和索证索票制度；

(2) 采购记录制度；

(3) 库房管理制度；

(4) 食品添加剂使用管理制度；

(5) 餐具消毒保洁制度；

(6) 从业人员食品安全知识培训制度；

(7) 从业人员健康管理制度；

(8) 预防食物中毒制度；

(9) 食品安全事故应急预案；

(10) 食品运输制度；

(11) 食品粗加工及切配卫生管理制度；

(12) 烹调加工管理制度；

(13) 配餐间卫生管理制度；

(14) 凉菜间卫生制度；

(15) 面食制作管理制度；

(16) 裱花制作卫生管理制度；

(17) 烧烤制作安全管理制度；

(18) 食品留样制度；

(19) 设施、设备维护管理制度；

(20) 餐厨废弃物处置管理制度。

银川市"重庆123火锅"使用回收地沟油案

2014年1月23日，银川市公安等多部门联合行动，一举端掉位于永宁县望远镇用废弃油脂加工火锅底料的黑作坊，依法查处"重庆123火锅"5家门店使用回收加工的地沟油作为食品原料的违法行为。

依照《食品安全法》没收其违法所得212 400元，没收火锅底料676 kg，处以罚款245 000元，吊销《餐饮服务许可证》。司法机关以生产销售有毒、有害食品罪分别判处涉案人员李某（男）、周某（男）、朱某（女）3人有期徒刑3年、1年6个月、1年，并处罚金10万元、9万元、9万元。

问题思考：

1. 根据上述案例，对事件进行分析，阐述你的看法和主张。
2. 请列举你所了解其他的食品安全事件。

案例分析

【实训目的】

了解餐饮企业食品安全管理状况。

【实训内容】

通过问卷调查或访谈等方法，对不同规模和类型的餐饮企业进行调研，了解其食品安全管理机构和食品安全管理人员的设置及其食品安全管理制度的建立和执行情况。

【实训要求】

4~5名学生为一组，撰写调研报告，字数为2 000~3 000字。

—— 项目小结与练习 ——

食品安全事故是源于食品，对人体健康有危害或可能有危害的事故，包括食品污染、食源性疾病。我国食品安全法律法规体系包括法律、法规、规章等，食品生产经营企业应严格遵守以《食品安全法》为基础的一系列配套的法律法规体系，以确保其食品安全。

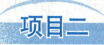

项目二
食品安全的质量管理

思考问题

1. 什么样的食品是安全食品？
2. 食品监管人员应该如何保证食品安全？
3. 食品加工人员应该如何保证食品安全？
4. HACCP 食品安全管理体系的基本原则是什么？

项目导读

汕头都市报2016年8月28日报道：长期以来，华新城片区自发形成餐饮一条街，但却存在无证经营、占道经营等不文明现象。27日上午，金平区重拳出击，开展整治行动，共查封无证、卫生状况极差的经营户13家。

据介绍，华新城片区的餐饮一条街脏乱差现象严重，食品安全隐患多，不少餐饮经营户未取得食品经营许可证就开张营业。

27日上午，金平区食药监局与月浦街道办、派出所开展联合整治行动，整顿餐饮经营户无证经营、占道经营、不文明经营等行为，严肃查处脏乱差现象严重的经营户及没有取得食品经营许可的无证经营户。在一家快餐店门口，记者看到拉闸门上落满灰尘，店门口的餐车十分油腻，刚买来的食材随意扔在地上，卫生环境糟糕，且该店为无证经营，还占道经营。对此，工作人员上门调查取证，并依法查处违规商户。

在整治过程中，有关部门还引导经营户依法办证，文明经营。据介绍，本次行动共查封无证、卫生状况极差的经营户13家，发出责令整改4份，并对4家违规经营户进行警告处罚。

反思：

1. 为什么会有半数以上的餐饮单位无证经营和卫生状况极差？
2. 如何对餐饮单位进行食品安全管理体系的培训？

一、食品安全标准

（一）食品安全标准的制定及要求

《食品安全法》第二十七条规定：食品安全国家标准由国务院卫生行政部门会同国务院食品药品监督管理部门制定、公布，国务院标准化行政部门提供国家标准编号。食品中农药残留、兽药残留的限量规定及其检验方法与规程由国务院卫生行政部门、国务院农业行政部门会同国务院食品药品监督管理部门制定。屠宰畜、禽的检验规程由国务院农业行政部门会同国务院卫生行政部门制定。

食品安全标准是强制执行的标准。除食品安全标准外，不得制定其他食品强制性标准。制定食品安全标准，应当以保障公众身体健康为宗旨，做到科学合理、安全可靠。制定食品安全国家标准，应当依据食品安全风险评估结果并充分考虑食用农产品安全风险评估结果，参照相关的国际标准和国际食品安全风险评估结果，并将食品安全国家标准草案向社会公布，广泛听取食品生产经营者、消费者、有关部门等方面的意见。食品安全国家标准应当经国务院卫生行政部门组织的食品安全国家标准审评委员会审查通过。食品安全国家标准审评委员会由医学、农业、食品、营养、生物、环境等方面的专家及国务院有关部门、食品行业协会、消费者协会的代表组成，对食品安全国家标准草案的科学性和实用性等进行审查。

对地方特色食品，没有食品安全国家标准的，省、自治区、直辖市人民政府卫生行政部门可以制定并公布食品安全地方标准，报国务院卫生行政部门备案。食品安全国家标准制定后，该地方标准即行废止。国家鼓励食品生产企业制定严于食品安全国家标准或者地方标准的企业标准，在本企业适用，并报省、自治区、直辖市人民政府卫生行政部门备案。

省级以上人民政府卫生行政部门应当在其网站上公布制定和备案的食品安全国家标准、地方标准和企业标准，供公众免费查阅、下载。对食品安全标准执行过程中的问题，县级以上人民政府卫生行政部门应当会同有关部门及时给予指导、解答。

省级以上人民政府卫生行政部门应当会同同级食品药品监督管理、质量监督、农业行政等部门，分别对食品安全国家标准和地方标准的执行情况进行跟踪评价，并根据评价结果及时修订食品安全标准。省级以上人民政府食品药品监督管理、质量监督、农业行政等部门应当对食品安全标准执行中存在的问题进行收集、汇总，并及时向同级卫生行政部门通报。食品生产经营者、食品行业协会发现食品安全标准在执行中存在问题的，应当立即向卫生行政部门报告。

(二) 食品安全标准的内容

(1) 食品、食品添加剂、食品相关产品中的致病性微生物，农药残留、兽药残留、生物毒素、重金属等污染物质及其他危害人体健康物质的限量规定；

(2) 食品添加剂的品种、使用范围、用量；

(3) 专供婴幼儿和其他特定人群的主辅食品的营养成分要求；

(4) 对与卫生、营养等食品安全要求有关的标签、标志、说明书的要求；

(5) 食品生产经营过程的卫生要求；

(6) 与食品安全有关的质量要求；

(7) 与食品安全有关的食品检验方法与规程；

(8) 其他需要制定为食品安全标准的内容。

二、食品质量认证

（一）质量认证的种类

1. 管理体系认证

目前已经实施的食品相关管理体系认证有 ISO 9000 质量管理体系认证、ISO 22000 质量管理体系认证、ISO 14000 环境管理体系认证、良好操作规范 GMP 认证、HACCP 认证、绿色市场认证，这一类认证几乎可适用于一切产品、服务和管理体系，同样也适用于食品的生产、加工、流通过程的认证。

2. 产品认证

国家正式推出实施的食品、农产品认证形式主要有有机产品认证、绿色食品认证、无公害农产品认证、饲料认证。另外，还存在部分部门的多种认证形式，如保健食品认证、方圆认证、安全饮品认证、食用农产品安全认证等。

（二）质量认证的作用

1. 保障食品质量安全，增强消费者信心

根据《中华人民共和国认证认可条例》，认证是指由认证机构证明产品、服务、管理体系符合相关技术规范、相关技术规范的强制性要求或标准的合格评定活动。随着社会的发展，工作分工越来越细，人们自己的知识并不能完全满足其愿望。消费者购买的商品不全是自身有能力鉴别优劣的简单商品，如部分农产品、日用品，大多数商品由于结构复杂，或者涉及不同行业的专业知识，无法通过表面直观进行鉴别优劣，并且部分产品价格昂贵，如果挑选不当，势必造成大的损失。所以，要获得绝大多数我们用来满足自己需求的事物，我们都必须依赖与他人的合作。为了满足自身需要，我们依赖着专业化生产者之间的劳动分工，这意味着我们在很大程度上依赖着专门知识的分工。这样就需要专业的手段进行评价做出判定。

2. 认证活动的开展，有利于食品生产过程标准化的实施

从最初的农业初级产品的生产和直接销售，到复杂食品的生产、加工、销售环节，操作规程的标准化实施有利于促进食品生产者、经营及管理者牢固树立标准化意识和质量保证意识。经过专业、独立、合法的第三方认证机构认证后的产品，按照认证程序的要求在产品包装上印制相应的认证标志或说明，证明其符合某项标准或者具备某种特征的特性或功能。这种信息能够使消费者有信心选择购买自己需要的产品。并且获得认证的生产、加工企业还要接受认证机构的后续监督，保证其产品能够长期、稳定地达到相关标准的要求。正是由于认证活动的这一重要作用，对于一部分产品进行强制性认证已经成为许多国家或地区开展国家市场准入条件和政府采购的必要条件。

3. 认证活动的开展能够减轻政府压力，适应政府职能转变趋势

长期以来，政府部门直接实施产品质量安全检验检测工作，直接承担着质量安全的责任。积极开展认证活动，对于进一步深化行政体制改革、转变政府职能、提高工作效率，也具有深刻的意义。如今我国已经加入 WTO，越来越多的企业和产品积极参与到国际竞争中。如果认证与过去一样存在政企不分、机构主体不明确的情况，那么如果运转过程中产生质量问题发生责任赔付，就有可能连累到母体单位或上级主管单位，将其拖垮。而认证

机构是一个独立承担民事责任的第三方机构，如果经营运作过程中产生了风险赔付，其赔付的责任也应该在责任规定的限度内，而不像是政府或者一些事业单位一样承担无限责任。政府主管部门对于认证机构的资质审批，对认证活动的规范管理，也是政府自身合理规避认证风险的良好措施。积极开展认证活动，将把政府从直接进行产品质量安全监管的行政审批中解脱出来，并且减少政府的责任和风险。

三、食品质量管理

（一）市场准入制度

1. QS 的产生及隐退

食品质量安全市场准入制度，自 2004 年开始，首先在米、面、油、酱油、醋五类食品中推行。2004 年 1 月 1 日起，这五类食品中凡未取得《食品生产许可证》，并且未加印（贴）QS 标志的，不得出厂销售。2005 年下半年，又扩大到肉制品、乳制品、饮料、调味品（糖、味精）、方便面、饼干、罐头、冷冻饮品、速冻米面食品、膨化食品 10 类食品。后续将对包括余下 13 类食品在内的所有食品实行食品质量安全市场准入制度。

QS 是企业生产许可的简写。中华人民共和国国家质量监督检验检疫总局令《中华人民共和国工业产品生产许可证管理条例实施办法》（总局令 2014 年 4 月 21 日第 156 号）规定，生产许可证标志由"QS"和"生产许可"中文字样组成。标志主色调为蓝色，字母"Q"与"生产许可"四个中文字样为蓝色，字母"S"为白色。根据《食品生产许可管理办法》规定，自 2018 年 10 月 1 日起，食品及食品添加剂包装上一律不得继续使用原包装和标签以及"QS"标志，取而代之的是有"SC"标志的编码。

食品生产许可 SC 的一些重要要求："SC"是"生产"的汉语拼音字母缩写，后跟 14 个阿拉伯数字，从左至右依次为：3 位食品类别编码、2 位省（自治区、直辖市）代码、2 位市（地）代码、2 位县（区）代码、4 位顺序码、1 位校验码。"SC"编码代表着企业唯一许可编码，即食品生产许可改革后将实行"一企一证"，包括即使同一家企业从事普通食品、保健食品和食品添加剂等 3 类产品生产，也仅发放一张生产许可证。这样就能够实现食品的追溯。食品、食品添加剂类别编码由 3 位数字组成，第一位数字代表食品、食品添加剂生产许可识别码，数字"1"代表食品，数字"2"代表食品添加剂。第二位和第三位数字代表食品、食品添加剂类别编号。

在中华人民共和国境内，从事食品生产活动，应当依法取得食品生产许可。食品生产许可应当遵循依法、公开、公平、公正、便民、高效的原则。食品生产许可实行一企一证原则，即同一个食品生产者从事食品生产活动，应当取得一个食品生产许可证。申请食品生产许可，应当先行取得营业执照等合法主体资格。企业法人、合伙企业、个人独资企业、个体工商户等，以营业执照载明的主体作为申请人。

（1）申请食品生产许可，应当符合下列条件：

①具有与生产的食品品种、数量相适应的食品原料处理和食品加工、包装、储存等场所，保持该场所环境整洁，并与有毒、有害场所及其他污染源保持规定的距离；

②具有与生产的食品品种、数量相适应的生产设备或设施，有相应的消毒、更衣、盥洗、采光、照明、通风、防腐、防尘、防蝇、防鼠、防虫、洗涤及处理废水、存放垃圾和

废弃物的设备或设施；保健食品生产工艺有原料提取、纯化等前处理工序的，需要具备与生产的品种、数量相适应的原料前处理设备或者设施；

③有专职或兼职的食品安全管理人员和保证食品安全的规章制度；

④具有合理的设备布局和工艺流程，防止待加工食品与直接入口食品、原料与成品交叉污染，避免食品接触有毒物、不洁物；

⑤法律、法规规定的其他条件。

（2）申请食品生产许可，应当向申请人所在地县级以上地方食品药品监督管理部门提交下列材料：

①食品生产许可申请书。

②营业执照复印件。

③食品生产加工场所及其周围环境平面图、各功能区间布局平面图、工艺设备布局图和食品生产工艺流程图。

④食品生产主要设备、设施清单。

⑤进货查验记录、生产过程控制、出厂检验记录、食品安全自查、从业人员健康管理、不安全食品召回、食品安全事故处置等保证食品安全的规章制度。

申请人委托他人办理食品生产许可申请的，代理人应当提交授权委托书及代理人的身份证明文件。

⑥申请保健食品、特殊医学用途配方食品、婴幼儿配方食品的生产许可，还应当提交与所生产食品相适应的生产质量管理体系文件及相关注册和备案文件。

2. 食品经营许可 SJ 的一些重要要求

《食品经营许可证》编号以 SJ（即"食品经营"的缩写）标识，后加 18 位阿拉伯数字构成。其中 14 位数字从左至右依次为：4 个"0"、2 位省（自治区、直辖市）代码、2 位市（地）代码、2 位县代码、7 位顺序码、1 位校验码，具体编码规则在《国家食品经营许可管理信息系统建设标准》中制定。

从事食品销售、餐饮服务，应当依法获得食品经营许可。食品经营许可应当遵循依法、公开、公平、公正、便民、高效的原则。食品经营许可按照主体业态、食品经营项目及其风险高低实施分类管理。食品经营分类许可的审查通则由国家食品药品监督管理总局另行制定。取得食品生产许可的食品生产者在其生产场所销售其生产的食品，不需要取得食品经营许可。食品经营者申请《食品经营许可证》，应当先行取得营业执照，营业执照的经营范围应当覆盖申请许可的食品经营项目。未取得《食品经营许可证》，不得从事食品经营活动。

（1）从事食品经营应当符合食品安全标准，并符合下列要求：

①具有与经营的食品品种、数量相适应的食品原料处理和食品加工、销售、储存等场所，保持该场所环境整洁，并与有毒、有害场所及其他污染源保持规定的距离；

②具有与经营的食品品种、数量相适应的经营设备或设施，有相应的消毒、更衣、采光、照明、通风、防腐、防尘、防蝇、防鼠、防虫、洗涤及处理废水、存放垃圾和废弃物的设备或者设施；

③有专职或兼职的食品安全技术人员、食品安全管理人员和保证食品安全的规章制度；

④具有合理的设备布局和工艺流程，防止待加工食品与直接入口食品、原料与成品交叉污染，避免食品接触有毒物、不洁物；

⑤国家食品药品监督管理总局或省、自治区、直辖市食品药品监督管理部门规定的其他条件。

（2）申请领取《食品经营许可证》，应当向经营场所所在地的食品药品监督管理部门提出，并提交下列材料：

①《食品经营许可证》申请书；

②营业执照副本原件及复印件；

③食品经营场所的使用证明；

④负责人及食品安全管理人员的身份证明；

⑤与食品经营相适应的经营设备、工具清单；

⑥与食品经营相适应的经营设施空间布局和操作流程的文件；

⑦保证食品安全的规章制度；

⑧省、自治区、直辖市食品药品监督管理部门规定的其他材料。单位食堂需要提交开办者的法人登记证、社团登记证或营业执照等主体证明文件。申请人委托他人办理许可申请手续的，委托代理人应当提交委托书及委托代理人的身份证明。

申请《食品经营许可证》所提交的材料，应当真实、合法、有效，符合相关法律法规规定。申请人应当对其提交材料的合法性、真实性、有效性负责，并在申请书等材料上签字盖章。

（3）食品经营许可的申请人按照下列情形确认：

①已设立企业的申请人为企业；

②企业分支机构申请食品经营许可，其隶属企业为许可申请人，企业的分支机构从事食品经营，各分支机构应当分别申领《食品经营许可证》；

③个体工商户申请食品经营许可，业主为许可申请人。

（4）食品药品监督管理部门收到食品经营许可申请后，应当进行审查，并依据《中华人民共和国行政许可法》以下简称《行政许可法》分别做出以下处理：

①申请事项依法不需要取得《食品经营许可证》的，应当及时告知申请人；

②申请事项依法不属于食品药品监督管理部门职权范围的，应当及时作出不予受理的决定，并告知申请人向有关行政机关申请；

③申请材料存在可以当场更正的错误，应当允许申请人当场更正，由申请人在更正处签名或者盖章，注明更正日期；

④申请材料不齐备或者不符合法定形式的，应当当场或五个工作日内一次告知申请人需要补正的全部内容；当场告知时，应当将申请材料退回申请人；属于五个工作日内告知的，应当收取申请材料并出具收到申请材料的凭据，逾期不告知的，自收到申请材料之日起即为受理；

⑤申请材料齐全、符合法定形式，或者申请人按照要求提交了全部补正材料的，食品药品监督管理部门应当予以受理；

⑥食品药品监督管理部门对申请人提出的申请决定予以受理的，应当出具受理通知书；决定不予受理的，应当出具不予受理通知书，说明不予受理的理由，并告知申请人享有依法申请行政复议或提起行政诉讼的权利。

（二）ISO 族质量管理体系

ISO 是指由国际标准化组织制订的标准。国际标准化组织是一个由国家标准化机构组成的世界范围的联合会，现有 140 个成员国。根据该组织章程，每一个国家只能有一个最有代表性的标准化团体作为其成员。中国是 ISO 的正式成员，代表中国参加 ISO 的国家机构是中国国家标准化管理委员会（由国家市场监督管理总局管理）。其宗旨是在世界范围内促进标准化工作的开展，以利于国际物资交流和互助，并扩大知识、科学、技术和经济方面的合作。其主要任务是制定国际标准，协调世界范围内的标准化工作，与其他国际性组织合作研究有关标准化问题。

1. ISO 9000 质量管理体系

ISO 质量体系标准包括 ISO 9000、ISO 9001、ISO 9004。ISO 9000 标准明确了质量管理和质量保证体系，适用于生产型及服务型企业；ISO 9001 标准为从事和审核质量管理和质量保证体系提供了指导方针。

ISO 9000 质量体系标准包括了 3 个体系标准和 8 条指导方针。3 个体系标准分别是 ISO 9001、ISO 9002 和 ISO 9003；8 个指导方针是 ISO 9000 - 1 至 4 和 ISO 9004 - 1 至 4。其中，首要标准是 ISO 9001，它为设计、制造产品及提供服务的组织，明确指出了一套完整质量体系中的 20 条要素。ISO 9002 为只制造产品但不设计产品及提供服务的组织明确指出了 19 条要素。ISO 9003 为只进行检验的组织明确指出了 16 条要素。ISO 9000 标准每 5 ~ 7 年修订一次。第一批标准已于 1987 年公布，第一次修订则公布于 1994 年，第二次修订于 2000 年公布，第三次修订于 2008 年公布。

ISO 9000 认证需要一个同 ISO 9001 相一致的正在运行的质量体系，由注册团体进行独立的评估。为了维持认证，注册团体需要每 6 个月或 12 个月进行一次监督评估，每 3 年还要进行一次全面再评估。ISO 9000 系列 2000 版以后的版本，将 ISO 9002 和 ISO 9003 融合到 ISO 9001：2000 标准中。所以用于认证的只有 ISO 9001，ISO 9002 和 ISO 9003 已经退出历史舞台。ISO 9004 是业绩改进指南，不用于认证，只用于组织内部综合绩效改进。

2. ISO 22000 食品安全管理体系

ISO 22000：2005 是指 2005 食品安全管理体系（2005 Food Safety Management System）。ISO 22000：2005 标准既是描述食品安全管理体系要求的使用指导标准，又是可供食品生产、操作和供应的组织认证和注册的依据。ISO 22000：2005 表达了食品安全管理中的共性要求，而不是针对食品链中任何一类组织的特定要求。该标准适用于在食品链中所有希望建立保证食品安全体系的组织，无论其规模、类型和其所提供的产品。它适用于农产品生产厂商、动物饲料生产厂商、食品生产厂商、批发商和零售商。它也适用于与食品有关的设备供应厂商、物流供应商、包装材料供应厂商、农业化学品和食品添加剂供应厂商、涉及食品的服务供应商和餐厅。

ISO 22000：2005 采用了 ISO 9000 标准体系结构，将危害分析与临界控制点（HACCP, Hazard Analysis and Critical Control Point）原则作为方法应用于整个体系；明确了危害分析作为安全食品实现策划的核心，并将国际食品法典委员会（CAC）所制定的预备步骤中的产品特性、预期用途、流程图、加工步骤和控制措施和沟通作为危害分析及其更新的输入；将 HACCP 计划及其前提条件、前提方案动态均衡地结合。

ISO 22000：2005 将帮助食品生产商合理使用 HACCP 原则，它将不仅针对食品质量，也将包括食物安全和食物安全系统的建立，这也是首次将联合国有关组织的文件（HACCP）列入质量管理系统中来。ISO 22000：2005 将会是一个有效的工具，避免影响食品制造业盈利性的食品生产，帮助他们生产出安全、符合法律和顾客以及他们自身要求的产品。该新标准与原有的"ISO 15161：2001、ISO 9001：2001 食品和饮料行业中的应用指导方针"将会相互补充。ISO 15161：2001 的覆盖范围比 ISO 22000：20051 要大得多，前者针对的是食品质量的所有方面，阐述了如何将 HACCP 整合进组织的质量管理体系；而后者则集中于食品的安全性，并建议食品生产商主动建立食品安全体系。

（三）良好操作规范 GMP

1. GMP 的定义

GMP 是英文 Good Manufacturing Practice 的缩写，中文意思是良好作业规范，或是优良制造标准，是一种特别注重制造过程中产品质量与卫生安全的自主性管理制度。GMP 在确保食品安全性方面是一种重要的保证措施。GMP 强调食品生产过程（包括生产环境）和储运过程的品质控制，尽量将可能发生的危害从规章制度上加以严格控制。可以说，GMP 是执行 HACCP 的基础。

2. GMP 的起源和发展

20 世纪 60 年代，欧洲发生了震惊世界的"反应停"事件，在 17 个国家造成 12 000 多例畸形婴儿，这是 20 世纪波及世界的最大药物灾难，这一灾难促使了 GMP 的诞生。1962 年美国坦普尔大学 6 名制药专家编写了 GMP，1963 年美国食品药品管理局（FDA）颁布了世界上第一部药品 GMP，并于第二年开始实施。1969 年，美国公布了《食品制造、加工、包装储存的现行良好制造规范》。1975 年 11 月，WHO 正式公布 GMP。美国在食品 GMP 的执行和实施方面做了大量的工作，1996 年版的美国 cGMP 第 110 节内容包括：定义、现行良好生产规范、人员、厂房及地面、卫生操作、卫生设施和设备维护、生产过程及控制、仓库与运销、食品中天然的或不可避免的危害控制等。除上述基本准则外，美国还制定有各类食品的 GMP，如熏鱼的 GMP、低酸性罐头食品的 GMP、酸性食品的 GMP、冻结原虾（经处理）的 GMP、瓶装饮用水的加工与罐装的 GMP、辐照食品的 GMP 等。

到目前为止，世界上已有 100 多个国家和地区实施了 GMP 制度，日本、英国、新加坡等很多先进国家也都引用了食品 GMP，因为用在食品的管理，所以我们称为食品 GMP。1975 年，日本厚生省参照美国食品 GMP 制定了食品的卫生规范，但在执行上仅起到技术性行政指导作用，在法律上不具约束力，仅作为推动企业自身管理的技术指引。而农林水产省主管食品品质，依照《农林产品规格化与质量指示合格化》（又称 JAS 制度）进行管理，它包括 JAS 规格制度与质量指示基准制度两种。前者属自愿性，后者则具有强制性质。

我国台湾食品工业受外国大公司（尤以日本）的影响较大，比较重视食品 GMP 的实施。1985 年试行婴儿配方食品的 GMP，1989 年全面推行食品 GMP 标准（分通则、专则规范及 GMP 验证制度），如《食品 GMP 推行方案》及《食品 GMP 认证制度实施办法》，现在很多食品工厂已经完成食品 GMP 认证。

我国食品企业质量管理规范的制定工作起步于 20 世纪 80 年代中期，从 1988 年至今，卫生部门颁布了 1 个《食品企业通用 GMP》和若干个专用的食品 GMP，并作为强制性标准予以发布。《食品企业通用卫生规范》（GB 14881—1994）已经更新为《食品安全国家标准食品生产通用卫生规范》（GB 14881—2013），规定了食品生产过程中原料采购、加工、包装、储存和运输等环节的场所、设施、人员的基本要求和管理准则，以法规的形式对食品进行强制管理。专用的食品 GMP 有罐头、白酒、啤酒、酱油、食醋、膨化食品、保健食品的 GMP 等。

3. GMP 的基本内容

食品良好操作规范也称食品良好生产规范，是具有专业特性的质量保证体系和制造业管理体系，政府以法规形式，对所有食品制定了一个通用的良好操作规范，所有企业在生产食品时都应自主地采用该操作规范。

在编制某食品 GMP 时应包括以下格式和内容：主题内容及适用范围；术语；原料采购、运输和贮藏的卫生；工厂设计与设施的卫生要求；工人卫生与健康；产品加工过程中的卫生；质量记录、成品贮藏、运输的卫生；卫生与质量检验管理等。

GMP 的重点是制定操作规范和双重检验制度，确保食品生产过程的安全性，防止异物、有毒有害物质、微生物污染食品，防止出现人为事故，完善管理制度，加强标签、生产记录、报告档案记录的管理。

因此，GMP 中最关键最基本的内容是卫生标准操作程序（SSOP）。各类食品企业还应根据实际情况分别执行各自食品的良好操作规范，或参照执行相近食品的良好操作规范。在执行政府和行业的良好操作规范时，企业应根据企业的实际情况，进一步细化、具体化、数量化，使之更具有可操作性和可考核性。

通常将 GMP 的管理要素归纳为八个部分：机构与人员；厂房、设施和设备；物料与产品管理；确认和验证；质量控制和质量保证；生产管理；自动化与计算机系统；质量风险管理。

为便于理解，人们往往将其概括为 4M：人员（Man）：要由适合的人员来制造与管理；原料（Material）：要选用良好的原材料来制造；设备（Machines）：要采用标准的厂房和机器设备；方法（Methods）：要准照既定的适宜的方法来制造。

所以，GMP 实际上是一种包括 4M 管理要素的质量保证制度，其实施的主要目的包括以下三个方面：

（1）降低食品制造过程中人为的错误；

（2）防止食品在制造过程中遭受污染或品质劣变；

（3）要求建立完善的质量管理体系。

4. GMP 的认证

食品良好操作规范是一种自主性的质量保证制度，为了提高消费者对食品良好操作规范的认知和信赖，一些国家和地区开展了食品良好操作规范的自愿认证工作。

食品 GMP 认证工作程序包括申请、资料审查、现场评审、产品检验、签约、授证、追踪考核等步骤。

（1）食品企业应递交申请书。申请书包括产品类别、名称、成分规格、包装形式、质量、性能，并附公司注册登记影印件、工厂厂房配置图、机械设备配置图、技术人员学历证书和培训证书等。同时食品企业还应提供质量管理标准书、制造作业标准书、卫生管理标准书、顾客投诉处理办法和成品回收制度等技术文件。

（2）质量管理标准书。质量管理标准书的内容包括质量管理机构的组成和职责、原材料的规格和质量验收标准、过程质量管理标准和控制图、成品规格及出厂抽样标准、检验控制点和检验方法、异常处理办法、食品添加剂管理办法、员工教育训练计划和实施记录、食品良好操作规范考核制度和记录、仪器校验管理办法等。

（3）制造作业标准书。制造作业标准书的内容包括产品加工流程图、作业标准、机械操作及维护制度、配方材料标准、仓储标准和管理办法、运输标准和管理办法等。

（4）卫生管理标准书。卫生管理标准书的内容包括环境卫生管理标准、人员卫生管理标准、厂房设施卫生管理标准、机械设备卫生管理标准、清洁和消毒用品管理标准。

（5）食品GMP认证标志。食品GMP认证编号由9位数组成，1~2号代表产品的类别，3~5号代表工厂编号，6~9号代表产品编号。

案例分析

2013年9月24日《经济参考报》记者从消息人士处获悉，国家食药总局近日将公布《企业生产婴幼儿配方乳粉许可条件审查细则（2013版）》。这被业内称为"婴幼儿配方乳粉GMP"（GMP是优良制造标准的简称，是一套适用于制药、食品等行业的强制性标准）的出台，意味着婴幼儿配方乳粉行业准入门槛提高，有利于实现扶优汰劣。

目前我国有乳品企业800多家，婴幼儿配方乳粉生产企业128家，乳制品经营单位208.5万家，婴幼儿乳粉的经营单位54.5万家。资料显示，今年上半年，我国乳制品产量为1 307万吨，同比增长11.63%。

《经济参考报》记者从消息人士处了解到，"婴幼儿配方乳粉GMP"主要包括五个方面的内容：一是要求实施HACCP（危害分析和关键控制点体系）和GMP管理体系。二是以生乳为原料的生产企业，应有自建养殖场，确保生乳的质量安全；以全脂、脱脂乳粉为原料的生产企业，应自控奶源。三是全面提高生产、管理要求，特别是原辅材料的采购要求。四是企业有研发能力，能建立自主研发机构和检验机构。五是建立产品追溯制度，应确保对产品从原料采购到产品销售的所有环节都可进行有效追溯。

对于大的乳制品企业来说，自建养殖场和自控奶源的思路已经非常清晰了。内蒙古伊利实业集团有限公司副总裁陈福泉指出，只有优质奶源才能生产出优质的婴幼儿配方奶粉，截至2012年，伊利已累计投入近90亿元进行奶源基地建设，形成了优质、稳定的原料奶供应基地。对所有辅料供应商资质进行全面评估，实行供应商准入制度。

"建立追溯制度可能是一个难点，比较消耗时间和财力。因为只有像药品一样有电子监管条码，才能实现追溯。"内蒙古蒙牛乳业（集团）股份有限公司助理副总裁王艳松接受《经济参考报》记者采访时指出，蒙牛的追溯体系可从原料到生产成品的整个过程，但对一级、二级经销商追溯体系尚未建立，"涉及计算机系统、机器、人员培训等一系列内容，肯定会增加成本"。

《经济参考报》记者了解到，"婴幼儿配方乳粉GMP"出台后，三个配套文件也将陆续出台，形成"四位一体"的系统法规，监管我国婴幼儿配方乳粉质量。

中国乳制品工业协会理事长宋昆冈也建议，食药总局应统一审核发放乳制品及婴幼儿乳粉食品生产许可证，严格婴幼儿配方乳粉生产许可证发放标准和审核程序，保证审核工作的公开、公正、透明。

　　问题：1. 怎样确保原料乳的安全性？

　　　　　2. 怎样建立一级、二级经销商追溯体系？会增加哪些方面的成本？

（四）HACCP 食品安全管理体系

1. HACCP 的定义

　　HACCP 是英文 Hazard Analysis and Critical Control Point 的缩写，中文意思为危害分析与关键控制点，是一种在食品生产过程中控制食品安全卫生质量的预防系统。国际标准 CAC/RCP−1《食品卫生通则 1997 修订 3 版》对 HACCP 的定义为：鉴别、评价和控制对食品安全至关重要的危害的一种体系。国家标准《食品工业基本术语》（GB/T 15091—1994）对 HACCP 的定义为：生产（加工）安全食品的一种控制手段，对原料、关键生产工序及影响产品安全的人为因素进行分析，确定加工过程中的关键环节，建立、完善监控程序和监控标准，采取规范的纠正措施。

2. HACCP 的起源和发展

　　HACCP 最初是由美国国家航空航天局 NASA、陆军 Natick 实验室和美国 Pillsbury 公司在 20 世纪 60 年代为了生产百分之百安全的航天食品而产生的食品安全控制系统。当时，为了尽可能减少风险确保宇航食品高度安全，Pillsbury 公司花费大量的人力和物力进行检测，最终产品成本难以接受，并且靠最终的检验控制食品质量并不能防止不合格产品的减少。为解决这一问题，Pillsbury 公司率先提出了通过过程控制食品安全的概念，这就是HACCP 的雏形。国际食品法典委员会（CAC）《食品卫生通则》包括《HACCP 体系及应用准则》的内容，标准体现了相互沟通、体系管理、前提方案、HACCP 原则，同时使 HAC-CP 的结构和技术内容不断得到扩展、完善和提升。

　　目前，HACCP 理念和食品安全控制体系已被国际和国内所认可与接受，并广泛应用于食品及相关产品，在食品安全技术发展的过程中国际食品法典委员会及经济发达国家如美国、欧盟、加拿大、澳大利亚、日本等国起到了有效推动作用。

　　我国自 20 世纪 80 年代引进 HACCP，起初对于 HACCP 的实施只是探讨和由于进出口的要求处于应对发展阶段，20 世纪 90 年代初，出入境检验系统陆续发布了出口食品的卫生规范。HACCP 的全面推广应用是在近些年展开的，2002 年 3 月，国家认监委发布了《食品生产企业危害分析与关键控制点（HACCP）管理体系认证管理规定》，由此拉开了我国食品企业 HACCP 认证的序幕。2004 年国家认证机构认可委员会（CNAB）发布了《基于 HAC-CP 的食品安全管理体系规范》，许多大型的食品生产企业建立了食品安全体系，取得了食品安全认证资格。2005 年，国家认监委组织开展了国家"十五"科技攻关项目"食品企业和餐饮业 HACCP 体系建立和实施"，起草制定了 HACCP−EC−01《食品安全管理体系要求》通用评价准则，该标准已经在肉制品、水产品、速冻果蔬、餐饮业等食品行业推广应用。2009 年，中华人民共和国国家质量监督检验检疫总局发布了《危害分析与关键控制点（HACCP）体系食品生产企业通用要求》，后期又出台了许多食品企业 HACCP 的应用规范。

3. HACCP 的七个原则

　　（1）原则一　危害分析和预防措施。首先要找出与品种有关和与加工过程有关的可能危及产品安全的潜在危害，然后确定这些潜在危害中可能发生的显著危害，并对每种显著危害制定预防措施。危害是指有可能引起食物不安全的生物、化学或物理的因素。显著危害是指可能发生、一旦发生对消费者导致不可接受的健康风险的危害，HACCP 只把重点放在控制显著危害上。危害的来源主要有两个：一是原料在种养、收获、运输过程中形成或受环境的污染；二是在食品加工过程中形成的或受到的污染。危害一般分为三大类：一是生物危害，如致病菌、病毒、寄生虫等；二是化学危害，如农药、兽药残留，违规使用的饲料添加剂，工业化学品污染物，各种有毒化学元素，如铅、砷、汞、氰化物，以及微生物代谢产生的有毒物质，如金黄色葡萄球菌肠毒素、肉毒杆菌毒素、黄曲霉毒素、贝毒素等；三是物理危害，如碎玻璃、金属碎屑等可导致人体伤害的物质。

（2）原则二　确定关键控制点（CCP）。关键控制点（CCP）是指对食品加工过程的某一点、某一步骤或工序进行控制后，就可以防止、消除食品危害或减少到可接受的水平。有效的控制包括：一是防止发生，如改变食品中的 pH 值到 4.6 以下，可以使致病性细菌不能生长，或添加防腐剂、冷藏及冷冻能防止细菌生长。改进食品的原料配方，要防止化学危害如食品添加剂的危害发生。二是消除危害，如加热可以杀死所有的致病性细菌，冷冻至 –38 ℃ 可以杀死寄生虫，金属检测器可以消除物理的危害。三是减少到一定水平，有时候有些危害不能防止发生，也不能消除危害，只能减少或降低到一定水平。如对于生吃的或半生的贝类，其生物化学危害只能从开放的水域、捕捞者以及贝类管理机构来进行控制，但这绝不能保证防止发生，也不能消除。CCP 是动态的，不是静态的。有时一个危害需要多个 CCP 来控制，而有时一个 CCP 点可以控制多个危害。

（3）原则三　建立关键限值（CL）。关键限值即是与一个 CCP 相联系的每个预防措施所必须满足的标准，一个关键限值表示用来保证一个生产操作生产出安全产品的界限。对确定的关键控制点的每个预防措施确定关键限值，每个 CCP 必须有一个或多个关键限值用于每个重大危害，当加工偏离了关键限值，应采取纠偏行动保证食品安全。关键限值的建立需要进行实验或从科学刊物、法规性指标、专家及试验研究会中收集信息。

（4）原则四　建立关键控制点监控程序。监控程序是指实施一个有计划的连续观察和测量以评估一个 CCP 是否受控，并且为将来验证时使用做出精确的记录。监控程序的建立包括监控什么、如何监控、监控频率和谁来监控等内容的程序，以确保关键限值得以完全符合。

（5）原则五　纠偏行动。纠偏行动是指当发生偏离或不符合关键限值时所采取的步骤。确定当发生关键限值偏离时，可采取的纠偏行动，以确保恢复对加工的控制，并确保没有不安全的产品销售出去。

知识拓展

6S 管理法

（6）原则六　验证程序。验证程序是指除监控方法外，用来确定 HACCP 体系是否按 HACCP 计划运作或计划是否需要修改及再确认、生效所使用的方法、程序或检测及审核手段。验证活动包括：一是确认；二是 CCP 的验证，包括监控设备的校正、针对性的取样和检测、CCP 记录的复查等；三是 HACCP 计划有效运行的验证，包括审核和最终产品的微生物（化学）检验等。

（7）原则七　保持文件和记录。建立有效的记录保持程序，以文件证明 HACCP 体系。HACCP 体系的记录文件包括 HACCP 计划和用于制定计划的支持性文件、关键控制点监控的记录、纠偏行动的记录、验证活动的记录等多种。

4. 餐饮企业 HACCP 管理体系的建立

餐饮企业 HACCP 的建立流程一共分为 12 个步骤，如图 8 – 2 – 1 所示。

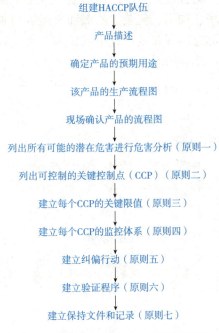

组建HACCP队伍

产品描述

确定产品的预期用途

该产品的生产流程图

现场确认产品的流程图

列出所有可能的潜在危害进行危害分析（原则一）

列出可控制的关键控制点（CCP）（原则二）

建立每个CCP的关键限值（原则三）

建立每个CCP的监控体系（原则四）

建立纠偏行动（原则五）

建立验证程序（原则六）

建立保持文件和记录（原则七）

图 8 – 2 – 1　建立 HACCP 体系的流程

（1）建立 HACCP 的五个预先步骤。

①步骤 1 组建 HACCP 队伍。这个队伍的成员应该是来自本企业与质量管理有关的、各主要部门和单位的代表，他们中间应包括熟悉生产工艺和工装设备的技术专家和具备食品加工卫生管理和检验知识的人员，其中，队伍的负责人应接受过有关 HACCP 原理及应用知识的培训。必要时，企业也可以在这方面寻求外部专家帮助制定 HACCP 计划的工作步骤。

②步骤 2 产品描述。描述产品至少应包括以下内容：

a. 产品的成分，如加工产品所用的原料、配料和添加剂等；

b. 产品的组织及理化特性，如是固体还是液体，呈胶状还是乳状，其活性水 pH 值是多少等；

c. 产品的加工方法，如加热、冷冻、干燥、盐渍、熏制等，可对加工过程做简述；

d. 产品的包装，如罐装、真空包装、空气调节等；产品贮藏和发运的条件，如是否需要低温冷藏等；

e. 产品货架期，如销售期限和最佳食用期；产品拟供应的对象和食用的方法；产品所采用的质量标准，尤其要明确产品的卫生标准。

③步骤 3 确定产品的预期用途。首先要考虑的是该食品是否专门针对那些特殊的群体，他们可能易于生病或受到伤害，如老年人、体质虚弱者等特殊病人、婴儿或免疫系统受损害的人。预期用于公共机构、婴儿和特殊病人的食品较那些用于一般公众市场的食品应给予极大的关注。还要了解消费者将会如何使用他们的产品，会出现哪些错误的使用方法，

这样的使用会给消费者的健康带来什么样的后果。即食食品、充分加热后食用的食品或其他作为原料使用的食品，因用途不同其危害分析结果和危害的控制方法也是不同的。

④步骤4 建立产品的生产流程图。每个产品绘制一张加工流程图，从原料接收到产品装运出厂，整个产品的前处理、加工、包装、贮藏和发运等与加工有关的所有环节，包括产品的各工序之间的停留，都应体现在这份详尽的流程图上，以供进行危害分析和识别关键控制点时使用。面包的生产流程如图8-2-2所示。

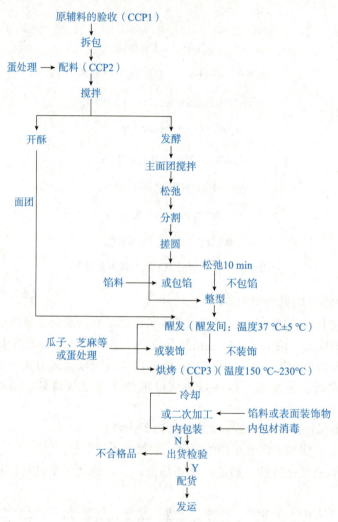

图8-2-2 面包的生产流程图

⑤步骤5 现场确认产品的流程图。流程图的精确性、对危害分析的准确性和完整性是非常关键的。在流程图中列出的步骤必须在加工现场被验证。如果某一步骤被疏忽将有可能导致遗漏显著的安全危害。

HACCP队伍必须通过在现场观察操作，来确定他们制定的流程图与实际生产是否一致。HACCP队伍还应该考虑所有的加工工序及流程，包括班次不同造成的差异。通过这种深入调查，可以使每个小组成员对产品的加工过程有全面的了解。

（2）填写危害分析工作单。

①步骤 6 列出所有可能的潜在危害进行危害分析（原则一）。

a. 找出潜在危害。HACCP 小组进行危害分析时，要从原料的种养环节开始，顺着产品的生产流程，逐个分析每个生产环节，列出各环节可能存在的生物的、化学的和物理的危害，即潜在危害。

b. 判断潜在危害是否为显著危害。并非所有潜在的危害都要纳入 HACCP 计划的监控范围，要通过 HACCP 实施监控的，是在潜在危害中可能发生，而且一旦发生就会对消费者导致不可接受的健康风险的危害（称为显著危害）。

要判断潜在危害是否为显著危害，需要各企业 HACCP 计划的制定者们结合本企业产品生产的实际情况，如原料的来源、加工的方式、方法和流程等，在调查研究的基础上进行分析判断。危害的显著性在不同的产品、不同的工艺之间有着很大的差异，甚至同一种产品也会因规格、包装方式、预期用途的不同而有所不同。例如，拌粉半熟冻虾条的加工过程中的拌糊工序，如果拌好面糊在高温下停留时间过长，会利于病原体生长或金黄色葡萄球菌毒素的产生，所以这一工序时间的控制是显著危害，然而，对冻煮虾仁来说它不是显著的危害。再如，经巴氏杀菌的蟹肉加工，如果该产品是以鲜蟹肉出售的，那么巴氏杀菌过程中致病菌残留的危害就是一个显著危害，如果是供消费者煮熟后食用的，那么就不是显著危害。因此，在对危害的显著性进行分析判断时，要具体情况具体分析，切不可生搬硬套。

c. 确定控制危害的预防措施。显著危害确定后，即要选定用于控制危害相应措施，通过这些预防措施将危害的产生和影响消除或减少到可以接受的水平。控制一个危害可能需要多项措施，也可能一项措施来控制多个危害，如可以对原料进行验收和筛选，甚至到产区做调查访问；对产品加工过程的时间、环境温度、添加剂的使用量的控制；对产品进行加热、冷冻、蒸煮、加盐、发酵、食品添加剂、气调包装等处理。各项控制措施应有明确的操作执行程序，并形成文字，以保证其得到有效的实施。

②步骤 7 列出可控制的关键控制点 CCP（原则二）。

a. 发现 CCP。CCP（关键控制点）是指对食品加工过程中的某一点、步骤或工序进行控制后，就可以防止、消除食品安全危害或将其减少到可接受水平。这里所指的食品安全危害是显著危害，需要 HACCP 来控制，也就是每个显著危害都必须通过一个或多个 CCP 来控制。关键控制点（CCP）能有效控制危害的加工点、步骤或程序。有效的控制包括防止发生、消除危害、降低到可接受水平。

CP（控制点）是指食品在加工过程中，在任何一点、步骤及工序，生物的、物理的及化学的方面问题都能够控制。CP（控制点）包括所有的问题，而 CCP 只是控制安全危害。关键控制点肯定是控制点，并不是所有的控制点都是关键控制点。在食品加工过程中许多点可以定为 CP，而不定为 CCP，因为控制太多的点，就失去了重点，会削弱了影响食品安全的 CCP 的控制。在以前或前几年的 HACCP 发展过程前期，人们趋向控制许多点，涉及方方面面，而现在美国 FDA 进一步发展，只控制几个点，一般是 3 ~ 5 个 CCP。对于其他有关危害点通过 SSOP 来控制，不列入 HACCP 计划中，对于其他质量方面的影响则可以通过全面质量保证来实现。

b. 判断树。通过上面所进行的危害分析，我们已经知道什么是显著危害，以及采取什么样的预防措施来防止危害发生。但是危害介入的步骤，不一定就在该加工步骤进行控制，而在随后步骤或工序上控制其危害，那么后面的工序就是CCP。确定CCP容易混淆，但判断树是一个好帮手。判断树由四个连续问题组成：

问题1：在加工过程中存在的确定的显著危害，是否在这步或后部的工序中有预防措施？如果回答有，接着回答问题2。如果回答无，则回答是否有必要在这步控制食品安全危害。如果回答"NO"，则不是CCP。如果回答"YES"，则说明加工工艺、原料或原因不能控制保证必要的食品安全，应重新改进产品等设计，包括预防措施。另外，只有显著危害且没有防止措施，则不是CCP。

问题2：这一加工步骤是否能消除可能发生的显著危害或降低到一定的可接受水平？如果回答"YES"，还应考虑一下，这步是否最佳，如果是最佳，则是CCP。如果回答"NO"，则接着回答问题3。

问题3：已确定的危害是否能影响判定产品可接受水平，或者这些危害会使产品增到不可接受水平？如果回答"NO"，则不是CCP，主要考虑危害的污染或介入，即是否存在或是否要发生或是要增加。如果回答"YES"，接着回答问题4。

问题4：是否下边的工序能消除已确定的危害或减少到可接受的水平？如果回答"NO"，这一步是CCP。如果回答"YES"，这一步不是CCP。

c. CCP的改变。我们已多次提到，CCP或HACCP控制的是产品，由于加工过程的特异性，对于已确定的关键点，如果出现工厂位置、配方、加工过程、仪器设备、配料供方、卫生控制和其他支持性计划改变及用户的改变，CCP都可能改变。

另外，一个CCP可能可以控制多个危害，如加热可以消灭致病性细菌，以及寄生虫，或冷冻、冷藏可以防止致病性微生物生长和组胺的生成。而反过来，有些危害则需多个CCP来控制，如鲭鱼罐头，在原料收购、缓化、切台三个工序通过三个CCP来控制组胺的形成。

（3）制定HACCP计划表。

①步骤8 建立每个CCP的关键限值（原则三）

当确定了关键控制点（CCP）后，必须为每个关键控制点设立关键限值（CL），用于控制每个显著危害。所谓关键限值（CL）是与一个CCP相联系的每个预防措施所必须满足的标准，它是确保食品可接受与不可接受的界限，也就是说关键限值是一个数值，而不是一个数值范围。

对于每个CCP，通常存在多种选择方案来控制一种特定的显著危害。不同的控制选择通常需要建立不同的关键限值，选择关键限值的原则是快速、准确和方便，具有可操作性。在实际操作当中，多用一些物理的指标（如时间、温度、厚度、大小）和化学的指标（如pH值、水活度值、盐量浓度），而不用一些费时费钱又需要大量样品而且结果不均一的微生物学限量指标。例如，为油炸鱼饼的关键控制点（CCP）设立关键限值（CL）以控制致病菌，有三种选择方案：选择1：CL值定为"无致病菌检出"；选择2：CL值定为"最低中心温度66℃，最少时间1 min"；选择3：CL值定为"最低油温177℃，最大饼厚0.25英寸①，最少时间1 min"。显然，选择1中所采用的CL值（微生物限值）是不实际的，通过微生物检验确定CL值是否偏离需要数日，很费时，CL值不能及时监控。此外，微生物

---

① 1英寸=2.54厘米。

污染带有偶然性，需大量样品检测，结果才有意义。微生物取样和检验往往缺乏足够的敏感度和现实性；在选择 2 中，以油炸后的鱼饼中心温度和时间作为 CL 值，就要比选择 1 更灵敏和实用，但存在着难以进行连续监控的缺陷；在选择 3 中，以最低油温、最大饼厚和最少油炸时间作为油炸工序（CCP）的 CL 值，确保了鱼饼油炸后应达到的杀灭致病菌的最低中心温度和油炸时间，同时，油温和油炸时间能得到连续监控（油温自动记录仪/传送网带速度自动记录仪）。因此，选择 3 是最快速、准确和方便的，是最佳的 CL 选择方案。

另外，选择关键限值应具有科学依据。正确的关键限值需要通过试验或从科学刊物、法律性标准、专家及科学研究等渠道收集信息，予以确定。例如，从杂志文章、食品科学教科书、微生物参考书、政府食品卫生管理指南、进口国食品卫生标准、热力杀菌管理当局、食品科学家、微生物学家、设备制造商、大学研究服务机构处获得。

当然，在不少情况下，合适的关键限值（CL）未必容易找到，甚至找不到，食品加工企业就应选用一个保守的 CL 值。用于确定 CL 值的根据和资料应予存档，作为 HACCP 计划的支持性文件。

关键限值的建立是与后面的监控及纠正措施相互联系的，一旦当监控发现加工偏离了关键限值，就要及时采取纠正措施。纠正措施不但要查找和消除发生偏离的原因，防止偏离再次发生，还要隔离和重新评估发生偏离期间所生产的产品，以确保食品安全。因此，只设立关键限值不利于生产控制，为此还要为关键控制点设立一个操作限值。

②步骤 9 建立每个 CCP 的监控体系（原则四）。

a. 监控程序。监控程序是一个有计划地连续检测或观察加工过程，用以评估一个 CCP 是否受控，并为将来验证时使用的程序。监控过程应做精确的运行记录（填入 HACCP 计划表中）。监控的目的包括：跟踪加工过程中的各项操作；及时发现可能偏离关键限值的趋势并迅速采取措施进行调整；查明何时失控；提供加工控制系统的书面文件。

b. 监控程序的内容。监控程序是 HACCP 计划中最重要的部分，通常包括以下四项内容：

一是监控对象。监控对象通常是针对 CCP 而确定的加工过程或产品的某个可以测量的特性。其可以是生产线上的，如时间与温度的测量；也可以是非生产线上的，如 pH 值、化学指标、菌落总数等的测定。

二是监控方法。一般采用两种基本监控方法：一种方法为在线检测系统，即在加工过程中测量各临界因素，它可以是连续系统，将加工过程中各临界数据连续记录下来；也可以是间歇系统，在加工过程中每隔一定时间进行观察和记录。另一种为终端检测系统，即不在生产过程中而是在其他地方抽样测定各临界因素。终端检测一般是不连续的，所抽取的样品有可能不能完全代表一整批产品的实际情况。

三是监控频率。监控频率取决于 CCP 的性质及检测过程的类型。监控可以是连续的或非连续的，如果可能应该采用连续监控。当不可能连续监控一个 CCP 时，常常需要缩短监控的时间间隔，以便于及时发现对关键限值和操作限值的偏离情况。非连续监控的频率常常根据生产加工的经验和知识确定，可以从以下几个方面考虑正确的监控频率：监控参数的变化程度；如果超过关键限值，企业能承担多少产品作废的风险。

四是监控人员。监控人员可以是流水线上的人员、设备操作者、监督员、维修人员、质量保证人员。一般来说，由流水线上的人员和设备操作者进行监控比较合适，因为这些人员需要连续观察产品和设备，能够较容易地从一般情况中发现问题，甚至是微小的变化。

监控人员必须具备一定的知识和能力，能够接受有关关键控制点（CCP）监控技术的培训，充分理解关键控制点（CCP）监控的重要性，能及时进行监控活动，准确报告每次监控结果，及时报告违反关键限值的情况，以保证纠偏措施的及时性。

③步骤10 建立纠偏行动（原则五）。纠偏措施是针对关键控制点偏离关键限值之后及危害出现之前所采取的纠正措施。HACCP队伍可以根据自己企业的产品特点、生产工艺等实际情况，为每个关键控制点确定相应的纠偏措施，消除导致偏离的原因，恢复和维持正常的控制状态。例如，罐头的生产，当罐头在灭菌过程中，如灭菌锅为CCP点，温度降至关键限值（CL）规定的温度水平之下时，纠偏的措施可通过延长杀菌时间的办法来进行纠正。

在制定纠偏措施时应明确：负责采取纠偏措施的责任人；具体纠偏的方法；对受关键限值偏离影响的产品的处理方法；对纠偏措施作出记录。

④步骤11 建立验证程序（原则六）。

a. 验证程序。验证程序是用来确定HACCP体系是否按HACCP计划运作或计划是否需要修改及再确认、生效所使用的方法、程序或检测及审核手段，以提高HACCP的置信水平，即计划建立在严谨的、科学的原则基础之上；它足以控制产品和工艺过程中出现的危害；这种控制措施正被贯彻执行着。

b. 验证活动。验证活动包括确认、CCP的验证、HACCP体系的验证。

一是确认。HACCP队伍依据CAC准则和食品卫生通则中有关指令要求，对HACCP计划的所有要素进行分析：确立存在的显著危害并提出预防措施；确定关键控制点；建立关键限值；以有效的监控程序对关键控制点进行监控；当关键限值发生偏离时，要及时采取纠偏行动；对所有的行动进行有效的记录。分析结果提供客观依据，以证明HACCP计划的所有要素都有科学的基础。最初验证的确认在HACCP计划执行之前。HACCP计划运行中每年不少于一次验证。当出现下列情况变化时需进行再次确认：原料的改变；工艺的变化；验证数据出现相反结果时；重复出现偏差时；有关危害或控制手段发生新的变化时；生产中的观察需要时；顾客提出新的销售或消费者处理行为要求时。

二是CCP的验证。CCP的验证由HACCP队伍成员及生产部领导负责执行。通过对各个CCP点的验证，确定每个CCP是否都严格按照HACCP计划运作，它包括：对CCP记录的审查；对CCP点的监视；对测量装置的校准及校准记录的复查；对纠偏记录的审查；针对性的取样检测。CCP控制记录的复查应在记录产生一周内进行。监控设备严格按照《校准计划》进行，校准记录的复查应在记录产生一周内进行。纠偏记录的复查应在记录产生一周内进行。每月进行一次针对性的取样和检测。

三是HACCP体系的验证。HACCP体系的验证由HACCP队伍成员负责执行，HACCP队伍组长进行审核。HACCP体系验证内容包括HACCP体系的评审和对最终产品的微生物检测。HACCP体系的评审分为：体系现场检查CCP是否按HACCP计划要求被监控，检查在加工过程中是否按关键限值操作，检查记录是否准确完成，时间间隔是否符合要求；记录审核评审，其内容有监控是否按HACCP规定的地点频率予以完成，当关键限值偏离时，是否采取了纠偏行动，监控设备是否按HACCP的规定予以校准。微生物检测虽然不是日常监控的有效方法，但用于验证手段可以作为判断体系运行是否在控制的工具，公司检测项目为：细菌总数、大肠菌群等。HACCP小组负责查看化验室出具的最终产品微生物《检验报告》，通过对书面记录复查的评价及微生物《检验报告》的显示，验证HACCP体系是否在有效地运行。HACCP 系统的验证频率为每年一次。当出现 HACCP 系统发生故障和产品工艺、加工流程等显著改变时需进行再次验证。

⑤步骤 12 建立保持文件和记录（原则七）。HACCP 体系有效运行必须建立和保存相应的记录，用于证明相关的要求被严格遵守和食品安全管理系统的有效运行。质量安全管理部门可以根据记录追踪的危害因素由来，从根本上消除危害，有利于对体系运行过程的完善。记录文件的类型包括：前提方案的实施；危害分析的总结；HACCP 计划；支持性文件（制度关键控制点和前提方案、关键限值、监控程序、纠正措施和验证程序）；日常营运记录；验证记录。

HACCP 记录属于特殊文件，必须妥善地管理。文件的管理必须确保在实施相关的变更之前对这些变更进行评估。文件的管理过程中必须确保：在发布之前，这些文件的充分性能够获得批准；在必要的情况下，对文件进行审查和更新；文件的变更和修订状态得到确定；在需要的时候，这些相关的文件能够及时获得；文件保持清晰及容易识别；相关的外部文件的可识别性，对这些文件的分发处于控制之中；防止过期文件的误用。

能力训练

请在食品伙伴网上查找、下载并学习一个你想了解的食品安全标准，然后进行课堂汇报。

项目小结

食品安全国家标准由国务院卫生行政部门会同国务院食品药品监督管理部门制定公布，国务院标准化行政部门提供国家标准编号。目前已经实施的食品相关管理体系认证有 ISO 9000：2005 质量管理体系认证、ISO 22000 质量管理体系认证、ISO 14000 环境管理体系认证、良好操作规范 GMP 认证、HACCP 认证、绿色市场认证，这一类认证几乎可适用于一切产品、服务和管理体系，同样也适用于食品的生产、加工、流通过程的认证。

餐饮食品安全管理体系包括有 GMP、SSOP、HACCP 等重要的食品安全管理体系。GMP、SSOP 等是前提计划，核心是 HACCP，实质都是确保食品安全卫生。所以，餐饮企业要建立自己的 HACCP，以适应餐饮食品安全的需要。

项目测试

模块九

餐饮食品安全

模块导入

食品安全是餐饮经营的根本，关乎企业是否能获得消费者的认可，是否能长远经营发展。为保证食品安全，餐饮企业要从各个方面做好食品安全管理。

本模块将了解餐饮企业食品安全管理机构设置、餐饮服务场所要求、餐饮从业人员培训、餐饮烹饪加工环节和餐厅服务环节食品安全控制等内容。

学习目标

1. 知识目标

(1) 了解餐饮企业食品安全管理机构与食品安全管理人员的设置要求；

(2) 了解餐饮服务场所食品安全要求；

(3) 掌握餐饮从业人员食品安全要求；

(4) 掌握烹饪加工环节食品安全控制措施；

(5) 了解餐厅服务环节食品安全控制措施。

2. 技能目标

(1) 能够绘制餐饮服务场所各个功能区布局图；

(2) 能够找出餐饮服务场所不符合食品安全要求的地方并提出整改意见；

(3) 能制定烹饪加工环节食品安全控制办法；

(4) 能够运用所学知识分析餐饮食品卫生管理问题。

餐饮食品安全

- 餐饮业食品安全管理机构与人员的设置
  - 餐饮企业食品安全管理机构设置和人员配备要求
  - 餐饮企业食品安全管理机构和人员职责要求
- 餐饮服务场所食品安全要求
  - 餐饮服务场所的选址与布局要求
  - 餐饮服务场所设施的食品安全要求
  - 餐饮场所设备的食品安全要求
- 餐饮从业人员的食品安全要求
  - 餐饮从业人员的健康管理
  - 餐饮从业人员个人卫生要求
- 餐饮食品加工环节食品安全控制
  - 食品原料采购验收的食品安全控制
  - 食品原料储存的食品安全控制
  - 菜品粗加工的食品安全控制
  - 烹制加工环节的食品安全控制
- 餐饮服务环节的食品安全控制
  - 备餐与供餐的食品安全控制
  - 餐用具的食品安全控制
  - 宴会服务的食品安全控制

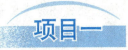

餐饮业食品安全管理机构与人员的设置

思考问题

餐饮企业需要设置专门的食品安全管理人员吗？

项目导读

　　小龙坎火锅店、蜜雪冰城奶茶店、华莱士快餐店、胖哥俩肉蟹煲、杨国福麻辣烫店、奈雪的茶奶茶店……近年来，在监管部门、媒体及消费者的"明察暗访"之下，餐饮行业食品卫生和安全问题被屡屡曝光。

　　餐饮行业在食品安全卫生方面应该如何做？

一、餐饮企业食品安全管理机构设置和人员配备要求

　　大型以上餐馆（含大型餐馆）、学校食堂（含托幼机构食堂）、供餐人数 500 人以上的机关及企事业单位食堂、餐饮连锁企业总部、集体用餐配送单位、中央厨房应设置食品安全管理机构并配备专职食品安全管理人员。

　　餐饮企业食品安全管理机构可以是专门成立的部门，也可以是一个构建在各相关部门如原料采购、厨房加工、餐厅服务等基础上的管理组织，由组织中的成员共同行使管理职责。食品安全管理机构一般由总经理、食品安全管理员与厨师长、餐饮部经理等三级管理人员组成。

　　其他餐饮服务提供者应配备专职或兼职食品安全管理人员。

二、餐饮企业食品安全管理机构和人员职责要求

　　国家食品药品监督管理总局颁布的《餐饮服务食品安全操作规范》对餐饮服务企业食品安全管理机构和管理员提出了具体要求。

（一）食品安全管理机构的职责

　　食品生产经营企业应当建立健全本单位的食品安全管理制度，配备专职或兼职食品安全管理人员，做好对生产经营食品的检验工作。

　　餐饮企业食品安全管理部门的具体职责是：食品安全管理理念、策略和规章制度的制定；管理措施落实的督促、协调和检查验证；以文件形式公布规定有关职责的具体划分，以便于操作执行和监督实施；对采购、储存、加工、服务全过程实施食品安全与卫生管理；对人员录用培训、体检等相关环节实施管理。

（二）食品安全管理员的职责

食品安全管理员应具备高中以上学历，有从事食品安全管理经验，参加过食品安全管理员培训并经考核合格，身体健康并具有从业人员健康合格证明（图9－1－1）。食品安全管理员承担本单位食品生产经营活动食品安全管理的职能，主要工作职责如下：

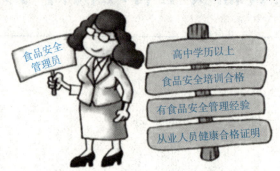

图9－1－1　食品安全管理人员的素质要求

（1）组织从业人员进行食品安全法律、法规、规章、规范、标准、加工操作规程和其他食品安全知识的学习，加强从业人员的诚信守法经营和职业道德教育；

（2）制定食品安全管理制度及岗位责任制度，并对执行情况进行督促检查；

（3）检查食品生产经营过程的卫生状况并记录，对检查中发现的不符合卫生要求的行为及时制止并提出处理意见；

（4）对食品检验工作进行管理；

（5）组织从业人员进行健康检查，督促患有有碍食品安全疾病的人员调离相关工作岗位；

（6）建立食品安全检查及从业人员健康、培训等管理档案；

（7）接受和配合行政监督机构对本单位的食品安全进行监督检查，并如实提供有关情况；

（8）与保证食品安全有关的其他管理工作。

知识拓展

食品安全管理机构及专职人员配置管理记录表

──────── 项目小结 ────────

项目小结

餐饮企业需设置食品安全管理机构和食品安全管理人员，食品安全管理员承担本单位食品生产经营活动食品安全管理的职能，依法依规开展食品安全管理工作。

餐饮服务场所食品安全要求

思考问题

1. 餐饮服务场所应该如何分区才能保证食品安全？
2. 餐饮服务场所应该配备哪些设施设备？

项目导读

餐饮加工场所布局不合理引发食品安全事故

2015年2月25日，古浪县食品药品监管局接到群众举报，称87名就餐者在天然居大酒楼就餐后出现呕吐、腹痛、腹泻、发热等食物中毒症状。古浪县食品药品监管局派执法人员立即赶赴事发现场，在配合卫生行政部门做好中毒患者救治同时，对天然居大酒楼可能存在的违法行为开展调查。

经查，该酒楼擅自变更了经营场所、食品加工间布局，未重新申请办理餐饮服务许可证；热菜加工间存有食品原料，且生熟不分；操作人员违反食品安全操作规程，不认真执行餐具清洗消毒制度。上述违法行为增加了发生食物中毒风险。经对现场留样的菜品和食物中毒患者排泄物抽样检验，致病性微生物沙门氏菌超过食品安全标准限量。

天然居大酒楼的行为，违反了《中华人民共和国食品安全法实施条例》第二十一条第一款的规定，依据《食品安全法》第八十五条和《中华人民共和国食品安全法实施条例》第五十五条规定，古浪县食品药品监管局对天然居大酒楼作出以下处罚：没收违法所得12 920.00元，处以货值金额十倍罚款129 200.00元，并吊销《餐饮服务许可证》。

餐饮服务场所是指通过加工制作、商业销售和服务型劳动等，向消费者提供食品和消费场所及设施的服务活动的经营场所。餐饮服务场所，是食品安全生产的重要因素之一。

一、餐饮服务场所的选址与布局要求

餐饮服务场所的选址和布局，不仅是考虑经济效益，更多的是要注意食品生产的安全。因此，餐饮服务场所的选址与布局要把食品安全放在首要位置。

（一）餐饮服务场所的选址要求

餐饮服务场所应选择地势干燥、有给水排水条件和电力供应的地区，不得设在易受到污染的区域，还应距离粪坑、污水池、暴露垃圾场（站）、旱厕等污染源25 m以上，并设置在粉尘、有害气体、放射性物质和其他扩散性污染源的影响范围之外，另外，需同时符合规划、环保和消防等有关要求（图9－2－1）。

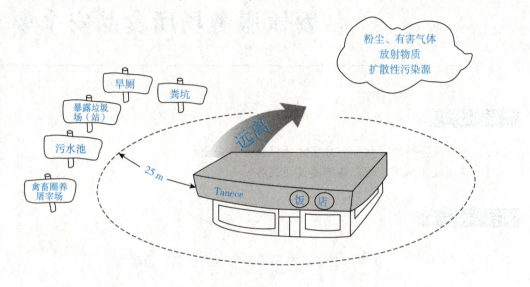

图9－2－1　餐饮服务场所选址要求

（二）餐饮服务场所的布局要求

餐饮服务的加工经营场所指与食品制作供应直接或间接相关的场所，包括食品处理区、非食品处理区和就餐场所（图9－2－2）。

食品处理区是指对食品进行加工操作的区域，一般包括粗加工、切配、烹饪和备餐场所、专间、食品库房、餐用具清洗消毒和保洁场所等区域，分为清洁操作区、准清洁操作区、一般操作区。

清洁操作区主要是指凉菜、生食海鲜、鲜榨汁、专间（如裱花间、备餐间、分装间等）等加工、存放营养丰富、直接入口、容易腐败变质食物的高风险区域；准清洁操作区的卫生标准介于清洁操作区和一般操作区之间，包括烹调场所、消毒餐具保存区等区域；一般操作区指除清洁操作区、准清洁操作区外的区域，包括粗加工操作区、切配区、餐具消毒区、库房等区域，一般操作区不涉及成品食物，在区域划分中清洁程度最低。

非食品处理区是指办公室、厕所、更衣场所、大堂休息厅、歌舞台、非食品库房等非直接处理食品的区域。

就餐场所是指供消费者就餐的场所，但不包括供就餐者专用的厕所、门厅、大堂休息厅、歌舞台等辅助就餐的场所。

（1）食品处理区应设置在室内，按照原料进入、原料加工、半成品加工、成品供应的流程合理布局，并应能防止在存放、操作中产生交叉污染。食品加工处理流程应为生进熟出的单一流向（图9－2－3）。原料通道及入口、成品通道及出口、使用后的餐饮具回收通道及入口，宜分开设置；无法分设时，应在不同的时段分别运送原料、成品、使用后的餐饮具，或者将运送的成品加以无污染覆盖。

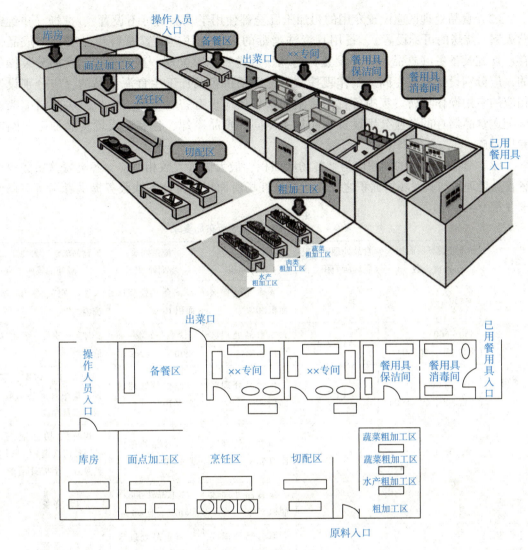

图 9 – 2 – 2　食品处理区布局

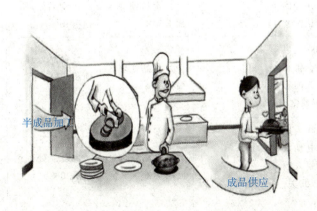

图 9 – 2 – 3　食品处理区生进熟出单一流向

（2）食品处理区应设置专用的粗加工（全部使用半成品的可不设置）、烹饪（单纯经营火锅、烧烤的可不设置）、餐用具清洗消毒的场所，并应设置原料和（或）半成品储存、切配及备餐（饮品店可不设置）的场所。进行凉菜配制、裱花操作、食品分装操作的，应分别设置相应专间。制作现榨饮料、水果拼盘及加工生食海产品的，应分别设置相应的专用操作场所。集中备餐的食堂和快餐店应设有备餐专间。中央厨房配制凉菜及待配送食品储存的，应分别设置食品加工专间；食品冷却、包装应设置食品加工专间或专用设施。

（3）食品处理区的面积应与就餐场所面积、最大供餐人数相适应，各类餐饮服务提供者食品处理区与就餐场所面积之比、切配烹饪场所面积应符合餐饮服务提供者场所布局要求（表9－2－1）。

表9－2－1　餐饮服务场所布局要求

类型	加工经营场所面积/ m² 或人数	食品处理区与就餐场所面积之比	切配烹饪场所累计面积	凉菜间累计面积	食品处理区为独立隔间的场所
餐馆	≤150	≥1∶2.0	≥食品处理区面积50%	≥食品处理区面积10%	加工烹饪、餐用具清洗消毒
	150～500（不含150，含500）	≥1∶2.2	≥食品处理区面积50%	≥食品处理区面积10%，且≥5 m²	加工、烹饪、餐用具清洗消毒
	500～3 000（不含500，含3 000）	≥1∶2.5	≥食品处理区面积50%	≥食品处理区面积10%	粗加工、切配、烹饪、餐用具清洗消毒、清洁工具存放
	>3000	≥1∶3.0	≥食品处理区面积50%	≥食品处理区面积10%	粗加工、切配、烹饪、餐用具清洗消毒、餐用具保洁、清洁工具存放
快餐店	/	/	≥食品处理区面积50%	≥食品处理区面积10%，且≥5 m²	加工、备餐
小吃店饮品店	/	/	≥食品处理区面积50%	≥食品处理区面积10%	加工、备餐
食堂	供餐人数50人以下的机关、企事业单位食堂		≥食品处理区面积50%	≥食品处理区面积10%	备餐、其他参照餐馆相应要求设置
	供餐人数300人以上的学校食堂，供餐人数50～500人的机关、企事业单位食堂	/	≥食品处理区面积50%	≥食品处理区面积10%，且≥5 m²	备餐、其他参照餐馆相应要求设置
	供餐人数300人以上的学校（含托幼机构）食堂，供餐人数500人以上的机关、企事业单位食堂	/	≥食品处理区面积50%	≥食品处理区面积10%	备餐、其他参照餐馆相应要求设置
	建筑工地食堂	布局要求和标准由各省级食品药品监管部门制定			/

续表

类型	加工经营场所面积/m² 或人数	食品处理区与就餐场所面积之比	切配烹饪场所累计面积	凉菜间累计面积	食品处理区为独立隔间的场所
集体用餐配送单位	食品处理区面积与最大供餐人数相适应：小于 200 m²，面积与单班最大生产份数之比为 1∶2.5；200～400 m²，面积与单班最大生产份数之比为 1∶2.5；400～800 m²，面积与单班最大生产份数之比为 1∶4；800～1 500 m²，面积与单班最大生产份数之比为 1∶6；面积大于 1 500 m² 的，其面积与单班最大生产份数之比可适当减少。烹饪场所面积≥食品处理区面积15%，分餐间面积≥食品处理区面积10%，清洗消毒面积≥食品处理区面积10%				粗加工、切配、烹饪、餐用具清洗消毒、餐用具保洁、分装、清洁工具存放
中央厨房	加工操作和储存场所面积原则上不小于 30 m²；清洗消毒区面积不小于食品处理区面积的 10%		≥食品处理区面积15%	≥10 m²	粗加工、切配、烹饪、面点制作、食品冷却、食品包装、待配送食品储存、工用具清洗消毒、食品库房、更衣室、清洁工具存放

（4）粗加工场所内应至少分别设置动物性食品和植物性食品的清洗水池，水产品的清洗水池应独立设置，水池数量或容量应与加工食品的数量相适应。应设专用于清洁工具的清洗水池，其位置应不会污染食品及其加工制作过程。各类水池应以明显标识标明其用途。

（5）烹饪场所加工食品如使用固体燃料，炉灶应为隔墙烧火的外扒灰式，避免粉尘污染食品。

（6）清洁工具的存放场所应与食品处理区分开，大型以上餐馆（含大型餐馆）、加工经营场所面积为 500 m² 以上的食堂、集体用餐配送单位和中央厨房宜设置独立存放隔间（图 9 - 2 - 4）。

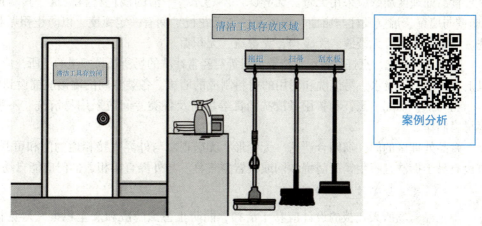

图 9 - 2 - 4　清洁工具存放区

二、餐饮服务场所设施的食品安全要求

（一）地面与排水要求

食品处理区地面应用无毒、无异味、不透水、不易积垢、耐腐蚀和防滑的材料铺设，

且平整、无裂缝、无破损、无积水积垢。

粗加工、切配、烹饪和餐用具清洗消毒等需经常冲洗的场所及易潮湿的场所，其地面应易于清洗、防滑，并应有一定的排水坡度及排水系统。排水沟应有坡度、保持通畅、便于清洗，沟内不应设置其他管路，侧面和底面接合处应有一定弧度，并设有可拆卸的盖板。排水的流向应由高清洁操作区流向低清洁操作区，并有防止污水逆流的设计。排水沟出口应有防止有害动物侵入的设施。

清洁操作区内不得设置明沟，地漏应能防止废弃物流入及浊气逸出。废水应排至废水处理系统或经其他适当方式处理（图9-2-5）。

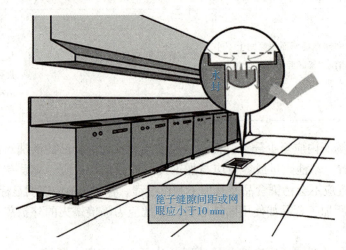

图9-2-5 清洁操作区地面

（二）墙壁与门窗要求

食品处理区墙壁应采用无毒、无异味、不透水、平滑的浅色材料构筑。其墙角及柱脚（墙壁与墙壁、墙壁及柱与店面、墙壁及柱与天花板）间有一定弧度，以防止积垢和便于清洗。墙壁应平滑、无裂缝、无破损，无霉斑、无积垢。

粗加工、切配、烹饪和餐用具清洗消毒等需经常冲洗的场所及易潮湿的场所，应有1.5 m以上、浅色、不吸水、易清洗和耐用的材料制成的墙裙，各类专间的墙裙应铺设到墙顶。

粗加工、切配、烹饪和餐用具清洗消毒等场所及各类专间应采用易清洗、不吸水的坚固材料制作。

食品处理区的门、窗闭合严密、无变形、无破损。与外界直接相通的门和可开启的窗，应设有易于拆洗且不生锈的防蝇纱网或设置空气幕。与外界直接相通的门应能自动关闭。

（三）屋顶与天花板要求

加工经营场所天花板的设计应易于清扫，能防止害虫隐匿和灰尘积聚，避免长霉或建筑材料脱落等情形发生。

食品处理区天花板应选用无毒、无异味、不吸水、不易积垢、耐腐蚀、耐温、浅色材料涂覆或装修，天花板与横梁或墙壁结合处有一定弧度；水蒸气较多场所的天花板应有适当坡度，在结构上减少凝结水滴落。清洁操作区、准清洁操作区及其他半成品、成品暴露场所屋顶若为不平整的结构或有管道通过，应加设平整、易于清洁的吊顶。

烹饪场所天棚距离地面宜2.5 m以上，小于2.5 m的应采用机械排风系统，有效排出蒸汽、油烟、烟雾等。

（四）卫生间要求

卫生间不得设在食品处理区。卫生间应采用水冲式，地面、墙壁、便槽等应采用不透水、易清洗、不易积垢的材料（图9-2-6）。

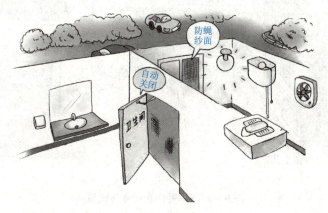

图9-2-6　餐饮企业卫生间设置

卫生间内的洗手设施，宜设置在出口附近。卫生间应设有效排气装置，并有适当照明，与外界相通的门窗应设有易于拆洗、不生锈的防蝇纱网。外门应能自动关闭。

卫生间排污管道应与食品处理区的排水管道分设，且应有有效的防臭气水封。

（五）更衣场所要求

更衣场所与食品处理区应处于同一建筑物内，宜为独立隔间且处于食品处理区入口处。更衣场所应有足够大小的空间、足够数量的更衣设施和适当的照明设施，在门口处宜设有洗手设施（图9-2-7）。

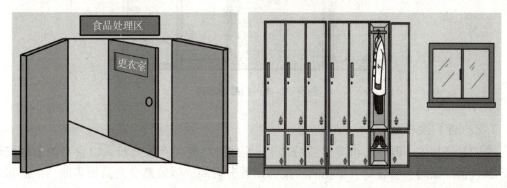

图9-2-7　餐饮企业更衣场所

（六）库房要求

食品和非食品（不会导致食品污染的食品容器、包装材料、工具等物品除外）库房应分开设置。食品库房应根据储存条件的不同分别设置，必要时设冷冻（藏）库。

同一库房内储存不同类别食品和物品的应区分存放区域，不同区域应有明显标识。库房构造应以无毒、坚固的材料建成，且易于维持整洁，并应有防止动物侵入的装置。

库房内应设置足够数量的存放架，其结构及位置应使储存的食品和物品距离墙壁、地面均在 10 cm 以上，以利于空气流通及物品搬运（图 9 - 2 - 8）。

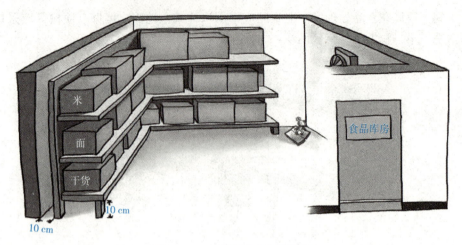

图 9 - 2 - 8　餐饮企业库房设置

除冷冻库外的库房应有良好的通风、防潮、防鼠等设施。冷冻（藏）库（图 9 - 2 - 9）应设可正确指示库内温度的温度计，宜设外显式温度（指示）计。

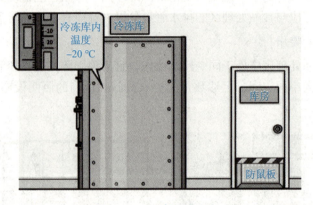

图 9 - 2 - 9　食品冷冻库

（七）专间要求

专间是指加工、制作、包装（或分装）、处理和短时间存放直接入口食品的专用操作间。其包括凉菜间、备餐间、裱花间、集体用餐分装间、散装熟食食品销售间、成品包装（分装）间等专用操作间。由于专间制作的食品为直接入口食品，极易受到污染，因此加强专间的卫生管理极为重要。

专间应为独立隔间，专间内应设有专用工具容器清洗消毒设施和空气消毒设施，专间内温度应不高于 25 ℃，应设有独立的空调设施。中型以上餐馆（含中型餐馆）、快餐店、学校食堂（含托幼机构食堂）、供餐人数 50 人以上的机关和企事业单位食堂、集体用餐配送单位、中央厨房的专间入口处应设置有洗手、消毒、更衣设施的通过式预进间。不具备设置预进间条件的其他餐饮服务提供者，应在专间入口处设置洗手、消毒、更衣设施（图 9 - 2 - 10）。

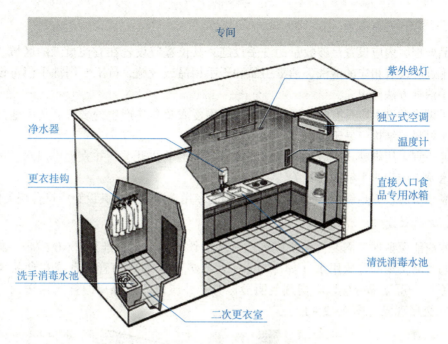

图 9 – 2 – 10　专间设置

　　以紫外线灯作为空气消毒的设施，紫外线灯应按功率不小于 1.5 W/m³ 设置，紫外线灯应安装反光罩，强度大于 70 W/cm²。专间内紫外线灯应分布均匀，挂于距离地面 2 m 以内高度。

　　凉菜间（图 9 – 2 – 11）、裱花间应设有专用冷藏设施。需要直接接触成品的用水，宜通过符合相关规定的水净化设施或设备。中央厨房专间内需要直接接触成品的用水，应加装水净化设施。

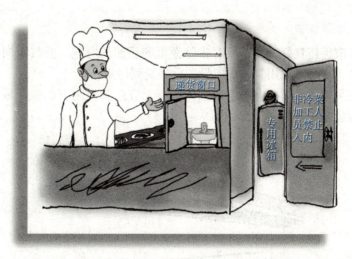

图 9 – 2 – 11　凉菜间

　　专间应设一个门，如有窗户应为封闭式（传递食品用的除外）。专间内外食品传送窗口应可开闭，大小以可通过传送食品的容器为准。专间的面积应与就餐场所面积和供应就餐人数相适应。

（八）洗手消毒设施

食品处理区内应设置足够数量的洗手设施，其位置应设置在方便员工的区域。洗手消毒设施附近应设有相应的清洗、消毒用品和干手用品或设施。员工专用洗手消毒设施附近应有洗手消毒方法标识。

洗手设施的排水应具有防止逆流、有害动物侵入及臭味产生的装置。洗手池的材质应为不透水材料，结构应易于清洗。

水龙头宜采用脚踏式、肘动式或感应式等非手触动式开关，并宜提供温水。中央厨房专间的水龙头应为非手触动式开关。

就餐场所应设有足够数量的供就餐者使用的专用洗手设施，其设置应符合相关要求。

（九）供水设施

供水应能保证加工需要，水质应符合《生活饮用水卫生标准》（GB 5749—2006）规定。不与食品接触的非饮用水（如冷却水、污水或废水等）的管道系统和食品加工用水的管道系统，可见部分应以不同颜色明显区分，并应以完全分离的管路输送，不得有逆流或相互交接现象（图 9 - 2 - 12）。

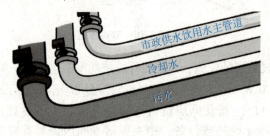

图 9 - 2 - 12　餐饮企业供水管道

（十）通风排烟设施

食品处理区应保持良好通风，及时排除潮湿和污浊的空气。空气流向应由高清洁区流向低清洁区，防止食品、餐用具、加工设备设施受到污染。

烹饪场所应采用机械排风。产生油烟的设备上方应加设附有机械排风及油烟过滤的排气装置，过滤器应便于清洗和更换（图 9 - 2 - 13）。

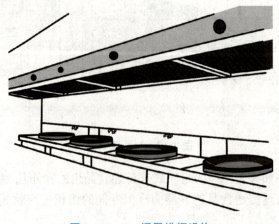

图 9 - 2 - 13　通风排烟设施

产生大量蒸汽的设备上方应加设机械排风排气装置，宜分隔成小间，防止结露并做好凝结水的引泄。

排气口应装有易清洗、耐腐蚀并符合（十二）项要求的可防止有害动物侵入的网罩。

（十一）清洗、消毒、保洁设施

清洗、消毒、保洁设备设施的大小和数量应能满足需要。用于清扫、清洗和消毒的设备、用具应放置在专用场所妥善保管。

餐用具清洗消毒水池应专用，与食品原料、清洁用具及接触非直接入口食品的工具、容器清洗水池分开。水池应使用不锈钢或陶瓷等不透水材料制成，不易积垢并易于清洗。采用化学消毒的，至少设有 3 个专用水池。采用人工清洗热力消毒的，至少设有 2 个专用水池（图 9 – 2 – 14）。各类水池应以明显标识标明其用途。

应设专供存放消毒后餐用具的保洁设施，标识明显，其结构应密闭并易于清洁。

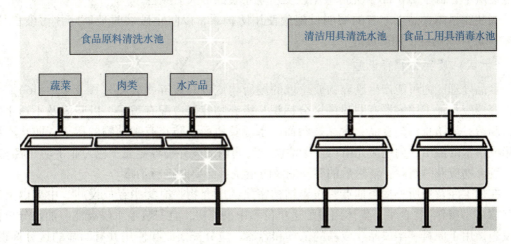

图 9 – 2 – 14　清洗水池

（十二）防尘、防鼠、防虫设施

加工经营场所门窗应设置防尘、防鼠、防虫害设施。

使用灭蝇灯的，应悬挂于距离地面 2 m 左右高度，且应与食品加工操作场所保持一定距离。排水沟出口和排气口应有网眼孔径小于 6 mm 的金属隔栅或网罩，以防鼠类侵入。

应定期进行除虫灭害工作，防止害虫滋生。除虫灭害工作不得在食品加工操作时进行，实施时对各种食品应有保护措施。加工经营场所内如发现有害动物存在，应追查和杜绝其来源，扑灭时应不污染食品、食品接触面及包装材料等。

杀虫剂、杀鼠剂（图 9 – 2 – 15）及其他有毒有害物品存放，应有固定的场所（或橱柜）并上锁，有明显的警示标识，并有专人保管。使用杀虫剂进行除虫灭害，应由专人按照规定的使用方法进行。宜选择具备资质的有害动物防治机构进行除虫灭害。

各种有毒有害物品的采购及使用应有详细记录，包括使用人、使用目的、使用区域、使用量、使用及购买时间、配制浓度等。使用后应进行复核，并按规定进行存放、保管。

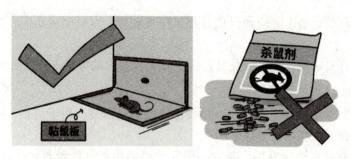

图9－2－15　杀鼠措施

（十三）采光照明设施

加工经营场所应有充足的自然采光或人工照明，食品处理区工作面不应低于 220 lux，其他场所不宜低于 110 lux。光源应不改变所观察食品的天然颜色。

安装在暴露食品正上方的照明设施应使用防护罩，以防止破裂时玻璃碎片污染食品。冷冻（藏）库房应使用防爆灯。

（十四）废弃物暂存设施

食品处理区内可能产生废弃物或垃圾的场所均应设有废弃物容器（图9－2－16）。废弃物容器应与加工用容器有明显的区分标识。废弃物容器应配有盖子，以坚固及不透水的材料制造，能防止污染食品、食品接触面、水源及地面，防止有害动物的侵入，防止不良气味或污水的溢出，内壁应光滑以便于清洗。专间内的废弃物容器盖子应为非手动开启式。

废弃物应及时清除，清除后的容器应及时清洗，必要时进行消毒。

在加工经营场所外适当地点宜设置结构密闭的废弃物临时集中存放设施。中型以上餐馆（含中型餐馆）、食堂、集体用餐配送单位和中央厨房，宜安装油水隔离池、油水分离器等设施。用于原料、半成品、成品的工具和容器，应分开摆放和使用并有明显的区分标识；原料加工中切配动物性食品、植物性食品、水产品的工具和容器，应分开摆放和使用并有明显的区分标识。

所有食品设备、工具和容器，不宜使用木质材料，必须使用木质材料时应不会对食品产生污染。

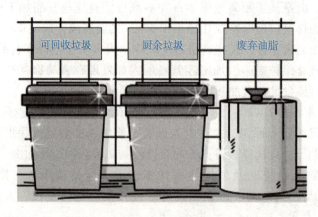

图9－2－16　分类放置餐厨废弃物

模块九　餐饮食品安全

三、餐饮场所设备的食品安全要求

（一）设备、工具和容器要求

接触食品的设备、工具、容器、包装材料等应符合食品安全标准或要求。接触食品的设备、工具和容器应易于清洗消毒、便于检查，避免因润滑油、金属碎屑、污水或其他可能原因引起污染。

接触食品的设备、工具和容器与食品的接触面应平滑、无凹陷或裂缝，内部角落部位应避免有尖角，以避免食品碎屑、污垢等的聚积。设备的摆放位置应便于操作、清洁、维护和减少交叉污染。

集体用餐配送单位和中央厨房应配备盛装、分送产品的专用密闭容器，运送产品的车辆应为专用封闭式，车辆内部结构应平整、便于清洁，设有温度控制设备。

知识拓展

推行餐饮色标管理，防止食品交叉污染和食物中毒

（二）场所及设施设备管理要求

应建立餐饮服务加工经营场所及设施设备清洁、消毒制度，各岗位相关人员宜按照规定进行清洁，使场所及其内部各项设施设备随时保持清洁。

应建立餐饮服务加工经营场所及设施设备维修保养制度，并按规定进行维护或检修，以使其保持良好的运行状况。

食品处理区不得存放与食品加工无关的物品，各项设施设备也不得用作与食品加工无关的用途。

知识拓展

"明厨亮灶"悄然兴起

实训1

【实训目的】

学校食堂餐饮设施设备食品安全状况调查。

【实训内容】

通过实地考察，了解学校食堂餐饮设施设备的配备及管理情况，找出不足之处，并为食堂管理者提出整改意见。

【实训要求】

4~5名学生为一组，撰写调研报告，字数为2 000~3 000字。

——— 项目小结与练习 ———

项目小结

餐饮加工场所选址对于食品安全至关重要，选址不当出现水源、空气等污染，会造成长期的大规模食物中毒事件。餐饮加工场所根据加工的原料清洁程度不同，可分为一般操作区、准清洁区、清洁区。原料按照低清洁度往高清洁度的顺序进行加工，在食品操作和存放过程中防止交叉污染。餐饮加工场所的设施设备应有易清洁、耐腐蚀等特点，应定期清洁。

项目测试

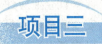

餐饮从业人员的食品安全要求

项目三

思考问题

餐饮从业人员应该学习哪些食品安全知识?

项目导读

餐饮从业人员带菌引起的食物中毒事件

2017 年 2 月 10 日,扬州市某镇一饭店中午有宴席,50 人在该饭店聚餐,就餐后下午 3 点左右,有一位食客出现腹痛、腹泻等胃肠道症状,此后陆续有 15 人出现恶心、呕吐、腹痛、腹泻等症状,到当地医院诊治,怀疑为食物中毒。

随后,相关部门在该饭店的夫妻肺片、鸭胸、鸡胗、肘花 4 种菜品中,检测出来金黄色葡萄球菌,确定此为食物中毒事件。

究其原因,该饭店后厨操作人员手指有伤口,伤口有渗出液,专家怀疑可能该操作人员触碰菜品,污染了凉菜,导致食客感染金黄色葡萄球菌。

该案例说明,餐饮从业人员的个人卫生和健康状况对餐饮食品安全有重大影响。

餐饮从业人员会直接或间接与食物接触,其健康状况对食品安全有重大影响,因此,提高从业人员食品安全素养,强化从业人员的食品安全意识对保障食品安全起着至关重要的作用。要切实加强餐饮从业人员的健康管理,有效控制餐饮服务食品安全风险。

餐饮从业人员包括餐饮企业各岗位的工作人员,有厨师、服务员、洗碗工、采购员、库管员、餐厅领班、管理岗位人员等。这些人员直接或间接与食品接触,其健康状况、个人卫生习惯、操作行为等都与食品安全息息相关,因此,针对餐饮从业人员有一系列的食品安全管理规范,旨在防止食物加工过程中的人员污染。

一、餐饮从业人员的健康管理

(一)餐饮从业人员健康管理要求

餐饮从业人员(包括新参加和临时参加工作的人员)在上岗前应取得健康证明。每年进行一次健康检查,必要时进行临时健康检查。

从业人员如患有《中华人民共和国食品安全法实施条例》第二十三条所列疾病如痢疾、伤寒、甲型病毒性肝炎、戊型病毒性肝炎等消化道传染病,以及患有活动性肺结核、化脓性或渗出性皮肤病等有碍食品安全的疾病,将不得从事接触直接入口食品的工作。

餐饮企业应建立每日晨检制度。有发热、腹泻、皮肤伤口或感染、咽部炎症等有碍食品安全病症的人员，应立即离开工作岗位，待查明原因并将有碍食品安全的病症治愈后，方可重新上岗。

案例分析

某高校食堂新招 12 名服务员和厨师，其中 3 人的健康证已过期，9 人无法出示有效健康证。执法人员现场下达《责令改正通知书》，给予警告，限期一周内办理健康证，需持证方可上岗。

半个月后，在对该食堂再次进行检查时发现从业人员李某、黄某等四人仍不能出示有效健康证。执法人员随即立案调查。

问题思考：1. 该高校食堂违反了哪些法律制度？

2. 该高校食堂会受到哪些处罚？

（二）餐饮从业人员培训要求

餐饮从业人员（包括新参加和临时参加工作的人员）应按照企业的培训计划和要求参加食品安全培训，经考核合格，取得当地卫生行政部门签发的培训合格证明后方能上岗。食品安全培训应针对不同工作岗位分别进行，内容应包括食品安全法律、法规、规范、标准和食品安全知识、各个工作岗位的操作规范及职业道德等。培训方式以集中讲授和自学相结合，定期考核，不合格者调离工作岗位，再培训，待考试合格后再上岗。

餐饮企业的食品安全管理人员原则上每年应接受不少于 40 h 的餐饮服务食品安全集中培训。

二、餐饮从业人员个人卫生要求

（一）餐饮从业人员个人卫生要求

餐饮从业人员的个人卫生状况直接关系到食品卫生，从业人员应保持良好个人卫生，操作时应穿戴清洁的工作服、工作帽（专间操作人员还需戴口罩），头发不得外露，不得留长指甲，涂指甲油，佩戴饰物。

餐饮从业人员每天都与饭菜、酒水、餐具等接触，其卫生状况直接影响着饭菜酒水的卫生质量，因此，应养成良好的个人卫生习惯，坚持做到"四勤"和"四不"，保持自己良好的卫生习惯。

"四勤"，即勤洗手、剪指甲，勤理发，勤洗澡，勤换衣服和工作服。"四不"，即不留长指甲、戴首饰、涂指甲油；不留长发、蓄胡须；不在操作时吸烟；不随地吐痰，乱扔废物。

餐饮从业人员个人衣物及私人物品不得带入食品处理区。食品处理区内不得有抽烟、饮食及其他可能污染食品的行为。进入食品处理区的非加工操作人员，应符合现场操作人员卫生要求。

餐饮企业从业人员在食品加工及销售现场禁止的行为见表 9－3－1。

表 9－3－1　餐饮企业从业人员在食品加工及销售现场禁止的行为

禁止的行为	可能导致污染的原因
留长指甲	指甲折断，落入食品；细菌在甲垢中繁殖
涂指甲油	指甲油会被食品中的油脂溶解

续表

禁止的行为	可能导致污染的原因
佩戴饰物	饰品脱落，落入食物
衣服上有装饰物	装饰物脱落，落入食物
打喷嚏、咳嗽、吐痰、挖鼻孔、剔牙	含有大量微生物，包括病原菌
吸烟	唾液、烟灰污染食品
披散长发	断发及头屑落入食品
用手直接拿取食物	手上的病原菌污染食物
不穿工作服进入工作区	个人衣物污染操作环境与食品
携带私人物品进入工作区	私人物品污染工作环境与食品
专间操作人员不戴口罩	口鼻分泌物以飞沫的形式污染食品
出现发热、呕吐、创伤、感染等情况继续在岗	病原菌有可能污染食品
用手触摸头发、耳朵、鼻子、脸等任何身体部位	相关部位会污染手，再污染食品
用工作服擦手	不洁的工作服会污染手
进食、饮水	食物残渣及呛水后的喷溅液体会污染食品
手在接触原料、半成品后接触成品	原料及半成品上的微生物污染成品
串岗	导致不同岗位交叉污染
吃大蒜、大葱、槟榔、臭豆腐、口香糖	呼出带有味道的气体会让消费者产生不良情绪

(二) 餐饮从业人员洗手要求

餐饮从业人员尤其是厨师在工作时手不可避免地会接触到食物，因此手部应保持清洁，操作前手部应洗净。接触直接入口食品时，手部还应进行消毒（图9-3-1）。

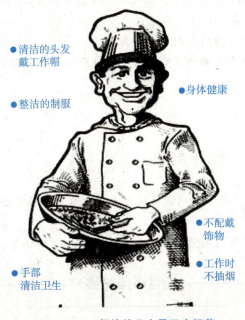

●清洁的头发
　戴工作帽

●身体健康

●整洁的制服

知识拓展

推荐的餐饮服务
从业人员洗手消
毒方法

●不配戴
　饰物

●工作时
　不抽烟

●手部
　清洁卫生

图9-3-1　餐饮从业人员卫生规范

接触直接入口食品的操作人员在有下列情形时应洗手：开始工作前；处理食物前；上

厕所后；处理生食物后；处理弄污的设备或饮食用具后；咳嗽、打喷嚏或擤鼻子后；处理动物或废物后；触摸耳朵、鼻子、头发、口腔或身体其他部位后；从事任何可能会污染双手的活动（如处理货箱、执行清洁任务）后。

专间操作人员进入专间时宜再次更换专间内专用工作衣帽并佩戴口罩，操作前双手严格进行清洗消毒，操作中应适时地消毒双手。不得穿戴专间工作衣帽从事与专间内操作无关的工作。

（三）餐饮从业人员工作服管理要求

从业人员上班时间须统一着单位配发的工作服，每名从业人员应有两套或两套以上工作服。

工作服（包括衣、帽、口罩）宜用白色（或浅色）布料制作，以便工作服被污染时及时发现。工作服应按其工作的场所或工作性质从颜色或式样上进行区分，如粗加工、烹调、仓库、清洁等工作服颜色可以不同。工作服不得带有任何装饰物，不能有上衣口袋，以防装饰物或口袋内的物品落入食品中。工作服应有清洗保洁制度，定期进行更换，保持清洁。接触直接入口食品人员的工作服应每天更换。

从业人员进入工作岗位时应将工作服、工作帽、工作鞋穿戴整齐，离开工作区时应当换下工作服、工作帽和工作鞋，不得穿工作服外出从事与工作区无关的工作，重新进入工作区时再重新换上工作服。

案例分析

某酒店员工小张，热情，乐于助人。一次酒店承接大型婚宴，冷菜间缺人手，让小张在冷菜间临时帮工。其间，需要从冷菜间外拿一些原料，小张通过预进间后将原料直接带入冷菜间，在冷菜间里操作过程中小张不小心划伤了手，他自行用了止血药后贴上创可贴便继续工作。由于冷菜间温度较低，小张衣着单薄，身体发冷，开始打喷嚏，为了避免污染食物，小张用手捂住口鼻。

问题思考：1. 小张有哪些违反规定的行为？

2. 该酒店管理者是否有责任？管理者应如何安排该项工作？

实训2

【实训目的】
了解餐饮从业人员食品安全素养。

【实训内容】
使用问卷调查的方法了解学校周边餐饮企业从业人员食品安全知识及卫生状况。

【实训要求】
4～5名学生为一组，撰写调研报告，字数为2 000～3 000字。

──────── 项目小结与练习 ────────

项目小结

餐饮从业人员每年须进行健康体检，并持证上岗，工作中健康状况出现问题，应暂时调离工作岗位，待痊愈后上岗。餐饮从业人员日常应养成良好的个人卫生习惯。

项目测试

餐饮食品加工环节食品安全控制

思考问题

1. 餐饮企业食品原材料采购应注意什么？
2. 餐饮企业烹饪环节如何保障食品安全？

项目导读

桂林帝和大酒店发生食物中毒事件

桂林市食品药品监督管理局网：2018 年 8 月 26 日，桂林市帝和大酒店发生食物中毒事件，造成 92 人入院治疗，经有关部门调查，认定这是一起因食用沙门氏菌污染食品引起的食物中毒事件。

经现场调查和核实，涉事酒店存在超出《食品经营许可证》核定的经营范围擅自经营冷食类食品，供餐的"卤味拼盘"不符合国家食品安全标准，食品安全制度不健全、不落实，留样不规范，索证索票不齐全等违反食品安全法律法规的行为。食品药品监管等部门将依法从严从重作出进一步行政处罚和责任追究。

反思：严格执行食品安全管理制度对餐饮企业保障食品安全的重要性。

一、食品原料采购验收的食品安全控制

作为餐饮经营管理的首要环节，食品原料的采购和验收是极为重要的，直接影响餐饮食品的卫生质量。

（一）采购员的食品安全素养

原料采购员必须认真学习并坚决执行有关的食品安全法规，杜绝采购属于禁止生产经营的食品。首先要充分了解各类原料的名称、特性、品质、产地和价格，上市季节和易腐性等原料的基本知识；同时要了解原料市场行情，能熟悉各类原料的销售渠道，熟悉各批发商和零售商，积极组织货源，以保证能适时、适量、适质、适价地完成采购任务；熟悉企业的菜单，熟悉厨房的加工、切配和烹调的各个环节，要懂得各种原料的损耗情况、加工的难易程度及烹调的特点，能根据需要和市场行情制订当天与近期的采购计划；在采购的过程中要严格执行食品安全法规和卫生制度，在采购、运输中人不离货，轻装轻卸，防止失落、破损和交叉污染。

（二）原料采购要求

采购的食品、食品添加剂、食品相关产品等应符合国家有关食品安全标准和规定的要求，不得采购《食品安全法》规定禁止生产经营的食品和《中华人民共和国农产品质量安全法》（以下简称《农产品质量安全法》）规定不得销售的食用农产品。

采购食品、食品添加剂及食品相关产品时，应按规定查验并留存供货者的许可资质证明复印件。

鼓励建立固定的供货渠道，确保所采购的食品、食品添加剂及食品相关产品的质量安全。

（三）食品采购索证索票制度

食品经营单位应建立食品、食品原料、食品添加剂和食品相关产品（一次性餐用具等食品容器、包装材料和食品用工具、设备、洗涤剂、消毒剂等）的采购查验和索证索票制度，确保所购原料符合食品安全标准，并便于溯源。

所谓索证索票制度是指食品经营者购进食品时，向食品生产商或者供货商索取相关票证，以证明其购进食品来源合法、质量合格、商标使用正确。

食品经营者购进食品时应当索取以下票证：证明生产商或供货商主体资格的证照，包括营业执照、食品生产许可证、卫生许可证等，查验后复印保存；证明食品来源合法性的发票、收据等票据；证明食品质量的产品合格证、检验（检疫）证明、卫生质量监测报告等。

上述证照和材料如有变更或改动，食品经营者应当随时索取，复印保存；没有变更或改动，应当每年核对一次。

餐饮企业还应建立食品、食品原料、食品添加剂和食品相关产品的采购记录制度。采购记录应当如实记录产品名称、规格、数量、生产批号、保质期、供货者名称及联系方式、进货日期等内容，或者保留载有上述信息的进货票据。

餐饮经营单位进货台账见表9-4-1。

表9-4-1　餐饮经营单位进货台账

进货时间	产品名称	规格	数量	供货商	联系电话	生产日期或批号	保质期限	保存条件	验收人签名

另外，应当按照产品品种、进货时间先后次序有序整理采购记录及相关资料，妥善保存备查。记录、票据的保存期限不得少于2年。

（四）原材料验收管理要求

在接到采购人员或售货单位交来的货物后，应先详细核对实收原料是否与申购单、送货单相符，包括物资入库通知单订货合同；供货单位提供的质量证明书或合格证、装箱单、检测单、发货明细表；运输单位提供的运单，入库或在运输途中发生残损记录等。根据来货随单、证书、报告及合同对照货物就品名、包装、产地、规格、型号、等级、计量、数量及有效期等一一进行检验；没有固定规格、型号和包装的，以重量记价的要称量检验；

需要用感官进行检验的，还要根据不同商品各自的感官特征进行检验；需要借助其他设备进行检验的，要使用相关设备检验；需要送专门检验机构检验的，送专门检验机构检验。

验收的具体要求如下：

（1）验收数量：根据供货单位规定的计量方法进行数量检验，或过磅或检测，以准确地测出全部数量。数量检验除规格整齐划一、包装完整者可抽验10%～20%者外，其他应采取全验的方法，以确保入库物资数量的准确。

（2）检查质量：一般只作物资的外形的外观质量的感官鉴别。购进物品已损坏的不收；食品原材料和调料气味不正、腐败变质的不收，型号、规格不相符的不收。

（3）检查包装物：基本要求是一般性货物少验，贵重易碎品多验；包装完整的少验，包装破损的多验；本地产品少验，外地新产品多验；易受潮变质的多验；混装物品全验，以保证入库物品无损坏、无变质。

凡自行采购而又未送交验收员查检的货物，拒绝补签和开验收单。但由于急用而上级批准的另作处理。

（4）送库储存：验收后的物品需送入仓库存放。如需急用的要由仓管及时开具入库单和出库单，以便于盘点。

（五）原料出库

原料出库时，厨房领料单、出库单健全，手续完善。每次出库，原料名称、规格、用途、出库数量准确，交接手续健全。有腐坏、变质、变味的食品原料，停止使用，及时报废处理。保证厨房使用的原材料质地新鲜、清洁卫生，符合产品烹制质量要求。

二、食品原料储存的食品安全控制

（一）原料库房食品储存管理

设专人负责管理，并建立健全采购、验收、发放登记管理制度。做好食品数量质量出入库登记，做到先进先出，易坏先用。腐败变质、发霉生虫等异常食品和无有效票证的食品不得验收入库。及时检查和清理变质、超过保质期限的食品。

各类食品按类别、品种分类、分架摆放整齐，做到离地10 cm、离墙10 cm存放于货柜或货架上。宜设主食、副食分区（或分库房）存放（图9-4-1）。

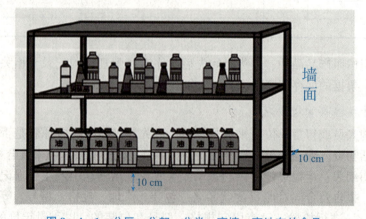

图9-4-1　分区、分架、分类、离墙、离地存放食品

散装食品应盛装于容器内，并在储存位置标明食品的名称、生产日期、保质期、生产者名称及联系方式等内容（图9-4-2）。

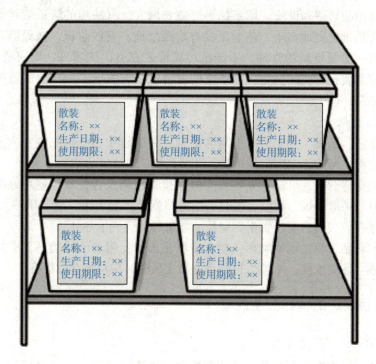

图9-4-2 散装食品储存

肉类、水产、蛋品等易腐食品需冷藏储存。用于保存食品的冷藏设备，须贴有明显标志（原料、半成品、成品、留样等）。肉类、水产类分柜存放，生食品、半成品、熟食品分柜存放，不得生熟混放、堆积或挤压存放。定期对冷藏设备除霜（霜薄不得超过1 cm）、清洁和保养，保证设施正常运转。

仓库内要保持通风干燥。定期清扫，保持仓库清洁卫生。设置纱窗、排风扇、防鼠网、挡鼠板等有效防鼠、防虫、防蝇、防蟑螂设施，不得在仓库内抽烟。

储存、运输和装卸食品的容器、工具和设备应当安全、无害，保持清洁，防止食品污染，并符合保证食品安全所需的保温和冷藏设施，不得将食品与有毒、有害物品一同运输。

（二）库房虫害的防治

1. 蟑螂的防治措施

收藏好食物，对散落和残留的食物、用过的餐具、厨房的污水、砧板上的肉屑等，要及时处理；保持环境整洁，清除垃圾杂物；及时修复破损的墙壁和设施，堵塞抹平缝隙和洞穴；对新进入的货物，特别是杂物、食品及容器，要仔细检查，看看有没有蟑螂或蟑螂卵鞘，如果发现应及时采取措施。

综合防治措施：将化学防治与卫生操作结合起来，控制蟑螂的效果最佳，也最经济。蟑螂约在5 ℃的环境中就不活动了，因此，对食品进行冷冻贮藏能减少蟑螂的侵入。

2. 苍蝇的防治措施

加强垃圾管理，垃圾加盖；消灭成蝇可采用拍打、诱捕（诱蝇笼）、诱杀（毒蝇纸）、黏捉等方法；安装风幕、纱幕和双道门。

3. 老鼠的防治措施

及时修复破损的墙壁和设施，堵塞抹平缝隙和洞穴，有缺损的管道或排水管；库房必须定期打扫，食品货物离地离墙，使老鼠没有隐藏之地；安放防鼠、捕鼠器具，以食物为诱饵，捕鼠灭鼠；加强垃圾的管理，不能把垃圾堆放在室内或屋外，而应放在垃圾箱内，所有垃圾箱必须安装有严实的顶盖，准备吃的食物或余下的饭菜留在厨房里决不能敞开不加盖；使用灭鼠药。

4. 螨的防治措施

保持环境整洁、干燥、无尘污。尘螨喜欢栖息在尘埃中，所以保持室内卫生，经常开窗通风，常晒被褥，可防止室内螨的生长。

库存食品应保持低温、低湿；原料入库时要检查包装是否完整，避免螨的生长；发现有少量螨附着时，采取干燥、熏蒸、加热等措施将螨杀灭后售出，螨不耐热，70 ℃ 30 min即可杀死。用储存较久的白糖、香辛料制作凉拌菜时，应先加热处理。

直接入口的食品一旦发现螨类污染物，应停止出售；附着的螨类达到一定数量、肉眼能够识别时，该食品应废弃；螨类生长导致食品变质时，应将该食品废弃。

三、菜品粗加工的食品安全控制

（一）菜品粗加工卫生要求

加工前应认真检查待加工食品，发现有腐败变质迹象或其他感官性状异常的，不得加工和使用。食品原料在使用前应洗净，动物性食品原料、植物性食品原料、水产品原料应分池清洗，禽蛋在使用前应对外壳进行清洗，必要时进行消毒。

易腐烂变质食品应尽量缩短在常温下的存放时间，加工后应及时使用或冷藏。

切配好的半成品应避免受到污染，与原料分开存放，并应根据性质分类存放，按照加工操作规程，在规定时间内使用。

用于盛装食品的容器不得直接放置于地面，以防止食品受到污染。加工用工具及容器应符合规定的卫生要求。生熟食品的加工工具及容器应分开使用并有明显标识。

（二）粗加工管理制度

食品原料的加工和存放要在相应位置进行，不得混放和交叉使用，加工肉类、水产类的操作台、用具和容器与蔬菜分开使用，并要有明显标志。

蔬菜类食品原料要按"一择、二洗、三切"的顺序操作，彻底浸泡清洗干净，做到无泥沙、杂草、烂叶。肉类、水产品类食品原料的加工要在专用加工洗涤区或池进行。

做到刀不锈、砧板不霉，定位存放，整齐有序，保持室内清洁卫生。加工结束后及时清洁地面、水池、加工台、加工用具、容器，切菜机、绞肉机等机械设备用后拆开清洗干净以备再次使用。

及时清除垃圾，垃圾桶每日清洗，保持内外清洁卫生。不得在加工清洗食品原料的水池内清洗拖布。

四、烹制加工环节的食品安全控制

（一）热菜加工的食品安全控制

1. 热菜加工的卫生要求

烹调前应认真检查待加工食品，发现有腐败变质或其他感官性状异常的，不得进行烹调加工，也不得将回收后的食品（包括辅料）经烹调加工后再次供应。

食品应当烧熟煮透，烹饪时防止外熟内生，加热时食品中心温度应不低于70 ℃。加工后的成品应与半成品、原料分开放。需要冷藏的熟制品，应尽快冷却后再冷藏。

2. 菜品保藏过程中交叉污染的控制

食品的加工场所按照原料、半成品、成品的加工顺序予以布局，体现由污染逐渐走向清洁区的加工顺序。

用于原料、半成品、成品的刀、墩、板、桶、盆、筐、抹布及其他工具、容器必须标志明显，做到分开使用，定位存放，用后洗净，保持清洁；盛装食品所用盆、盘等餐具和生产加工用具要生熟分开并有明显标志，各种盛具均保持干净、清洁，不得直接落地。

餐饮服务从业人员经营时应当保持个人卫生，加工、销售食品时，必须将手洗净，穿戴清洁的工作衣、帽；销售直接入口食品时，必须使用销售工具。

冰箱应经常检查制冷性能，由专人负责定期除霜和除去冰块并清洗，使其保持清洁，无异味、臭味，进出食品应有记录，做到先进先出先用，已腐烂或不新鲜的食品不得放入冷库或冰箱内保存，已解冻的食品不宜再冷冻。食品不得与非食品一起冷冻或冷藏，不得存放私人食品。

厨房用具（刀、盆、砧板等）和餐具每餐做到一洗、二刷、三冲、四消毒，清洁后存放在保洁柜内。

3. 餐饮业食品添加剂的使用与管理

食品添加剂应专人采购、专人保管、专人领用、专人登记、专柜保存。存放应有固定的场所（或橱柜），标识"食品添加剂"字样，盛装容器上应标明食品添加剂名称。使用应符合国家有关规定，采用精确的计量工具称量，并有详细记录。

知识拓展

防止烹制环节产生有毒有害物质的措施

（二）凉菜加工的卫生要求

加工前应认真检查待加工食品，发现有腐败变质或其他感官性状异常的，不得进行加工。

专间内应当由专人加工制作，非操作人员不得擅自进入专间。专间内操作人员进入专间时，应更换专用工作衣帽并佩戴口罩，操作前应严格进行双手清洗消毒，操作中应适时消毒。不得穿戴专间工作衣帽从事与专间内操作无关的工作。

专间每餐（或每次）使用前应进行空气和操作台的消毒。使用紫外线灯消毒的，应在无人工作时开启30 min以上，并做好记录。专间内应使用专用的设备、工具、容器，用前应消毒，用后应洗净并保持清洁。

供配制凉菜用的蔬菜、水果等食品原料，未经清洗处理干净的，不得带入凉菜间。制作好的凉菜应尽量当餐用完。剩余尚需使用的应存放于专用冰箱中冷藏或冷冻，食用前应充分加热。加热前应确认食品未变质。

职业学校、普通中等学校、小学、特殊教育学校、托幼机构的食堂不得制售凉菜。

（三）生食海产品加工的卫生要求

用于加工的生食海产品应符合相关食品安全要求。加工前应认真检查待加工食品，发现有腐败变质或其他感官性状异常的，不得进行加工。

从事生食海产品加工的人员操作前应清洗、消毒手部，操作时佩戴口罩。

用于生食海产品加工的工具、容器应专用。用前应消毒，用后应洗净并在专用保洁设施内存放。加工操作时应避免生食海产品的可食部分受到污染。

加工后的生食海产品应当放置在密闭容器内冷藏保存，或者放置在食用冰中保存并用保鲜膜分隔。放置在食用冰中保存时，加工后至食用的间隔时间不得超过 1 h。

案例

用死海鲜熬粥，基围虾中检出抗生素

2016 年 8 月 15 日深圳市市场稽查局在金稻园福中店进行现场执法检查时发现该餐厅存在将死亡不久的基围虾、鲍鱼等去皮或去壳后用作食品原料制作食品并销售给消费者的行为，与餐厅餐牌显示的生猛海鲜熬制海鲜粥的宣传不一致。并于当日依法查封了该餐厅的厨房，现场下达《责令整改通知书》，要求其立即自行停业整顿。经深圳市计量质量检测研究院检测，当事人经营的基围虾检出硝基呋喃代谢物－AOZ（呋喃唑酮代谢物），检验结论显示：不符合《关于印发〈食品中可能违法添加的非食用物质和易滥用的食品添加剂名单（第四批)〉的通知》。呋喃唑酮是一种硝基呋喃类抗生素，可用于治疗细菌和原虫引起的痢疾、肠炎、胃溃疡等胃肠道疾患。呋喃唑酮为广谱抗菌药，对常见的革兰氏阴性菌和阳性菌有抑制作用。但人体长期摄入后可能引起溶血性贫血、多发性神经炎、眼部损害和急性重型肝炎，并有一定致癌性。农业部将呋喃唑酮列为禁止使用的药物，不得在动物性食品中检测出。

（四）鲜榨果汁和果盘的食品卫生要求

从事饮料现榨和水果拼盘制作的人员操作前应清洗、消毒手部，操作时佩戴口罩。

用于饮料现榨及水果拼盘制作的设备、工具、容器应专用。每餐次使用前应消毒，用后应洗净并在专用保洁设施内存放。使用的蔬菜、水果应新鲜，未经清洗处理干净的不得使用。用到的水，应为通过符合相关规定的净水设备处理后或煮沸冷却后的饮用水。

制作现榨饮料不得掺杂、掺假及使用非食用物质。当餐不能用完的水果，应妥善处理，不得重复利用。

（五）面点加工的食品卫生要求

加工前应认真检查待加工食品，发现有腐败变质或者其他感官性状异常的，不得进行加工。需要熟制加工的食品应烧熟煮透，其加工时食品中心温度应不低于 70 ℃。

未用完的点心馅料、半成品，应冷藏或冷冻，并在规定存放期限内使用。

奶油类原料应冷藏存放。水分含量较高的含奶、蛋的点心应在高于 60 ℃ 或低于 10 ℃ 的条件下储存。

—————— 项目小结与练习 ——————

项目小结

　　餐饮食品的加工制作环节是整个餐饮服务经营过程中最核心、最重要的环节。加工作过程中的任何一项加工制作如果存在不当行为，都会直接影响到最终供餐食品的安全。

　　食品原料的采购和验收是极为重要的，餐饮企业采购的食品、食品添加剂、食品相关产品等应符合国家有关食品安全标准和规定的要求，并实行索证索票制度；食品储存库房管理需严格，防虫害污染；菜品从粗加工到烹制环节都需严格按照食品安全要求操作。

项目测试

餐厅服务环节的食品安全控制

1. 餐饮企业餐用具如何消毒？
2. 宴会中菜品如何保存？

项目导读

烟台突查 24 家集体用餐配送单位，半数以上不合格

水母网 2016 年 8 月 6 日讯：为预防系统性、群体性食品安全问题发生，近日，烟台市食药监局对全市 24 家集体用餐配送单位开展了食品安全突击检查。通过检查发现，集体用餐配送单位普遍存在食品原料进货查验记录不全、加工区域环境差、食品留样标签不规范、添加剂使用公示不到位等问题。针对此次检查暴露的问题，检查人员对 13 家问题单位当场提出了整改要求时限。此次检查中暴露出部分集体用餐配送单位只注重经济效益，财力、人力的投入存在较大问题。食堂经营方缺少自律意识、缺乏相关食品安全知识的系统培训，食品安全意识淡薄，在加工服务过程中未能按餐饮服务操作规范执行，大大增加了食品安全的风险。

反思：1. 烟台市食药局会对不合格单位该如何处理？
      2. 为什么会有半数以上的餐饮单位存在食品安全问题？
      3. 餐饮单位应该从哪些方面进行食品安全控制？

随着中国政府拉动消费的政策影响、城乡居民收入增长较快和消费观念更新等因素，我国餐饮行业连续多年保持两位数的高速增长，未来餐饮业依然是引人注目的消费热点。服务质量是关系服务行业生死存亡的大事，质量高低直接影响着一家餐饮店经营的好坏。

一、备餐与供餐的食品安全控制

（一）备餐间的要求

备餐场所是指成品的整理、分装、分发、暂时放置的专用场所，属于食品处理区中的清洁操作区，即为防止食品被环境污染，清洁要求较高的操作场所。备餐间除要符合《餐饮服务食品安全操作规范》对餐厅内部设施设备的一般要求外，还应该符合专间设施要求。

（二）备餐及供餐操作规程

在备餐专间内操作时应符合如下要求：专间内应当由专人加工制作，非操作人员不得

擅自进入专间，专间操作人员进入专间时，应更换专用工作衣帽并佩戴口罩，不得穿戴专间工作衣帽从事与专间内操作无关的工作，操作前应严格进行双手清洗消毒，操作中应适时消毒；专间每餐（或每次）使用前应进行空气和操作台的消毒，使用紫外线灯消毒的，应在无人工作时开启 30 min 以上，并做好记录；加工前应认真检查待加工食品，发现有腐败变质或者其他感官性状异常的，不得进行加工；专间内应使用专用的设备、工具、容器，用前应消毒，用后应洗净并保持清洁。

供应前应认真检查待供应食品，发现有腐败变质或者其他感官性状异常的，不得供应。操作时应避免食品受到污染。分派菜肴、整理造型的用具使用前应进行消毒。用于菜肴装饰的原料使用前应洗净消毒，不得反复使用。在烹饪后至食用前需要较长时间（超过 2 h）存放的食品应当在高于 60 ℃或低于 10 ℃的条件下存放。保存温度低于 60 ℃或高于 10 ℃、存放时间超过 2 h 的熟食，需再次利用的应充分加热。冻熟食品应彻底解冻后经充分加热方可食用。加热前应确认食品未变质，加热时食品的中心温度应不低于 70 ℃，不符合加热标准的食品不得食用。

案例分析

　　一天晚上，一个台湾旅游团在导游员的引领下走进了北京某饭店的中餐厅。此时已经过了晚 8 点钟，餐厅也等了很久。入座后，服务员很快便把菜端了上来。导游员见大家已开始用餐，便到其他餐室与司机一同吃工作餐，刚吃了几口饭，一位服务员便走过来告诉他，客人闹起来了。导游员急忙去看发生了什么事情。旅游团内一位貌似文质彬彬的长者愤怒地对导游员说："你看，菜都是凉的，服务员上菜时还'甩盘子'，究竟还让不让我们吃饭啊？"原来餐厅等了客人很久，见客人来后服务员便急忙把菜都一股脑儿地端上了餐桌。由于放菜的速度太快，客人误认为是"甩盘子"不欢迎他们。

　　"先生，菜凉了，我马上为您去热，但我并没有'甩盘子'啊！"服务小姐委屈地说。

　　"你还强词夺理。大家都看到了，你就是把盘子挥到桌子上的。"客人站起身来，变本加厉地叫喊。

　　导游员急忙把客人扶到座位上坐下，告诉他马上为他们解决吃饭问题，晚上还要增加额外的活动项目。"他们到处都在'找碴'，请你在上菜时慢一点，报一下菜名。他们发火时，也不要和他们辩解。"小姐听后，马上向客人道歉，把并不太热的菜拿回厨房去再加工。导游员见事态平息了，便转身去继续用餐。

　　"先生，客人又闹起来了。"一位服务员再次来到导游员身旁对他说。导游员无奈地放下筷子，摇着头，站起身，向客人的餐桌走去。

　　"你看，他们一点规矩也不懂，把盘子都摞起来了。"还是刚才那位客人，用手指着服务小姐的鼻子对导游员说。

　　"我看到菜太多，摆放不下，又是普通团队用餐，所以就把新上的菜放到他们吃过的盘子上了。"服务小姐感到莫名其妙地向导游员解释着。

　　"我们不吃了。气都吃饱了，还吃什么饭。"这位"文人"站起身就走。在他的影响下，其他人也纷纷离座。不管是导游员还是餐厅经理，一再向他们道歉，都没有劝住他们。没办法，餐厅经理只好让服务员给客人带上一些水果和饮料，但仍有人没要。

"有些人怎么一点全局观念都没有，独立性那么强呢？"导游员暗自寻思着，随他们离去。

问题：1. 这家中餐厅在服务过程中出现了哪些问题？

2. 从以上的案例中，我们可以得到哪些启示？

二、餐用具的食品安全控制

（一）餐用具的清洗

餐用具使用后应及时洗净，定位存放，保持清洁。盛放调味料的器皿也应定期进行清洗。同时，餐用具的保洁设施也应定期清洗，保持洁净。接触直接入口食品的餐用具宜按照《推荐的餐用具清洗方法》的规定洗净。

小贴示

推荐的餐用具清洗方法

（1）采用手工方法清洗的应按以下步骤进行：

①刮掉沾在餐用具表面上的大部分食物残渣、污垢。

②用洗涤剂溶液洗净餐用具表面。

③用清水冲去残留的洗涤剂。

（2）洗碗机清洗按设备使用说明进行。

知识拓展

餐饮服务常用消毒剂及化学消毒注意事项

（二）餐用具的消毒

接触直接入口食品的餐用具宜按照《推荐的餐用具消毒方法》的规定洗净后进行消毒。盛放调味料的器皿也应定期先清洗后进行消毒。餐用具宜用热力方法进行消毒，因材质、大小等原因无法采用的除外。应定期检查消毒设备设施是否处于良好状态。采用自动清洗消毒设备的，设备上应有温度显示和清洗消毒剂自动添加装置。消毒后的餐饮具应符合《食品安全国家标准 消毒餐（饮）具》（GB 14934—2016）的规定。

知识拓展

食(饮)具消毒卫生标准

（三）餐用具的存放及使用

已消毒和未消毒的餐用具应分开存放。消毒后的餐用具要自然滤干或烘干，不应使用抹布、餐巾擦干，避免受到再次污染。消毒后的餐用具应及时储存在专用保洁设施内备用，保洁设施应有明显标识且不得存放其他物品。不得重复使用一次性餐用具。同时，严禁使用破损餐用具，并且做好餐用具的破损记录。

知识拓展

推荐的餐用具消毒方法

案例分析

一位翻译带领 4 位德国客人走进了西安某三星级饭店的中餐厅。入座后，服务员开始让他们点菜。客人要了一些菜，还要了啤酒、矿泉水等饮料。突然一位客人发出诧异的声音。原来他的啤酒杯有一道裂缝，啤酒顺着裂缝流到了桌子上。翻译急忙让服务员过来换杯。另一位客人用手指着眼前的小碟子让服务员看，原来小碟子上有一个缺口。翻译赶忙检查了一遍桌上的餐具，发现碗、碟、瓷勺、啤酒杯等物均有不同程度的损坏，上面都有裂痕、缺口和瑕疵。

翻译站起身把服务员叫到一旁说："这里的餐具怎么都有毛病？这可会影响外宾的情绪啊！"

"这批餐具早就该换了，最近太忙还没来得及更换。您看其他桌上的餐具也有毛病。"服务员红着脸解释着。

"这可不是理由啊！难道这么大的饭店连几套像样的餐具都找不出来吗？"翻译有点火了。

"您别着急，我马上给您换新的餐具。"服务员急忙改口。翻译和外宾交谈后又对服务员说道："请你最好给我们换个地方，我的客人对这里的环境不太满意。"

经与餐厅经理商洽，最后将这几位客人安排在小宴会厅用餐，餐具也使用质量好的，并根据客人的要求摆上了刀叉。望着桌上精美的餐具，喝着可口的啤酒，这几位宾客终于露出了笑容。

问题：1. 本案例中出现了哪些问题？餐前准备中应该重视的问题有哪些？
　　　2. 如果你是当时的服务员，你会怎样处理？

三、宴会服务的食品安全控制

宴会起源于社会及宗教发展的朦胧时代。早在农业出现之前，原始氏族部落就在季节变化的时候举行各种祭祀、典礼仪式。这些仪式往往有聚餐活动。农业出现以后，因季节的变换与耕种和收获的关系更加密切，人们也要在规定的日子里举行盛筵，以庆祝自然的更新和人的更新。中国宴会较早的文字记载，见于《周易·需》中的"饮食宴乐"。随着菜肴品种不断丰富，宴饮形式向多样化发展，宴会名目也越来越多。历代有名的宴会有乡饮酒礼、百官宴、大婚宴、千叟宴、定鼎宴等。今天宴会已有多种形式，通常按规格分，有国宴、家宴、便宴、冷餐会、招待会等；按习俗分，有婚宴、寿宴、接风宴、饯别宴等；按时间分，有午宴、晚宴、夜宴等；另外还有船宴等。

由于宴会尤其是重大宴会的特殊性和非凡意义，宴会服务过程中的食品安全控制比一般餐饮的食品安全控制显得更为重要。

（一）上菜服务

1. 温度控制

在餐厅服务过程中，食品可能暴露于室温条件下，导致微生物污染及生长繁殖。上菜时，热菜应用经过加热的盘子盛装，冷菜应当用经过冷却的盘子盛装。热菜不能置于冷菜上。上菜时注意保持食品温度，热菜应在60℃以上，冷菜应在10℃以下。

2. 盘中食品的保护

餐盘要事先消毒，盘底、盘边一定要保持干净，而且要保持桌面整洁美观。菜肴装托盘时，不用抹布擦拭托盘，不加盖的菜肴，应放在远离身体一侧的托盘内，以免送菜时落入头发。上菜前注意观察菜肴色泽、新鲜程度，注意有无异常气味，检查菜肴有无灰尘、飞虫等不洁之物。在检查菜肴卫生时，严禁用手翻动或用嘴吹除，必须翻动时，要用消过毒的器具。在上菜时还要保持每一道菜肴的造型和味道，在上桌时应该与厨师刚整理的菜一样，不能有任何损坏。对卫生达不到质量要求的菜及时退回厨房。

3. 分菜工具的使用

为了避免手与食品不必要的接触，分菜一律使用分菜工具。中餐分菜的工具有分菜叉、分菜勺、公用勺、公用筷、长把勺等。西餐服务的分切工具：服务车、割切板、刀、叉、分调味汁的叉和勺。分菜工具暂时不用，可以放置于食品中，分菜工具的柄、把朝外，或放在循环水中，或将其洗净，擦干后放在带盖的工具盒中。

案例分析

南方某4星级酒店3楼气派豪华的宴会厅，正在举办规模盛大的宴会。因此次活动参与人数多和规格高，餐饮部不得不临时抽调了几名实习生前来帮忙。席间，一切按计划进行，客人的欢声笑语不断。忽然离主桌最远的一张桌前有位女客发出尖叫声，宴会领班小丁和公关部朱经理闻声同时赶去，发现那位女客一身湿淋淋的，一个实习生手里托着倾翻的汤碗，脸色苍白，呆立一旁，手足无措。朱经理立即明白了一切。她一面安排另外几名服务员收拾被女客带落到地上的筷子、酒杯等杂物，一面与小丁用身体挡住女客，将其护送出宴会厅。一路上女客少不了埋怨声。

朱经理让小丁先安排客人到房间里淋浴，压压惊，她自己到客房部暂借一套干净的酒店制服请女客穿一穿。小丁又转弯抹角问清了女客内衣的尺寸，接着一个电话打到公关部，请秘书小姐以最快的速度到附近的大商场购买高档内衣。朱经理另派人将女客换下的脏衣服送到洗衣房快洗。在这些工作分头进行的同时，小丁已陪送梳妆完毕的女客到一楼餐厅单独用餐，并代表酒店向她表示真切的歉意。女客很快便恢复了平静。

再说3楼宴会厅，由于处理及时，客人又开始开怀畅饮，重现热烈的气氛。此时大酒店外方总经理正好前来敬酒，朱经理把事情经过向他报告后，他立即同朱经理一起来到一楼餐厅，向女客郑重致歉，后来又特地向女客的上司表示歉意。女客反而感到不好意思了，她指指身上的酒店制服，不无幽默地说："我也成了酒店的一员，自己人嘛，还用这么客气？"

半小时后，洗衣房把女客的衣服洗净烫平，公关部秘书早已买了内衣。女客高高兴兴换上自己的套装，还不时向朱经理和小丁道谢。临出门时，朱经理还为她叫了一辆出租车……

问题：1. 举办宴会时上菜服务过程中应注意哪些食品安全问题？

2. 这个酒店在处理食品突发事件时的成功之处有哪些？

（二）饮料供应服务

1. 供应饮料的消毒控制

作为饮料供应的牛奶应属消毒奶。商业上的消毒只能杀灭非芽孢菌，因此消毒的瓶装奶必须在低温下存放。用奶粉冲制的奶茶，必须先煮沸后供应。饮料杯必须事先消毒。

2. 供应饮料的温度控制

冷冻饮品使用前必须处于冷冻状态。对清凉饮料必须低温存放。给客人提供热饮时，注意要拿稳，避免洒落烫伤客人。

3. 取冰工具专用的要求

给客人供应冰时，服务员应使用勺子、夹子、冰铲等专用工具，禁止让客人自取，以免污染。加冰块时，注意水不要滴在宾客的身上。必须使用冰夹夹冰块，不得隔锅将冰块放入客人杯中。不能将冰夹深入酒杯中或将冰块扔入杯中。冰、工具不用时均放置在不受污染的地方。

（三）斟酒服务

1. 酒的类别

中餐宴会一般使用酒精含量较高的蒸馏酒和酒精含量较低的葡萄酒。其他饮料还有啤酒、汽水、矿泉水等。

2. 酒的开瓶与质检

酒盖或易拉罐应当着客人面开启，不要向着客人，以避免气体喷溅到客人。在上餐台斟酒之前，必须严格检查酒水质量，须用洁净布将瓶口、瓶塞擦净，如果发现瓶子破裂或有变质的酒水要及时更换。斟酒之前还要闻瓶塞的味道，异味酒、变质酒不能使用。

3. 取杯方法和斟酒方法

斟酒取杯时，对高脚杯要倒过来用手指夹住杯脚部分。对大玻璃杯则要拿住杯底部分。不能在杯口边缘留有指纹。斟酒时，斟酒的姿势要自然大方，服务员应站在来宾身后右侧，身体不要紧贴客人，但也不能离得太远。左手拿口布，右手执住酒瓶中下部，酒瓶商标朝向客人，从宾客右侧斟酒，切忌反手倒酒。酒瓶要慢慢抬起，瓶口徐徐向上移动（在抬起酒瓶时左手腕慢慢向内旋转45°）。最后一滴酒均匀分布在瓶口处。用口布擦净，不要滴在台布上。斟酒时瓶口不要碰上杯口，以相距2 cm为宜，以防止把杯子碰碎碰翻，但也不要拿得太高，过高则酒水容易溅到杯外。当不慎将杯子碰碎或碰翻时，应及时向来宾打招呼，即予调换，并迅速补上口布，将溢出的酒水擦干。

4. 酒与食品的搭配供应及其温度控制

西餐宴会上用酒较多，供应的食品不同，搭配的饮料也有区别。供应开胃食品时搭配供应含气软饮料，并加入一些冰块，这些饮料应事先放在冰箱做冷却处理；供应鸡鱼菜肴时搭配供应白酒，其酒和酒杯均应提前冷却，斟酒前要将酒瓶擦干；供应牛排、烤肉、野味食品时搭配供应红葡萄酒，常在室温下饮用。红葡萄酒可能沉淀物较多，斟酒时要避免摇动或振荡，也可先用纱布或滤纸过滤后再入瓶。

5. 醉酒者的安置

有些顾客不能节制饮酒，易导致醉酒，表现为呕吐、哭笑无常等。对醉酒者可在其额上敷湿毛巾，提供醒酒菜，助其醒酒。

（四）食品的留样

宴会中的每餐次的食品成品都应该留样。留样食品应按品种分别盛放于清洗消毒后的专用密闭容器内，并放置在专用冷藏设施中。留样食品应在冷藏条件下存放48 h以上，每个品种留样量应满足检验需要，不少于100 g，并且需要记录留样食品名称、留样量、留样时间、留样人员、审核人员等。

案例分析

近日，某县一家酒店发生一起疑似食物中毒事件，卫生监督所在对其调查取证过程中发现，该酒店在举办大型接待活动时没有对餐饮食品进行留样，食品留样制度不完善；经疾病控制预防机构流行病学调查和实验室检验确定，该事件为一起"细菌性食物中毒事件"。

该事件涉及当日中午就餐的两批次人员，就餐费用为 10 300 元，消费者并未结账，也就是说，酒店未收到就餐费。

问题：请问在这种情况下，该酒店的行为是否可以被定性为违法行为？应如何处罚？

（五）剩余食品的处理

对已经给客人送过的食品，如果剩下了，不能再送给别的客人使用。有的时候顾客确实是传染源，他们通过各种途径使食品受到污染。这些剩余食品即使再有利用价值，企业职工也不能盲目使用。对一些经过包装的、易腐性较低的食品，在包装完好的情况下，则可以再次使用。如顾客提出带走剩余食品，则应主动为顾客提供便利，如提供符合卫生要求的食品包装袋、方便饭盒、方便餐具等。

知识拓展

特色餐服务的
食品安全维护

实训3

【实训目的】

熟练掌握《餐饮服务食品安全操作规范》中规定的条款。

【实训内容】

通过学生在餐饮企业亲身实习的方法，让学生了解餐饮服务过程中容易出现的问题，并在实习中克服困难进行改正，帮助学生快速掌握《餐饮服务食品安全操作规范》中规定的条款。

【实训要求】

4～5 名学生为一组，撰写调研报告，字数为 2 000～3 000 字。

项目小结与练习

项目小结

餐饮服务过程中出现的食品安全问题包括餐饮人员的健康和卫生问题、餐具的问题、备餐与供餐的问题、宴会服务过程中的问题等，任何一个环节出现问题，都会给餐饮单位带来一定的经济和名誉上的损失，甚至带来刑事责任。所以，餐饮单位要严格遵守《餐饮服务食品安全操作规范》。

项目测试

附　录

附录A
包装物或包装容器
最大表面面积
计算方法

附录B
食品添加剂在
配料表中的
标示形式

附录C
部分标签项目的
推荐标示形式

附录D
食品标签营养素
参考值（NRV）
及其使用方法

附录E
营养标签格式

附录F
能量和营养成分
含量声称和
比较声称的要求、
条件和同义语

附录G
能量和营养成分
功能声称标准用语

附录H
《中国居民膳食
营养素参考摄入量
第1部分：宏量
营养素》

扫一扫，见
参考答案

参 考 文 献

[1] 杨月欣，葛可佑．中国营养科学全书［M］.2 版．北京：人民卫生出版社，2019.

[2] 中国营养学会．中国居民膳食营养素参考摄入量（2013 版）［M］.北京：科学出版社，2014.

[3] 杨月欣，中国疾病预防控制中心营养与健康所．中国食物成分表［M］.北京：北京大学医学出版社，2019.

[4] 中国就业培训技术指导中心．公共营养师［M］.北京：中国劳动社会保障出版社，2009.

[5] 王莉．食品营养学［M］.3 版．北京：化学工业出版社，2018.

[6] 李洁，邹莹．食品营养与卫生［M］.北京：国防工业出版社，2012.

[7] 刘定梅．营养学基础［M］.3 版．北京：科学出版社，2021.

[8] 吕玉珍，谢俊．食品营养与健康［M］.大连：大连理工大学出版社，2016.

[9] 李京东，倪学朋．食品营养与卫生［M］.北京：中国轻工业出版社，2018.

[10] 陈冬梅，周洁．饮食营养与卫生［M］.北京：科学出版社，2021.

[11] 姚建佳．营养圣经［M］.北京：华龄出版社，2014.

[12] 人力资源和社会保障部职业技能鉴定中心．公共营养师（高级）职业技能鉴定考核指导［M］.东营：中国石油大学出版社，2015.

[13] 中国营养学会．中国居民膳食指南 2022［M］.北京：人民卫生出版社，2022.

[14] 田克勤．食品营养与卫生［M］.3 版．大连：东北财经大学出版社，2007.

[15] 中华人民共和国卫生部．GB 7718—2011 食品安全国家标准 预包装食品标签通则［S］.北京：中国标准出版社，2011.

[16] 中华人民共和国卫生部．GB 28050—2011 食品安全国家标准 预包装食品营养标签通则［S］.北京：中国标准出版社，2013.

[17] 中国营养学会．中国成人血脂异常防治指南（2016 年修订版）［M］.北京：人民卫生出版社，2016.

[18] 范志红．食物营养与配餐［M］.北京：中国农业大学出版社，2010.

[19] 吴翠珍，张先庚．营养与食疗学［M］.北京：中国中医药出版社，2012.

[20] 国家卫生健康委疾病预防控制局．中国居民营养与慢性病状况报告（2020）［M］.北京：人民卫生出版社，2021.

[21] 罗自生，秦雨，徐艳群．黄曲霉毒素的生物合成、代谢和毒性研究进展［J］.食品科学，2015，36（3）：250－257.

[22] 劳文艳，林素珍．黄曲霉毒素对食品的污染及危害［J］.北京联合大学学报：自然科学版，2011（1）：64－69.

[23] 吴兆蕃. 黄曲霉毒素的研究进展 [J]. 甘肃科技, 2010, 26 (18)：89 – 93.

[24] 周玉春, 杨美华, 许军. 展青霉素的研究进展 [J]. 贵州农业科学, 2010 (2)：112 – 116.

[25] 李凤林, 夏宇. 食品营养与卫生学 [M]. 北京：中国轻工业出版社, 2007.

[26] 张挺. 食品安全与质量控制技术 [M]. 北京：中国医药科技出版社, 2019.

[27] 钟耀广. 食品安全学 [M]. 3 版. 北京：化学工业出版社, 2020.

[28] 杨有旺, 李昌海. 食品安全常识 [M]. 湖北科学技术出版社, 2012.

[29] 孙素群. 食品毒理学 [M]. 武汉：武汉理工大学出版社, 2017.

[30] 钱建亚, 熊强. 食品安全概论 [M]. 南京：东南大学出版社, 2006.

[31] 周健民, 沈仁芳. 土壤学大辞典 [M]. 北京：科学出版社, 2013.

[32] 王文洁, 张亚红. 药物检测技术 [M]. 2 版. 中国医药科技出版社, 2021.

[33] 谢昕. 有机化学 [M]. 重庆：重庆大学出版社, 2015.

[34] 王秀玲, 崔迎. 环境化学 [M]. 上海：华东理工大学出版社, 2010.

[35] 卢城德, 张放. 多环芳烃职业接触危害研究进展 [J]. 中国职业医学, 2017, 44 (04)：502 – 504.

[36] 丁晓雯, 柳春红. 食品安全学 [M]. 3 版. 北京：中国农业大学出版社, 2021.

[37] 白新鹏. 食品安全热点问题解析 [M]. 北京：中国计量出版社, 2010.

[38] 蔡花真, 张德广. 食品安全鱼质量控制 [M]. 北京：化学工业出版社, 2017.

[39] 刘洪娥, 王国红. 四季豆中毒出现神经系统症状的治疗观察分析 [J]. 健康必读, 2013 (7)：84.

[40] 谭学诗. 动物疾病诊疗 [M]. 太原：山西科学技术出版社, 1999.

[41] 王翔朴. 卫生学大辞典 [M]. 北京：华夏出版社, 2000.

[42] 中华人民共和国国家卫生和计划生育委员会. GB 2760—2014 食品安全国家标准 食品添加剂使用标准 [S]. 北京：中国标准出版社, 2015.

[43] 熊敏, 王鑫. 餐饮食品安全 [M] 南京：东南大学出版社, 2015.

[44] 罗兰, 安玉发, 张红霞, 等. 我国食品安全现状与风险来源：以餐饮业为例 [J]. 中国卫生政策研究, 2013, 6 (7)：51 – 56.

[45] 刘建军. 略谈我国食品安全法及其修订 [J]. 速度旬刊, 2015, 11.

[46] 陆琪.《中华人民共和国食品安全法》的修订历程 [J]. 中国防伪报道, 2015, 6.

[47] 李维生, 赵晓燕, 等. 我国食品安全法律法规体系现状及存在问题分析 [J]. 中国科技成果, 2012 (23).

[48] 杨柳, 汪志君. 餐饮食品安全 [M]. 北京：高等教育出版社, 2010.

[49] 张嫚. 食品安全与控制 [M]. 大连：大连理工大学出版社, 2011.

[50] 王东辉, 卢振辉, 张优. 食品质量认证体系发展分析 [J]. 食品科技, 2008 (04)：161 – 165.

[51] 郑寓, 吴燕明, 刘咏峰, 等. 水利技术标准国际化理论与探索 [M]. 北京：中国水利水电出版社, 2015.

[52] 郭鑫. 信息安全风险评估手册 [M]. 北京：机械工业出版社, 2017.

[53] 中国法制出版社. 中华人民共和国食品安全法（2021 年新修订）[M]. 北京：中国法制出版社, 2021.

［54］郭迎，王群．餐饮服务从业人员食品安全培训教材［M］北京：中国劳动社会保障出版社，2014.

［55］国家卫生健康委员会，国家市场监督管理总局．GB 31654—2021 食品安全国家标准餐饮服务通用卫生规范［S］.北京：中国标准出版社，2022.